CMIB – Clínicas de Medicina Intensiva Brasileira

EDITOR
Marcos Antonio Cavalcanti Gallindo

Ano 27 – volume 30 – 2022

Doenças Cerebrovasculares

EDITORAS
Viviane Cordeiro Veiga
Cássia Righy

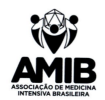
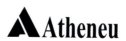

Rio de Janeiro • São Paulo
2023

EDITORA ATHENEU

São Paulo — Rua Maria Paula, 123 – 18° andar
Tel.: (11) 2858-8750
E-mail: atheneu@atheneu.com.br

Rio de Janeiro — Rua Bambina, 74
Tel.: (21) 3094-1295
E-mail: atheneu@atheneu.com.br

CAPA: Equipe Atheneu
PRODUÇÃO EDITORIAL: Villa d'Artes

CIP-BRASIL. CATALOGAÇÃO NA PUBLICAÇÃO
SINDICATO NACIONAL DOS EDITORES DE LIVROS, RJ

D672

Doenças cerebrovasculares / editor Viviane Cordeiro Veiga , Cássia Righy. - 1. ed. - Rio de Janeiro : Atheneu, 2023.
          il. ; 24 cm.   (CMIB - Clínicas de Medicina Intensiva Brasileira)

Inclui bibliografia e índice.
ISBN 978-65-5586-641-4

1. Acidente vascular cerebral - Doenças. I. Veiga, Viviane Cordeiro. II. Righy, Cássia. III. Série.

22-80321
CDD: 616.81
CDU: 616-81

Gabriela Faray Ferreira Lopes - Bibliotecária - CRB-7/6643
    30/09/2022   05/10/2022

VEIGA, V. C.; RIGHY, C.
Série Clínicas de Medicina Intensiva Brasileira – Doenças Cerebrovasculares

©Direitos reservados à Editora ATHENEU – Rio de Janeiro, São Paulo, 2023.

Editoras

Viviane Cordeiro Veiga

Coordenadora de Unidade de Terapia Intensiva (UTI) da BP – A Beneficência Portuguesa de São Paulo. Mestrado e Doutorado pela Universidade Estadual de Campinas (UNICAMP). Presidente da Sociedade Paulista de Terapia Intensiva (SOPATI) – Gestão 2022/2023. Presidente do Comitê de Analgesia, Sedação e Delirium da Associação de Medicina Intensiva Brasileira (AMIB) – Gestão 2022/2023. Especialista em Terapia Intensiva pela AMIB. Especialista em Cardiologia pela Sociedade Brasileira de Cardiologia (SBC). MBA Executivo em Saúde Fundação Getulio Vargas (FGV).

Cássia Righy

Médica Supervisora do Centro de Terapia Intensiva (CTI) do Instituto Estadual do Cérebro Paulo Niemeyer (IEC). Pesquisadora do Laboratório de Medicina Intensiva do Instituto Nacional de Infectologia da Fundação Oswaldo Cruz (Fiocruz). Especialista em Medicina Intensiva pela Associação de Medicina Intensiva Brasileira (AMIB). Mestrado em Clínica Médica pela Universidade Federal do Rio de Janeiro (UFRJ). Doutorado em Pesquisa Clínica em Doenças Infecciosas pela Fiocruz.

Colaboradores

AGNES DOS SANTOS ROSA RIBEIRO
Graduanda em Fisioterapia da Faculdade de Ciências e Tecnologiada da Universidade Federal de São Paulo (FCT/UNESP). Integrante dos projetos de pesquisa: Projeto de hemiplegia e A análise e intervenção fisioterapêutica e psicomotora no desenvolvimento de crianças regularmente matriculadas na rede regular de escolas do município de Presidente Prudente no Laboratório de Psicomotricidade (LAPS).

ALEX MACHADO BAETA
Neurologista do Departamento de Neurologia do Hospital BP – A Beneficência Portuguesa de São Paulo.

ALLANA DOS REIS CORRÊA
Enfermeira. Especialista em Terapia Intensiva. Doutora em Enfermagem. Professora Adjunta do Departamento de Enfermagem Básica da Universidade Federal de Minas Gerais (UFMG).

AMANDA AYAKO MINEMURA ORDINOLA
Residente de Terapia Intensiva do Hospital BP – A Beneficência Portuguesa de São Paulo.

AMANDA MOTA DE OLIVEIRA VEIGA
Médica Especialista em Medicina Intensiva. Centro de Terapia Intensiva Adulto do Hospital João XXIII da Fundação Hospitalar do Estado de Minas Gerais (FHEMIG).

ANDERSON BENINE BELEZIA
Graduação em Medicina pela Pontifícia Universidade Católica de São Paulo (PUCSP).

ANTONIO LUIS EIRAS FALCÃO
Neurologista pela Faculdade de Medicina de Ribeirão Preto da Universidade de São Paulo (FMRP-USP). Especialista em Medicina Intensiva pela Associação de Medicina Intensiva Brasileira (AMIB). Mestrado pela Faculdade de Ciências Médicas da Universidade Estadual de Campinas (FCM-UNICAMP). Doutorado pela FCM-UNICAMP. Pós-Doutorado pela Melbourne University, Austrália. Coordenador da Disciplina de Fisiologia e Metabologia Cirúrgica da FCM-UNICAMP. Unidade de Terapia Intensiva da UNICAMP. Presidente da Comissão de Título da AMIB. Membro da Câmara Técnica de Morte Encefálica da AMIB.

BARBARA CRISTINA DE ABREU PEREIRA
Graduação em Medicina pela Universidade de Mogi das Cruzes (UMC). Residência Médica em Infectologia pela Faculdade de Medicina de Marília (FAMEMA). Especialista pela Sociedade Brasileira de Infectologia (SBI). Especialista pela Associação de Medicina Intensiva Brasileira (AMIB). Médica Intensivista das UTI Oeste/UTI Neuro/Semi-Intensiva do Hospital Samaritano de São Paulo. Médica Intensivista do Hospital BP - A Beneficência Portuguesa de São Paulo (Grupo INETI).

BÁRBARA MAINI DE CARVALHO
Médica Residente de Neurologia do Hospital BP – A Beneficência Portuguesa de São Paulo.

BIANCA RODRIGUES ORLANDO
Médica Intensivista. Médica da Empresa Brasileira de Serviços Hospitalares do Hospital Escola da Universidade Federal de Pelotas (EBSERH-HE/ UFPEL), atuando com rotina na Unidade de Terapia Intensiva (UTI) Adulto. Rotineira e Plantonista da UTI do Hospital São Francisco de Paula.

BRUNO GONÇALVES
Médico de rotina do Instituto Estadual do Cérebro. Especialista em Medicina Intensiva pela Associação de Medicina Intensiva Brasileira (AMIB). Mestre em Pesquisa Clínica em Doenças Infecciosas pela Fundação Oswaldo Cruz (Fiocruz).

CHRISTIANE MONTEIRO DE SIQUEIRA CAMPOS
Neuroradiologista da BP Medicina Diagnóstica - Hospital BP - A Beneficência Portuguesa de São Paulo. Titular da Sociedade Brasileira de Neurorradiologia Diagnóstica e Terapêutica (SBNR). Titular do Colégio Brasileiro de Radiologia (CBR). Membro da Sociedade Paulista de Radiologia e Diagnóstico por Imagem (SPR). Mestre em Patologias Vasculares pela Université de Paris. Titular da Associação Médica Brasileira (AMB).

CLAUDIA CORRÊA BULHÕES
Médica graduada pela Universidade Federal de Pernambuco (UFPE). Residência Médica em Neurologia pela Universidade de Pernambuco (UPE). Mestre em Neuropsiquiatria pela UFPE. Membro Titular da Academia Brasileira de Neurologia (ABN). Especialista em Cuidados Paliativos pela UPE. Médica da Emergência Neurológica e Preceptora da Residência Médica do Hospital da Restauração. Médica da Unidade de Terapia Intensiva (UTI) do 6° Egas do Real Hospital Português de Beneficência em Pernambuco.

CLAUDIA RIGHY
Graduação em Medicina pela Universidade Federal do Rio de Janeiro (UFRJ) e Residência em Clínica Médica pela Universidade do Estado do Rio de Janeiro (UERJ). Residente de Medicina Intensiva no Hospital das Clínicas da Faculdade de Medicina da Universidade de São Paulo (HC-FMUSP).

CRISTIANE FRANCO RIBEIRO
Doutorado em Fisiopatologia em Clínica Médica pela Universidade Estadual Paulista "Júlio de Mesquita Filho" (UNESP). Diarista da Unidade de Terapia Intensiva (UTI) Pediátrica do Hospital das Clínicas da Faculdade de Medicina de Botucatu (HCFMB-UNESP).

DANIERE YURIE VIEIRA TOMOTANI
Graduação em Medicina pela Universidade Federal de Rondônia (UNIR). Residência Médica em Clínica Médica pelo Hospital Universitário Getúlio Vargas (HUGV). Residência em Medicina Intensiva pela Universidade Federal de São Paulo (UNIFESP). Especialista em Medicina Intensiva pela Associação de Medicina Intensiva Brasileira (AMIB). Mestrado em Tecnologias e Atenção à Saúde pela Universidade Federal de São Paulo (UNIFESP). Pós-Graduação em Neurointensivismo e Cuidados Paliativos pelo Hospital Sírio-Libanês (HSL). Diarista da Unidade de Terapia Intensiva (UTI) da Disciplina de Anestesiologia, Dor e Medicina Intensiva do Hospital São Paulo da Universidade Federal de São Paulo (HSP-UNIFESP).

DÉBORA SOARES SANTOS

Enfermeira Intensivista Titulada pela Associação Brasileira de Enfermagem em Terapia Intensiva (ABENTI). Mestranda na Linha de Cuidado à Saúde na Universidade Federal de Minas Gerais (UFMG). Especialista em Terapia Intensiva pela Residência Multiprofissional da Santa Casa de Misericórdia de Belo Horizonte (Santa Casa BH). Docente na Faculdade Santa Casa BH. Docente na Faculdade Ciências Médicas de Minas Gerais (FCM-MG). Membro do Comitê Diretivo do INOVA da Associação de Medicina Intensiva Brasileira (AMIB). Instrutora do ACLS-SOMITI. Enfermeira de Governança Clínica do Hospital Socor.

DIANA LARA PINTO DE SANTANA

Graduada em Medicina na Universidade Federal da Bahia (UFBA). Residência Médica em Neurocirurgia no Hospital das Clínicas da Faculdade de Medicina da Universidade de São Paulo (HCFMUSP). Especialista em Neurocirurgia pela Sociedade Brasileira de Neurocirurgia (SBN). Atuação Profissional nos Hospitais São José, Sírio-Libanês (HSL) e Hospital BP – A Beneficência Portuguesa de São Paulo.

ÉRICA REGINA RIBEIRO SADY

Graduação em Fisioterapia. Aprimoramento em Fisioterapia Cardiovascular e Respiratória pelo Hospital Socor. Pós-Graduação lato sensu em Saúde Cardiovascular pelo Programa de Residência Integrada Multiprofissional em Saúde da Universidade Federal de Minas Gerais (UFMG). Aperfeiçoamento em Exercício Físico Aplicado a Cardiopatas pelo Instituto do Coração do Hospital das Clínicas da Faculdade de Medicina da Universidade de São Paulo (InCor/HCFMUSP). Especialista em Fisioterapia Cardiovascular pela Associação Brasileira de Fisioterapia Cardiorrespiratória e Fisioterapia em Terapia Intensiva (ASSOBRAFIR). Principles and Practices of Clinical Research pela Harvard School of Public Health, Harvard T.H. Chan School of Public Health, Boston/EUA. Scholars in Medical Innovation, Harvard School of Public Health pela Harvard T.H. Chan School of Public Health & Hospital Sirio-Libanês (HSL).

FABIANE BACKES

Médica Intensivista. Especialista em Neurointensivismo pelo Hospital Sírio-Libanês (HSL). Especialista em Neurossonologia pela Academia Brasileira de Neurologia (ABN). Especialista em Neurologia Vascular pelo Hospital Moinhos de Vento da Faculdade de Desenvolvimento do Rio Grande do Sul (FADERGS). Mestre em Ciências Médicas pela Universidade Federal do Rio Grande do Sul (UFRGS). Doutoranda em Ciências Médicas pela UFRGS.

FELICIANA RODRIGUES CASTELO BRANCO

Médica Intensivista pela Associação de Medicina Intensiva Brasileira (AMIB) e Associação Médica Brasileira (AMB). Formada pela Universidade Federal de Pernambuco (UFPE). Residência Médica em Cirurgia Geral e Neurocirurgia. Neurocirurgiã e Intensivista no Real Hospital Português de Beneficência em Pernambuco.

FERES CHADDAD NETO

Professor e Chefe da Disciplina de Neurocirurgia da Escola Paulista de Medicina da Universidade Federal de São Paulo (EPM-UNIFESP). Professor e Chefe do Setor de Neurocirurgia Vascular da Disciplina de Neurocirurgia da EPM-UNIFESP. Chefe do Laboratório de Anatomia Microcirúrgica da Disciplina de Neurocirurgia da EPM-UNIFESP. Professor da Pós-Graduação em Neurociências da Universidade Federal de São Paulo (UNIFESP). Médico no Departamento de Neurologia e Neurocirurgia da UNIFESP e do Hospital BP – A Beneficência Portuguesa de São Paulo.

FERNANDA CHOHFI ATALLAH

Graduação em Medicina pela Faculdade de Medicina da Universidade de Santo Amaro (UNISA). Residência Médica em Clínica Médica pelo Hospital Santa Marcelina. Residência Médica em Terapia Intensiva pela Universidade Federal de São Paulo (UNIFESP). Especialista em Terapia Intensiva pela Associação de Medicina Intensiva Brasileira (AMIB). Coordenadora da UTI da Disciplina de Anestesiologia, Dor e Medicina Intensiva da Escola Paulista de Medicina da Universidade Federal de São Paulo (EPM-UNIFESP).

FERNANDO MEDRADO JR.

Médico Pesquisador do Instituto de Pesquisa do Hospital do Coração (HCor). Programa de Especialização em Medicina Intensiva (PEMI) da Associação de Medicina Intensiva Brasileira (AMIB) no Centro Formador Hospital da Cidade, Salvador-BA. Médico Graduado pela Escola Bahiana de Medicina e Saúde Pública (EBMSP).

FILIPE SOUSA AMADO

Graduação em Medicina pela Universidade Federal do Maranhão (UFMA). Especialização em Medicina Intensiva da Associação de Medicina Intensiva Brasileira (AMIB) no Hospital São Domingos. Instruxtor de Basic Life Support (BLS) e Advanced Cardiovascular Life Support (ACLS) pela American Heart Association (AHA).

GUSTAVO CARTAXO PATRIOTA

Neurocirurgião e Neurointensivista. Graduação em Medicina pela Universidade Federal da Paraíba (UFPB). Residência Médica em Neurocirurgia pelo Hospital do Servidor Público Estadual São Paulo (IAMSPE). Pós-Graduação em Neurointensivismo pelo Instituto de Ensino e Pesquisa do Hospital Sírio-Libanês (HSL). Mestrado em Ciências da Saúde pelo Instituto de Assistência ao Servidor Público Estadual de São Paulo (IAMSPE). Doutorado em Neurologia pela Faculdade de Medicina da Universidade de São Paulo (FMUSP). Membro Titular da Academia Brasileira de Neurocirurgia (ABNC) e Sociedade Brasileira de Neurocirurgia (SBN). Membro Fundador da Associação Brasileira de Neurointensivismo (ABNI). Coordenador do Serviço de Neurocirurgia do Hospital de Emergência e Trauma Senador Humberto Lucena.

HUGO LEONARDO DÓRIA-NETTO

Doutorado em Neurologia/Neurociências pela Universidade Federal de São Paulo (UNIFESP). Neurocirurgião do Hospital Israelita Albert Einstein (HIAE). Médico do Departamento de Neurologia e Neurocirurgia da Universidade Federal de São Paulo (UNIFESP). Médico do Hospital BP – A Beneficência Portuguesa de São Paulo.

JAMARY OLIVEIRA FILHO

Doutorado em Neurologia pela Universidade de São Paulo (USP). Professor Colaborador do Centro de Pesquisas Gonçalo Moniz (CPqGM).

JEANINE DE OLIVEIRA SILVA

Médica do Departamento de Neurologia e Neurocirurgia da Universidade Federal de São Paulo (UNIFESP). Médica do Hospital BP – A Beneficência Portuguesa de São Paulo.

JOÃO ROBERTO SALA DOMINGUES

Médico Neurologista e Intensivista. Membro Titular da Academia Brasileira de Neurologia (ABN) e da Associação de Medicina Intensiva Brasileira (AMIB). Pós-Graduado em Neurointensivismo e Fellow em Neurologia Vascular pelo Hospital das Clínicas da Faculdade de Medicina da Universidade de São Paulo (HCFMUSP).

Médico da UTI-Neurológica do Hospital BP – A Beneficência
Portuguesa de São Paulo. Médico da UTI e Coordenador do Protocolo
AVC do Hospital São Luiz – Rede D'Or – Unidade Morumbi.

José Luciano Cunha
Médico Neurologista.

José Maria de Campos Filho
Graduação em Medicina pela Universidade Estadual de Campinas (UNICAMP). Residência
em Neurocirurgia pela UNICAMP. Fellowship em Microcirurgia Vascular e para Tumores
pelo Instituto de Ciências Neurológicas (ICNE). Fellowship em Neurocirurgia
Vascular e Base de Crânio pela University of Arkansas (UAMS), EUA.
Pós-Graduação em Neuro-Oncologia pelo Hospital Sírio-Libanês (HSL).
Doutorado em Neurologia e Neurociências pelo Departamento de Neurologia e
Neurocirurgia da Universidade Federal de São Paulo (UNIFESP). Neurocirurgião
do Hospital Real e Hospital BP – A Beneficência Portuguesa de São Paulo.

José Roberto Fioretto
Professor Titular em Medicina Intensiva Pediátrica pela Faculdade de Medicina de
Botucatu da Universidade Federal de São Paulo (FMB-UNIFESP). Responsável pelas
Disciplinas de Medicina Intensiva, Emergências Pediátricas e de Pneumologia do
Departamento de Pediatria da FMB-UNIFESP.
Ex-Vice-Presidente da Associação de Medicina Intensiva Brasileira (AMIB).
Responsável pelo Curso EcoTip – Ecografia em Terapia Intensiva da AMIB.

Juan Carlos Ahumada Vizcaíno
Médico do Departamento de Neurologia e Neurocirurgia da Universidade Federal de São
Paulo (UNIFESP). Médico do Hospital BP – A Beneficência Portuguesa de São Paulo.

Juliana de Vasconcelos Carvalho
Médica Especialista em Medicina Intensiva pelo Centro de Terapia Intensiva Adulto do
Hospital João XXIII, da Fundação Hospitalar do Estado de Minas Gerais (FHEMIG).

Julio L. B. Pereira
Neurocirurgião do Hospital BP – A Beneficência Portuguesa de São Paulo.

Karen Fernandes de Moura
Médica Intensivista pela Associação de Medicina Intensiva Brasileira (AMIB).
Graduação em Medicina pela Pontifícia Universidade Católica do Paraná
(PUCPR). Residência Médica pelo Centro de Estudos e Pesquisa em Emergências
Médicas e Terapia Intensiva (CEPETI). Especialização na área de Nutrologia
pela Associação Brasileira de Nutrologia (ABRAN). Preceptora da Escola de
Medicina da PUCPR. Mestranda em Ciências da Saúde pela PUCPR.

Lázaro Luís Faria do Amaral
Doutorado pela Faculdade de Ciências Médicas da Santa Casa de Misericórdia de
São Paulo (FCMSCSP). Membro do American Society of Neuroradiology (ASNR).

Lenise Valler
Graduação de Medicina na Universidade Federal do Rio Grande do Sul (UFRGS).
Residência Médica em Medicina Interna no Hospital Nossa Senhora Conceição.
Residência em Medicina Interna (R3) com área de atuação em Urgência no Hospital

*de Clínicas de Porto Alegre (HCPA). Residência de Neurologia no HCPA.
Pós-Graduação em Neurologia Vascular no Hospital Moinhos de Vento.
Mestrado em Fisiopatologia Médica da Universidade Federal do Ceará (UFC)
e Universidade Estadual de Campinas (UNICAMP). Trabalha na Unidade
Vascular do Hospital Ouro Verde e na UTI Neurológica do Hospital de
Clínicas da Universidade Estadual de Campinas (HC-UNICAMP).*

Lígia Maria Coscrato Junqueira Silva
*Fisioterapeuta Especialista em Neurologia pela Associação Brasileira de Fisioterapia
Cardiorrespiratória e Fisioterapia em Terapia Intensiva (ASSOBRAFIR). Mestrado
pela Universidade Federal de São Paulo (UNIFESP). Gerente de Fisioterapia, Terapia
Ocupacional e Fonoaudiologia do Hospital BP – A Beneficência Portuguesa de São Paulo.*

Lucas de Queiroz Chaves
*Graduação em Medicina pela Faculdade de Medicina Estácio de Juazeiro do Norte (FMJ).
Pós-Graduado em Neuroanatomia pelo Programa de Pós-Graduação da Universidade
Federal de São Paulo (UNIFESP). Residência Médica de Neurocirurgia no Hospital Naval
Marcílio Dias (HNMD). Membro da Sociedade Brasileira de Neurocirurgia (SBN). Membro
da Sociedade Cearense de Neurologia e Neurocirurgia (SOCENNE). Neurocirurgião no
Hospital Estadual de Sorocaba (Adib Domingos Jatene). Neurocirurgião no Instituto
Dr. José Frota (IJF) - Fortaleza. Preceptor da Residência Médica do IJF. Neurocirurgião
no Hospital Geral de Fortaleza (HGF). Preceptor da Residência Médica do HGF.
Neurocirurgião do Hospital Regional do Sertão Central (HRSC). Neurocirurgião do
Hospital Geral César Cals (HGCC). Mestre em Neurologia/Neurociências pela Universidade
Federal do Estado do Rio de Janeiro (UNIRIO). Observer Fellowship em Endoscopia de
Base de Crânio na The Ohio State University Wexner Medical Center and College of
Medicine (EUA). Membro da Academia Brasileira de Neurocirurgia. Médico Perito em
Neurologia e Neurocirurgia da 14ª Vara da Justiça Federal do Estado do Ceará. Membro
da American Heart Association (AHA). Médico no Departamento de Neurologia e
Neurocirurgia da UNIFESP e do Hospital BP – A Beneficência Portuguesa de São Paulo.*

Luís Henrique Mendonza Ordinola
Especialista em Pediatria e Neonatologia.

Marcos Antonio Cavalcanti Gallindo
*Médico graduado pela Universidade Federal de Pernambuco (UFPE). Especialista
em Medicina Intensiva pela Associação de Medicina Intensiva Brasileira (AMIB) e
Associação Médica Brasileira (AMB). Ex-Editor-Chefe da Série Clínicas de Medicina
Intensiva Brasileira. Professor da Pós-Graduação lato sensu em Medicina Intensiva
pela AMIB. Coordenador da Unidade de Terapia Intensiva (UTI) do Hospital Agamenon
Magalhães. Médico Diarista na Centro de Terapia Intensiva (CTI) do Hospital Santa
Joana Recife e UTI do 6° Egas do Real Hospital Português de Beneficência em
Pernambuco. Preceptor da Residência Médica em Medicina Intensiva em Recife.*

Marcos Devanir Silva da Costa
*Doutorado em Neurologia/Neurociências pela Universidade Federal de São Paulo
(UNIFESP). Preceptor da Liga de Neurocirurgia da Escola Paulista de Medicina (EPM).
Médico do Departamento de Neurologia e Neurocirurgia da Universidade Federal de São
Paulo (UNIFESP). Médico do Hospital BP – A Beneficência Portuguesa de São Paulo.*

MATHEUS ALVES DA SILVA

Médico Residente de Neurologia do Hospital BP – A Beneficência Portuguesa de São Paulo.

MANUEL MORENO HERNANDEZ

Médico do Departamento de Neurologia e Neurocirurgia da Universidade Federal de São Paulo (UNIFESP). Médico do Hospital BP – A Beneficência Portuguesa de São Paulo.

PÂMELA PASSOS DOS SANTOS

Graduação em Medicina pela Universidade Federal do Rio de Janeiro (UFRJ). Residência Médica pela Universidade Federal Fluminense (UFF). Residência Médica pela UFF. Médico Plantonista em Terapia Intensiva do Instituto Estadual do Cérebro Paulo Niemeyer da Universidade Federal Fluminense (IEC-UFF). Médico Plantonista Neurointensivista do Hospital Copa Star. Neurologista do Associação Brasileira de Assistência ao Excepcional (ABRAE).

PATRÍCIA ALVES VALADARES ASSUNÇÃO

Médica Especialista em Medicina Intensiva do Centro de Terapia Intensiva Adulto (CTIA) do Hospital João XXIII da Fundação Hospitalar do Estado de Minas Gerais (FHEMIG).

PEDRO HENRIQUE RIGOTTI SOARES

Médico Intensivista pela Associação de Medicina Intensiva Brasileira (AMIB). Membro do INOVA-AMIB do Comitê de Sedação, Analgesia e Delirium. Médico rotineiro da Unidade de Terapia Intensiva (UTI) do Hospital Nossa Senhora da Conceição de Porto Alegre. Mestrando em Neurociências pela Universidade Federal do Rio Grande do Sul (UFRGS). Professor de Clínica Médica da Faculdade de Medicina da Universidade do Vale do Rio dos Sinos (Unisinos).

RAFAEL SCOTINI VIANA ALVES

Médico Intensivista com Residência Médica em Medicina Intensiva pela Universidade Federal de São Paulo (UNIFESP). Especialista em Medicina Intensiva pela Associação de Medicina Intensiva Brasileira (AMIB). Coordenador do Programa de Residência Médica de Medicina Intensiva do Hospital São Paulo da UNIFESP (HSP-UNIFESP). Médico Intensivista Coordenador da Unidade de Terapia Intensiva (UTI) da Disciplina de Anestesiologia, Dor e Medicina Intensiva do HSP-UNIFESP. Médico Intensivista Coordenador da UTI do Hospital Next Butantã - Amil.

RENATA CIRNE AZEVEDO

Médica Neurologista e Intensivista. Mestrado em Neurologia pela Universidade Federal de Pernambuco (UFPE). Coordenadora da Unidade de Terapia Intensiva (UTI) Neurológica do Real Hospital Português de Beneficência em Pernambuco.

RENNAN MARTINS RIBEIRO

Enfermeiro. Especialista em Enfermagem em Terapia Intensiva pela Associação Brasileira de Enfermagem e Terapia Intensiva (ABENTI). Especialista em Neurologia e Neurocirurgia, Modalidade Residência, pela Universidade Federal de São Paulo (UNIFESP). Coordenador do Serviço de Enfermagem da Unidade de Terapia Intensiva (UTI) Neurológica do Hospital São Paulo da Universidade Federal de São Paulo (HSP/UNIFESP). Membro da Diretoria da ABENTI.

Ricardo Pessoa Martello de Souza

Especialista em terapia intensiva pela Associação de Medicina Intensiva Brasileira (AMIB). Especialização lato sensu *em Neurologia Clínica Adulto da Universidade Federal de Juiz de Fora (UFJF). Staff da UTI do Hospital Universitário da UFJF. Coordenador da Emergência do Hospital de Clínicas Nossa Senhora da Conceição da Associação Congregação de Santa Catarina (HCNSC/ACSC).*

Ricardo Turon

Coordenador da Unidade Neurointensiva do Complexo Hospitalar de Niterói. Rotina do Centro de Terapia Intensiva (CTI) do Instituto Estadual do Cérebro Paulo Niemeyer (IEC).

Roberta Muriel Longo Roepke

Médica Graduada pela Universidade Federal de Santa Catarina (UFSC). Residência Médica em Clínica Médica e Medicina Intensiva pela Faculdade de Medicina da Universidade de São Paulo (FMUSP). Especialista em Medicina Intensiva pela Associação de Medicina Intensiva Brasileira (AMIB). Doutoranda do Programa de Pós-Graduação em Anestesiologia, Ciências Cirúrgicas e Medicina Perioperatória da FMUSP. Membro Comitê INOVA da AMIB na Gestão 2022-2023. Médica Intensivista Diarista da Unidade de Terapia Intensiva (UTI) de Cirurgia de Emergência e Trauma da III Clínica Cirúrgica do Instituto Central do Hospital das Clínicas da Faculdade de Medicina da Universidade de São Paulo (ICHC-FMUSP). Médica Intensivista Plantonista da UTI do Hospital A. C. Camargo Cancer Center.

Rogério Silveira

Mestre em Neurologia pela Universidade Federal de Fluminense (UFF). Especialista em Neurologia pela Academia Brasileira de Neurologia (ABN). Especialista em Terapia Intensiva pela Associação de Medicina Intensiva Brasileira (AMIB). Diretor Científico da UTI Serviços. Rotina na Neuro-UTI do Hospital Estadual Alberto Torres (HEAT).

Rony Gómez Rodríguez

Médico do Departamento de Neurologia e Neurocirurgia da Universidade Federal de São Paulo (UNIFESP). Médico do Hospital BP – A Beneficência Portuguesa de São Paulo.

Salomón Soriano Ordinola Rojas

Mestrado em Cirurgia pela Universidade Estadual de Campinas (UNICAMP). Doutorado em Cirurgia pela Faculdade de Medicina de São José do Rio Preto (FAMERP). Especialista em Cirurgia Cardíaca pela Sociedade Brasileira de Cirurgia Cardiovascular (SBCCV). Médico Pesquisador Colaborador da Faculdade de Medicina da Universidade de São Paulo (FMUSP). Professor da Faculdade de Medicina da Universidade Cidade de São Paulo (UNICID). Médico Coordenador de Unidades de Terapia Intensiva. Coordenador - Fellowship em Neurointensivismo e Supervisor da Residência de Terapia Intensiva do Hospital BP – A Beneficência Portuguesa de São Paulo.

Solange Diccini

Enfermeira. Doutorado em Ciências pela Universidade Federal de São Paulo (UNIFESP). Professora Associada (Aposentada) da Escola Paulista de Enfermagem da Universidade Federal de São Paulo (EPE-UNIFESP). Ex-Coordenadora do Departamento de Enfermagem da Sociedade Paulista de Terapia Intensiva (SOPATI).

Talita M. Sansoni

Médica Intensivista do Hospital de Clínicas da Universidade Estadual de Campinas (UNICAMP). Mestrado em Ciências da Cirurgia pela UNICAMP. Pós-Graduação em Pesquisa Clínica pelo PPCR – Harvard T.H. Chan School of Public Health, Boston/EUA. Especialização em Avaliação e Tratamento de Dor pela Escola de Educação Permanente do Hospital das Clínicas da Faculdade de Medicina da Universidade de São Paulo (EEP-HCFMUSP).

Werther Brunow de Carvalho

Professor Titular de Terapia Intensiva/Neonatologia do Instituto da Criança e do Adolescente do Hospital das Clínicas da Faculdade de Medicina da Universidade de São Paulo (ICr-HCFMUSP). Coordenador do Serviço de Pediatria do Hospital Santa Catarina.

Dedicatórias

Aos meus pais, Dorival e Suely, pelo amor incondicional, a quem devo tudo que sou. Ao meu avô, Nico (*in memoriam*), pelos ensinamentos de vida. Ao Alexandre, pelo amor, pelo companheirismo e pela inspiração diários.

Viviane Cordeiro Veiga

À minha família muito amada, em especial ao meu filho, André. Aos meus mentores, amigos e a todos que contribuíram para a minha jornada até aqui. Nada seria sem o apoio de todos.

Cássia Righy

Prefácio

A Associação de Medicina Intensiva Brasileira (AMIB) apresenta, com muita felicidade, o volume *Doenças Cerebrovasculares* da Série Clínicas de Medicina Intensiva Brasileira (CMIB). Neste volume, as Editoras, Dra. Viviane Cordeiro Veiga e Dra. Cássia Righy, reuniram um excelente time de autores que abordam os diferentes aspectos das doenças cerebrovasculares mais presentes nas Unidades de Terapia Intensiva.

O leitor encontrará informações sobre a epidemiologia e a fisiopatologia dessas doenças e, a seguir, um capítulo com dicas importantes sobre Neuroimagem. Tópicos práticos voltados para o dia a dia do emergencista e do intensivista estão destacados, como é o caso da trombólise e procedimentos de trombectomia mecânica no acidente vascular encefálico isquêmico. Também há discussão sobre o espaço para procedimentos, como a craniectomia descompressiva. Os acidentes vasculares cerebrais hemorrágicos, as malformações arteriovenosas e a hemorragia subaracnoide são contemplados em vários de seus aspectos práticos. Tópicos atuais, como Stroke Unit e Telemedicina, não ficaram de fora, assim como a importância da equipe multiprofissional. Por fim, temos um capítulo abordando aspectos pediátricos.

Esperamos que este Volume seja um guia bastante útil ao leitor que busca aprimorar os seus conhecimentos em doenças cerebrovasculares e o ajude em seu dia a dia, seja nas emergências, seja nas Unidades de Terapia Intensiva. Tenham uma excelente leitura!

Atenciosamente,

Marcos Antonio Cavalcanti Gallindo
Editor-Chefe da Série CMIB

Apresentação

Com muita alegria, apresentamos mais um livro da conceituada Série CMIB – Clínicas de Medicina Intensiva Brasileira. O Neurointensivismo é um desafio para quem está à beira do leito e nada melhor que grandes *experts* da área para discutir temas atuais e relevantes dessas condições.

O volume *Doenças Cerebrovasculares* foi elaborado para ser um guia no dia a dia da Terapia Intensiva.

Viviane Cordeiro Veiga
Cássia Righy

Sumário

1. Epidemiologia das Doenças Cerebrovasculares.............................1
Amanda Mota de Oliveira Veiga | Juliana de Vasconcelos Carvalho
Patrícia Alves Valadares Assunção | Allana dos Reis Corrêa | Bianca Rodrigues Orlando

2. Fisiopatologia do Acidente Vascular Cerebral............................ 7
Fabiane Backes | Rafael Scotini Viana Alves

3. Neuroimagem...13
Lázaro Luís Faria do Amaral | Anderson Benine Belezia
Christiane Monteiro de Siqueira Campos

4. Trombólise no Acidente Vascular Encefálico Isquêmico............33
Talita M. Sansoni | Viviane Cordeiro Veiga

5. Trombectomia Mecânica no Acidente Vascular Cerebral Isquêmico...41
Jamary Oliveira Filho | Roberta Muriel Longo Roepke

6. O Manejo do Acidente Vascular Encefálico Isquêmico na Unidade de Terapia Intensiva...............................49
Alex Machado Baeta | Matheus Alves da Silva

7. Profilaxia Secundária no Acidente Vascular Cerebral Isquêmico e no Ataque Isquêmico Transitório...........................65
Pâmela Passos dos Santos | Karen Fernandes de Moura

8. Trombose de Seios Venosos – Diagnóstico e Conduta...............71
Marcos Antonio Cavalcanti Gallindo | Claudia Corrêa Bulhões
Feliciana Rodrigues Castelo Branco | Renata Cirne Azevedo

9. Qual é o Espaço da Craniectomia Descompressiva no Acidente Vascular Cerebral Isquêmico?..................................91
Gustavo Cartaxo Patriota | Fernanda Chohfi Atallah

10. Abordagem Inicial do Acidente Vascular
Cerebral Hemorrágico 105

Ricardo Turon | Pedro Henrique Rigotti Soares

11. Tratamento Clínico do Acidente Vascular
Cerebral Hemorrágico 113

Rogério Silveira | Ricardo Pessoa Martello de Souza
Pedro Henrique Rigotti Soares | Lenise Valler | Antonio Luis Eiras Falcão

12. Fisiopatologia da Hemorragia Subaracnóidea......................... 125

Bruno Gonçalves | Cássia Righy

13. Tratamento Agudo da Hemorragia
Subaracnóidea Aneurismática... 135

Cássia Righy | Fernando Medrado Jr.

14. Tratamento dos Aneurismas Pós-Hemorragia
Subaracnóidea 147

Feres Chaddad Neto | Lucas de Queiroz Chaves | Jeanine de Oliveira Silva
Rony Gómez Rodríguez | Marcos Devanir Silva da Costa | Hugo Leonardo Dória-Netto
José Maria de Campos Filho

15. Tratamento Cirúrgico das Malformações
Arteriovenosas Cerebrais.. 161

Feres Chaddad Neto | Lucas de Queiroz Chaves | Manuel Moreno Hernandez
Juan Carlos Ahumada Vizcaíno | Marcos Devanir Silva da Costa

16. Manejo Pós-Operatório de Correção das Malformações
Arteriovenosas Cerebrais..173

Salomón Soriano Ordinola Rojas | Amanda Ayako Minemura Ordinola
Luís Henrique Mendonza Ordinola

17. Profilaxias nas Doenças Cerebrovasculares –
Quais São Fundamentais? 181

Daniere Yurie Vieira Tomotani | Viviane Cordeiro Veiga

18. Complicações Sistêmicas em Doenças Cerebrovasculares 189

Barbara Cristina de Abreu Pereira | João Roberto Sala Domingues
Claudia Righy

19. Monitorização no Acidente Vascular Cerebral Isquêmico....... 201

Diana Lara Pinto de Santana | Julio L. B. Pereira

20. Unidade de AVE – Stroke Unit... 207

Alex Machado Baeta | Bárbara Maini de Carvalho

21. Telemedicina no Acidente Vascular Cerebral –
Onde Estamos?... 215

José Luciano Cunha

22. Cuidados de Enfermagem nas Doenças Cerebrovasculares ... 221

Solange Diccini | Rennan Martins Ribeiro

23. Reabilitação em Doenças Cerebrovasculares...........................237

Lígia Maria Coscrato Junqueira Silva | Érica Regina Ribeiro Sady
Agnes dos Santos Rosa Ribeiro | Débora Soares Santos
Filipe Sousa Amado

24. Doenças Cerebrovasculares em Pediatria.................................. 249

Cristiane Franco Ribeiro | Werther Brunow de Carvalho
José Roberto Fioretto

Índice Remissivo 261

Epidemiologia das Doenças Cerebrovasculares

Amanda Mota de Oliveira Veiga | Juliana de Vasconcelos Carvalho
Patrícia Alves Valadares Assunção | Allana dos Reis Corrêa | Bianca Rodrigues Orlando

A doença cerebrovascular, ou acidente vascular cerebral (AVC), ocupa o quarto lugar entre todas as causas de morte nos Estados Unidos e é reconhecida como uma das principais causas de incapacidade física e cognitiva a longo prazo em adultos.[1] No Brasil, o AVC representa a segunda causa de morte, a incidência é elevada e tem histórico de transição epidemiológica lentificada em comparação com países de desenvolvimento socioeconômico semelhante.[2,3] Uma redução nas taxas de incidência de AVC nas últimas décadas tem sido observada em vários países.[4,5]

A hipertensão arterial sistêmica (HAS) ainda é o principal fator de risco para o AVC, tanto isquêmico como hemorrágico; portanto, programas de prevenção devem se concentrar no seu controle. Outras medidas importantes seriam: controle do tabaco; estratégias para a redução do sal, açúcar e gordura na alimentação; redução do sedentarismo; e uso de medicamentos para tratamento daqueles indivíduos com alto risco de doença cardiovascular.[6] A estratégia mais eficaz para redução de eventos cerebrovasculares é o controle dos fatores de risco modificáveis.[20] O objetivo deste capítulo é fazer uma breve revisão narrativa da epidemiologia, dos fatores de risco e do impacto da morbimortalidade do AVC, tanto do isquêmico como do hemorrágico.

Além do controle da pressão arterial, existem outros fatores de risco para o AVC para os quais cabem estratégias de promoção e prevenção em saúde como incentivo à atividade física em combate ao sedentarismo, tratamento de dislipidemias, acompanhamento nutricional e melhora da qualidade da dieta, estratégias para tratamento da obesidade e do diabetes *mellitus*, programas para cessação do tabagismo e acompanhamento de pacientes com fibrilação atrial.[21,22]

Estimativas do Estudo Global do Impacto de Doenças, Lesões e Fatores de Risco (*Global Burden Disease* – GBD 2010) classificaram o AVC como a segunda causa mais comum de morte e a terceira causa mais comum de DALY (*Disability-Adjusted Life Year* – anos de vida perdidos ajustados por incapacidade) em todo o mundo.[7,8]

Este estudo foi o primeiro a relatar o impacto global do AVC em termos de incidência, prevalência, mortalidade, DALY e razões de mortalidade por incidência nas regiões do GBD em 1990, 2005 e 2010, e para todas as faixas etárias da população. Em 2010, cerca de 10% das 52.769.700

mortes e cerca de 4% dos 2.490.385.000 DALY decorreram de acidentes vasculares cerebrais.[8]

Um estudo que analisou dados do GBD 2015, com o objetivo de verificar as tendências temporais das taxas de mortalidade e dos anos de vida perdidos motivados por doenças cerebrovasculares no Brasil entre 1990 e 2015, evidenciou que, apesar do aumento do número absoluto de mortes pela doença cerebrovascular, a proporção de mortes abaixo dos 70 anos de idade reduziu-se pela metade entre 1990 e 2015. A aceleração da queda foi maior entre as mulheres e mais acentuada no período de 1990 a 2005 do que de 2005 a 2015. O risco de morte reduziu-se à metade em todo o país.[9]

A taxa global de mortalidade relacionada ao AVC está diminuindo em países de alta e baixa renda, mas é alto e crescente o número absoluto de pessoas com AVC, de sobreviventes ao AVC, de mortes relacionadas ao AVC e da carga global de incapacidades relacionadas ao AVC. Se essa tendência continuar, estima-se que, em 2030, ocorrerão quase 12 milhões de mortes por AVC, existirão 70 milhões de sobreviventes de AVC e mais de 200 milhões de DALY perdidos globalmente.[8,10]

Globalmente, a incidência de AVC por isquemia é de 68%, enquanto a do AVC hemorrágico (hemorragia intracerebral e hemorragia subaracnóidea combinada) é de 32%, refletindo uma maior incidência de AVC hemorrágico em países de baixa e média renda. Nos Estados Unidos, a proporção de todos os AVC, consequentes à isquemia, à hemorragia intracerebral e à hemorragia subaracnóidea é de 87%, 10% e 3%, respectivamente.[11]

Os homens têm uma maior incidência de AVC do que as mulheres em idades mais jovens, com a incidência invertida; e maior para as mulheres acima dos 75 anos.[11] Diferenças entre sexos na proporção de carga de AVC decorrente de comportamento, riscos ambientais e metabólicos não foram significativas globalmente. Entretanto, em países de baixa e média renda (especialmente no leste da Ásia), o risco comportamental foi maior nos homens do que em mulheres.[11] Assim, intervenções para reduzir a exposição a riscos comportamentais, provavelmente, produzirão maiores reduções na carga de homens do que na de mulheres. Diferenças de sexo na sobrecarga do AVC também foram mostradas no GBD que analisou fatores de risco relacionados ao AVC entre 1990 e 2013.[12]

De acordo com dados do *Behavioral Risk Factor Surveillance* 2010 (Centers for Disease Control, dos Estados Unidos), 2,6% de homens e mulheres maiores de 18 anos já têm uma história de AVC.[1] A prevalência de infarto cerebral silencioso é estimada em 6% a 28% e aumenta com o avanço da idade. Essa estimativa pode variar dependendo da população estudada (sexo, etnicidade e fatores de risco presentes).[13-15] Foram notados como fatores de risco para o AVC: ser negro, comparando-se com a população branca; ter menores renda e nível educacional; e uma percepção de *status* de saúde pior, além de maior valor no escore de Framingham.[16]

O AVC hemorrágico já foi uma das principais causas de morte em países de alta renda, mas sua importância diminuiu nessas regiões ao longo do século XX. Com a possível exceção da elevação da pressão arterial, outros fatores de risco para AVC hemorrágico não foram tão bem pesquisados como foram aqueles para AVC isquêmico.[6]

A taxa de ambos os tipos de AVC aumentou significativamente entre 1990 e 2010 em termos do número absoluto, número de mortes e número de DALY perdidos. Embora o número absoluto de AVC isquêmico tenha sido o dobro do que o hemorrágico, a carga global do acidente vascular hemorrágico foi maior (mortes e DALY). Enquanto o tipo patológico mais comum em países de alta renda era o isquêmico, a maior carga global era secundária ao AVC hemorrágico.[8,17]

Na China, as taxas de prevalência, incidência e mortalidade padronizadas por idade são estimadas em 1.115, 247 e 115 por 100 mil pessoas/ano, respectivamente. Esses dados sugerem que a prevalência de AVC na China é relativamente baixa em comparação com a prevalência em países de alta renda, mas as taxas de incidência e mortalidade por AVC na China estão entre as mais altas do mundo.[17]

Uma revisão sistemática de estudos populacionais sobre a incidência de AVC em 28 países mostrou que ela está aumentando em países de baixa e média renda em comparação a países de alta renda, onde houve redução de 42% na incidência nas últimas quatro décadas.[12]

Dados do GBD 2010[8] evidenciaram substancial diferença na incidência de AVC por regiões com diferentes níveis de renda. As explicações mais plausíveis para a redução na incidência de AVC, mortalidade e anos de vida perdidos ajustados por incapacidade em países de renda alta são: bons serviços de saúde; estratégias para prevenção e de cuidados (p. ex., cessação do tabagismo, controle da pressão arterial e unidades de AVC agudo). O inverso foi mostrado para baixa e média renda.[8]

Mesmo em regiões de baixa e média renda com incidência e prevalência de AVC relativamente baixa, como a África Subsaariana, têm altas taxas de mortalidade por AVC e baixa taxa de redução nos DALY perdidos. O aumento dos DALY perdidos em razão do AVC é consistente com um dos temas recorrentes do GBD 2010: os cuidados de saúde deficitários estão causando um aumento do impacto das doenças. Prevalência de tabagismo e outros fatores de risco no mundo em desenvolvimento são particularmente alarmantes porque, se essas tendências continuarem e não forem controladas, aumentos na sobrecarga de AVC ocorrerão em países de menor renda.[8]

Diferenças na prevalência, significância dos fatores de risco para AVC e na acessibilidade dos serviços de saúde e o nível de controle desses fatores de risco, provavelmente, contribuem para as grandes variações geográficas da incidência do AVC. A prevalência significativamente maior de AVC em países de alta renda está ligada a uma associação inversa entre a prevalência de AVC e a mortalidade por AVC e DALY perdidos (significativamente menor mortalidade por AVC e DALY perdidos em alta renda *versus* países de baixa e média renda). Diferenças no manejo do AVC agudo é a provável explicação para uma maior taxa de letalidade nos países de menor renda, ocasionando redução da prevalência do AVC nesses países.[8]

Nas últimas duas décadas, houve uma tendência para a ocorrência de AVC em idades mais avançadas, provavelmente em virtude do envelhecimento da população. Entretanto, a parcela de jovens < 20 anos e adultos jovens e de meia-idade (20-64 anos) afetada pelo AVC tem aumentado.[8] Esse achado provavelmente resulta do aumento da prevalência de diabetes e do aumento de outros fatores de risco cardiovascular em adultos jovens, especialmente em países de baixa e média renda.[12]

Quase um terço dos DALY relacionados com AVC sugere que mais de 90% da carga global de AVC em 2013 foi atribuível ao efeito combinado de fatores de risco modificáveis, e que a maior parte da carga do AVC é atribuível a fatores comportamentais e fatores metabólicos. No GBD 1990-2013, pela primeira vez, a poluição do ar surgiu como um dos principais contribuintes para o ônus do AVC em todo o mundo. A extensão da sobrecarga atribuível à poluição atmosférica e aos riscos ambientais, ao tabagismo, aos riscos alimentares e à hipertensão em países de baixa renda e média renda foi significativamente maior (exceto para os riscos alimentares) do que em países de alta renda, enquanto a contribuição da baixa atividade física foi significativamente maior em países de alta renda. Uma vez que fatores comportamentais condicionam a piora dos fatores metabólicos, esforços para reduzi-los seriam essenciais também para reduzir o risco metabólico.[12]

O Estudo INTERSTROKE[6] que avaliou dados da população de 22 países entre os anos de 2007 e 2010 mostrou que, em que cerca de 86% dos casos, o AVC poderia ser atribuído a nove potencialmente modificáveis fatores de risco metabólicos e comportamentais, enfatizando sua importância para a definição de prioridades globais e regionais. Embora a transição epidemiológica que ocorre nos países de baixa e média renda especialmente e que os expõe a fatores de risco relativos ao estilo de vida ocidental, um achado surpreendente do estudo foi a proporção inesperada da alta de sobrecarga atribuível à poluição atmosférica (29,2% globalmente), sobretudo em países de média e baixa renda (33,7% *versus*. 10,2% em países de alta renda).[6]

Em 2013, a poluição do ar contribuiu com cerca de 33 milhões de DALY relacionados ao AVC, incluindo quase 31 milhões de DALY em países de média e baixa renda. Embora a poluição do ar doméstico de combustíveis sólidos não tenha contribuído para a carga do AVC nos países de renda alta, quase um quinto do ônus do AVC em países de países de média e baixa renda foi atribuído à poluição do ar doméstico, o que tornaria esse fator o maior risco de saúde ambiental existente. Possíveis mecanismos da associação entre AVC e ar poluído incluem efeitos adversos da poluição atmosférica no endotélio vascular, aumento da pressão arterial e aumento do risco de trombose.[12]

Dados do INTERSTROKE[6] evidenciaram a incidência geral, a mortalidade, os DALY e a relação entre a mortalidade e a incidência de ambos os acidentes vasculares: isquêmico e hemorrágico diminuíram em ambos os grupos etários mais jovens (< 75 anos) e idosos (≥ 75 anos). Em países de baixa e média renda, ambos os tipos de AVC aumentaram significativamente (sobretudo em pessoas entre 20 e 65 anos). A idade média em que pessoas tiveram AVC isquêmico e hemorrágico foi 3 a 5 anos mais jovem em países de baixa e média renda do que em países de alta renda. Aproximadamente um quarto de todos os eventos de AVC isquêmico e cerca de metade dos de AVC hemorrágico estão acometendo pessoas menores de 65 anos, com 73% e 83% deles, respectivamente, residentes em países de baixa e média renda.[6]

As discrepâncias entre países de diferentes níveis de renda são provavelmente impulsionadas pela ocorrência da transição epidemiológica. Nas últimas décadas, no mundo, a expectativa de vida aumentou, a mortalidade infantil diminuiu e o estado de saúde melhorou em muitas regiões. Globalmente, o envelhecimento das populações está impulsionando aumentos na incidência de ambos os tipos de AVC. Em países de baixa e média renda, doenças relacionadas com infecções e desnutrição foram substituídas por doenças crônicas como AVC e doença cardíaca. Essas populações estão também mais expostas a consumo excessivo de carboidratos processados e dietas ricas em gordura, o que ocasiona aumento na prevalência de diabetes. Além disso, o aumento das taxas de tabagismo e estilos de vida sedentários contribuíram para o aumento da doença aterosclerótica e hipertensão, sendo esta última o principal fator de risco para o AVC hemorrágico. Em contrapartida, a carga de AVC nesses países tende a ser maior uma vez que eles ainda não dispõem das estratégias de prevenção e assistência para esses transtornos crônicos já implantadas nos países de alta renda. Um exemplo seria a carga assustadoramente alta encontrada na China, em particular no AVC hemorrágico.[3,18,19]

Países da Europa Oriental passaram por muitas mudanças socioeconômicas nas últimas duas décadas. Em particular na Rússia, o álcool estava fortemente associado à mortalidade na fase adulta. Mais da metade das mortes de homens russos é atribuível à doença cardiovascular, como hipertensão, hipercolesterolemia, tabagismo, dieta inadequada, obesidade, atividade física insuficiente e álcool, fatores que figuram entre aqueles prevalentes de risco para a morte. O declínio na incidência, na mortalidade e nos DALY, em países de alta renda, é provavelmente decorrente da melhor prevenção e do tratamento crônico do AVC. Em regiões de alta renda como a Europa Ocidental, América do Norte, Austrália e Nova Zelândia houve aumento dos esforços para prevenir e diagnosticar o AVC. O impacto disso pode ser visto pela incidência de AVC em grupos etários mais avançados.[14] A relação entre mortalidade e incidência de AVC isquêmico em pessoas mais jovens de 40 anos foi significativamente maior em países de baixa e média renda do que em países de alta renda. Esse achado pode mostrar prevalência aumentada de fatores como uso de álcool; tabagismo, incluindo tabagismo passivo, e hipertensão arterial nessa faixa etária, ou pode ser resultante do acaso. Em contraste, o aumento da carga global de AVC em países de baixa e média renda poderia ser atribuído à redução dos níveis de consciência dos fatores de risco, a baixos níveis de cuidados de saúde primários e de acompanhamento e à escassez de medicamentos e de equipamentos para prevenção e tratamento.[6]

Para avançar na compreensão do ônus de AVC isquêmico e hemorrágico e para direcionar iniciativas no financiamento da saúde, mais estudos nos países de baixa e média renda são necessários para que se identifiquem os subgrupos da população que correm maior risco (p. ex., idade, sexo e origem étnica) e que poderiam ser alvo de esforços preventivos, uma vez que estratégias para reduzir a prevalência de fatores de risco poderiam contribuir para a diminuir substancialmente a carga do AVC naqueles países.[6]

Conclusão

A contribuição dos vários fatores de risco para a sobrecarga de AVC pode variar por períodos e entre países e continentes. No entanto, os dados são consistentes em apontar o AVC como uma das mais importantes causas de morbimortalidade em todo o mundo.

Embora os governos tenham o poder e a responsabilidade de influenciar fatores ambientais, sociais, médicos e de estilo de vida por meio de legislação e tributação (p. ex., de tabaco, álcool, e teor de sal, açúcar ou gordura saturada), os serviços de saúde também têm a responsabilidade de identificar os fatores que requerem detecção, tratamento médico e acompanhamento pela equipe de saúde em programas de educação para a prevenção e controle do AVC.

Sistemas inteligentes que ajudem as pessoas a identificar os fatores de risco próprios, calcular o risco futuro de AVC e obter orientações objetivas sobre a forma como reduzir o risco são abordagens promissoras para a prevenção do AVC. Redes nacionais integradas de saúde precisam incorporar pacientes, profissionais de saúde e cuidadores quanto à compreensão do contexto da doença cerebrovascular para que possam atuar juntos na prevenção, controle, tratamento e reabilitação dessa doença.

Referências

1. Centers for Disease Control and Prevention, National Center for Health Statistics. Compressed mortality file 1999-2009. CDC wonder online database, compiled for compressed mortality file 1999-2009. Series 20, nº 20; 2012. Underlying Cause-of-Death 1999-2009. Disponível em: http://wonder.cdc.gov/mortsql.html. [2013 nov. 15].
2. Lotufo PA. Stroke is still a disease in Brazil. São Paulo. Med J. 2015;133(6):457-9.
3. Ministério da Saúde (BR). Secretaria de Vigilância em Saúde. Departamento de Informação e Análise epidemiológica. 2017. Disponível em: http://svs.aids.gov.br/dantps/centrais-de-conteudos/paineis-de-monitoramento/mortalidade/gbd-brasil/principais-causas/.
4. Vermeer SE, Longstreth WT Jr, Koudstaal PJ. Silent brain infarcts: a systematic review. Lancet Neurol. 2007;6:611-9.
5. Prabhakaran S, Wright CB, Yoshita M, Delapaz R, Brown T, DeCarli C, et al. Prevalence and determinants of subclinical brain infarction: the Northern Manhattan Study. Neurology. 2008;70:425-30.
6. O'Donnell MJ, Xavier D, Liu L, et al. Risk factors for ischaemic and intracerebral haemorrhagic

stroke in 22 countries (the INTERSTROKE study): a case-control study. Lancet 2010:376;112-23.

7. Lozano R, Naghavi M, Foreman K, et al. Global and regional mortality from 235 causes of death for 20 age groups in 1990 and 2010: a systematic analysis for the Global Burden of Disease Study 2010. Lancet 2012;380:2095.

8. Feign LV, Forouzanfar MH, Krishnamurthi R, et al. Global and regional burden of stroke during 1990-2010: findings from the Global Burden of Disease Study 2010. Lancet 2014;383:245-55. [2013 out. 24].

9. Lotufo PA, Goulart AC, Passos VMA, Satake FM, Souza MFM, França EB, et al. Doença cerebrovascular no Brasil de 1990 a 2015: Global Burden of Diease 2015. Ver Bras Epidemiol. 2017;20(01).

10. Vangen-Lønne AM, Wilsgaard T, Johnsen SH, et al. Declining incidence of ischemic stroke: what is the impact of changing risk factors? The Tromsø Study 1995 to 2012. Stroke. 2017;48:544.

11. Benjamin EJ, Blaha MJ, Chiuve SE, et al. Heart disease and stroke statistics – 2017 update: a report from the American Heart Association. Circulation. 2017;135:e146.

12. Feign LV, Roth GA, Naghavi M, et al. Global burden of stroke and risk factors in 188 countries, during 1990-2013: a systematic analysis for the Global Burden of Disease Study 2013. Lancet Neurol. 2016;15:913-24. [2016 jun. 9].

13. Anderson CS, Carter KN, Hackett ML, et al; Auckland Regional Community Stroke (ARCOS) Study Group. Trends in stroke incidence in Auckland, New Zealand, during 1981 to 2003. Stroke. 2005;36(10):2087-2093.

14. Islam MS, Anderson CS, Hankey GJ, et al. Trends in incidence and outcome of stroke in Perth, Western Australia during 1989 to 2001: the Perth Community Stroke Study. Stroke. 2008;39(3):776-82.

15. Thorvaldsen P, Davidsen M, Brønnum-Hansen H, Schroll M. Stable stroke occurrence despite inci-

dence reduction in an aging population: stroke trends in the Danish monitoring trends and determinants in cardiovascular disease (MONICA) population. Stroke. 1999;30(12):2529-34.

16. Das RR, Seshadri S, Beiser AS, Kelly-Hayes M, Au R, Himali JJ, et al. Prevalence and correlates of silent cerebral infarcts in the Framingham offspring study. Stroke. 2008;39:2929-35.

17. Wang W, Jiang B, Sun H, et al. Prevalence, incidence, and mortality of stroke in China: results from a nationwide population-based survey of 480 687 adults. Circulation. 2017;135:759.

18. Koton S, Schneider ALC, Rosamond WD, et al. Stroke incidence and mortality trends in US Communities, 1987 to 2011. JAMA. 2014;312(3):259-68. doi:10.1001/jama.2014.7692.

19. Krishnamurthi RV, Feign LV, Forouzanfar MH. Global and regional burden of first-ever ischaemic and haemorrhagic stroke during 1990-2010: findings from the Global Burden of Disease Study 2010. Lancet Glob Health. 2013;1:259-81.

20. Caprio FZ, Sorond FA. (2018). Cerebrovascular disease. Medical clinics of North America. 2018. DOI:10.1016/j.mcna.2018.10.001 10.1016/j.mcna.2018.10.001.

21. Meschia JF, Bushnell C, Boden-Albala B, Braun LT, Bravata DM, Chaturvedi S, et al. American Heart Association Stroke Council; Council on Cardiovascular and Stroke Nursing; Council on Clinical Cardiology; Council on Functional Genomics and Translational Biology; Council on Hypertension. Guidelines for the primary prevention of stroke: a statement for healthcare professionals from the American Heart Association/American Stroke Association. Stroke. 2014;45(12):3754–832.

22. Sarikaya H, Ferro J, Arnold M. Stroke prevention – medical and lifestyle measures. Eur Neurol. 2015;73:150-7. DOI:10.1159/000367652.

2

Fisiopatologia do Acidente Vascular Cerebral

Fabiane Backes | Rafael Scotini Viana Alves

O acidente vascular cerebral (AVC) decorre de distintos processos fisiopatológicos que resultam em comprometimento da estrutura vascular, da perfusão e, consequentemente, da função encefálica. Manifesta-se por déficits neurológicos de instalação súbita e, mais comumente, focal em correlação a um território anatômico vascular específico.[1,2]

A primeira particularidade da fisiopatologia do AVC é a sua subdivisão entre etiologia isquêmica (85% do total de casos) e hemorrágica (15% do total de casos). Dentro dessa classificação inicial, existem causas ou doenças que têm vias fisiopatológicas específicas, sendo de importante conhecimento para os adequados diagnóstico e tratamento. No entanto, caso estes não sejam passíveis de realização, o resultado final comum, independentemente da fisiopatologia, será o déficit neurológico irreversível, prejuízos na capacidade funcional, o comprometimento da qualidade de vida e, até mesmo, a morte.[1,2]

Acidente vascular cerebral isquêmico

Há uma redução no fluxo sanguíneo cerebral ou uma obstrução a ele, parcial ou totalmente, a ponto de gerar dano tecidual por falta de nutrientes e de oxigênio. Pode ocorrer por trombose (associada ou não à aterosclerose), embolismo ou redução da perfusão sistêmica.[1]

- Trombose: caracteriza-se pela obstrução de um vaso após a formação local de coágulos oclusivos. A aterosclerose é a principal causa do estreitamento vascular progressivo e afeta vasos de pequeno e grande calibres. Acontece por meio do crescimento de tecido fibroso e muscular da camada íntima do vaso, assim como o acúmulo de material adiposo, formação de placas, adesão plaquetária, depósito de fibrina e trombina, com formação de coágulo e comprometimento da circulação local. O estreitamento vascular por aterosclerose ocorre frequentemente na origem e bifurcação das artérias cerebrais principais, como: artérias carótidas internas; artérias cerebrais médias; artérias cerebrais anteriores; artérias cerebrais posteriores; artérias vertebrais; e artéria basilar. Na ausência de aterosclerose, outras causas de trombose são: estados de hipercoagulabilidade (p. ex., policitemia e trombocitose); displasia fibromuscular; arterites (p. ex., Takayasu e células-gigantes); dissecção vascular; e sangramento intraplaca.[1,2]

- Embolismo: ocorre a migração de coágulos ou outros materiais embólicos de territórios à distância para a circulação cerebral, o que pode obstruir qualquer artéria dependendo do seu tamanho e natureza. A fonte mais comum é o coração após a formação de trombos no interior das suas câmaras. Fibrilação atrial (mais comum), cardiomiopatias e valvopatias são responsáveis por eventos cardioembólicos. Outras etiologias são a aorta, as artérias carótidas e vertebrais e as veias sistêmicas (na presença de *shunt* intracardíaco). Outras causas menos comuns incluem: ar e gordura (p. ex., casos de trauma); células tumorais; partículas provenientes do uso de drogas injetáveis; e bactérias (p. ex., endocardite e sepse).[1,2]

- Redução da perfusão sistêmica: consequente a episódios de graus e durações variáveis de hipotensão arterial sistêmica. Pode causar isquemia cerebral difusa, déficits bilaterais por resultado de lesões vasculares críticas preexistentes e distribuição irregular do fluxo sanguíneo cerebral, assim como de áreas de fronteira entre diferentes territórios vasculares ("*borderzone*"). As principais causas são a insuficiência cardíaca (após infarto agudo do miocárdio ou arritmias) e hipotensão por estados de choque circulatório.[1,2]

Do ponto de vista etiológico, a classificação mais utilizada atualmente é a de TOAST, a qual inclui cinco categorias e tem como base dados clínicos e exames laboratoriais e de imagem:

- Aterotrombose de grandes vasos;
- Cardioembólico;
- Oclusão de pequenos vasos (infartos lacunares – frequentemente decorrentes de hipertensão crônica com hiperplasia da túnica média dos pequenos vasos e depósito de fibrina, levando ao estreitamento luminal e à oclusão. É mais comum em áreas subcorticais);

- AVC de outra causa (incomum, mas com causa definida, p. ex., displasia fibromuscular, vasculites, doença de Moyamoya, arteriopatia da doença falciforme);

- Indeterminado.[3]

De acordo com o território vascular acometido e os déficits neurológicos iniciais, o AVC isquêmico também pode ser dividido em síndromes clínicas, por meio da classificação de Bamford, em quatro subtipos:[2]

- Síndrome de circulação anterior total
  - Hemiplegia
  - Hemianopsia
  - Disfunção cortical superior (linguagem, função visoespacial, nível de consciência)

- Síndrome de circulação anterior parcial
  - Déficit sensitivo-motor + hemianopsia
  - Déficit sensitivo-motor + disfunção cortical
  - Disfunção cortical + hemianopsia
  - Disfunção cortical + motor puro
  - Disfunção cortical isolada

- Síndrome de circulação posterior
  - Paralisia de nervo craniano ipsilateral + déficit motor/sensitivo contralateral
  - Déficit sensitivo/motor bilateral
  - Alteração dos movimentos conjugados dos olhos
  - Disfunção cerebelar se déficit de trato longo ipsilateral
  - Hemianopsia isolada ou cegueira cortical

- Síndromes lacunares
  - Síndrome motora pura
  - Síndrome sensitiva pura
  - Síndrome sensitiva-motora
  - Disartria – "*clumsy hand*"
  - Hemiparesia ataxia

- Distúrbio visoespacial, distúrbio de campo visual
- Déficits proporcionados

Acidente vascular cerebral hemorrágico

O AVC hemorrágico resulta da ruptura de um vaso sanguíneo com extravasamento de sangue para o tecido cerebral e/ou para o espaço extravascular do crânio. Sua classificação pode ser de acordo com a localização (intracerebral, subaracnóidea, subdural ou extradural), a natureza do vaso (artéria, veia ou capilar) ou a causa (primária ou secundária).[1,2]

- Hemorragia intracerebral: caracteriza-se pelo sangramento diretamente no parênquima cerebral, geralmente pela ruptura de pequenas artérias penetrantes. O principal fator de risco é a hipertensão arterial sistêmica, a qual causa enfraquecimento da parede das arteríolas (hiperplasia com hialinose e necrose focal) e a consequente formação de microaneurismas (aneurismas de Charcout-Bouchard). Nos pacientes idosos não hipertensos, a angiopatia amiloide predomina como fator causal. Outras causas incluem malformações arteriovenosas, aneurismas, angiomas cavernosos, tumores, traumas, doença de Moyamoya, discrasias sanguíneas, anticoagulação e abuso de drogas ilícitas. O grau de comprometimento cerebral depende da localização, volume inicial, expansão e rapidez do sangramento; da pressão intracraniana gerada pelo hematoma ou por complicações como edema perilesional, herniação ou obstrução do sistema de drenagem ventricular. Os locais mais frequentemente envolvidos são o putâmen, caudado, tálamo, ponte, cerebelo e a substância branca profunda. Além disso, pode ocorrer extravasamento de sangue para o espaço subaracnoide e para os ventrículos.[1,2,4]

- Hemorragia subaracnóidea: é o sangramento em torno das membranas cerebrais e no líquido cefalorraquidiano (LCR), no espaço subaracnoide. A causa mais comum é a ruptura de aneurismas cerebrais decorrentes de uma combinação de fatores congênitos e adquiridos responsáveis pelo enfraquecimento da parede arterial. Os aneurismas podem ocorrer em diversas localizações, mas predominam nas bifurcações arteriais do polígono de Willis. Outras causas são: malformações arteriovenosas; trauma; angiopatia amiloide; discrasias sanguíneas ou anticoagulação; e trombose de seio venoso. As principais complicações responsáveis pelo aumento da morbimortalidade incluem ressangramento, vasoespasmo, isquemia cerebral tardia, hidrocefalia e hipertensão intracraniana secundária (perda do mecanismo de autorregulação cerebral).[1,2,5]

- Hematoma subdural: decorre do sangramento de veias localizadas entre a dura-máter e a membrana subaracnóidea. Geralmente é insidioso e o sangue pode acumular num período variável entre horas e meses, sendo mais rápido nos casos de laceração venosa por trauma.[2]

- Hematoma epidural: consequente da ruptura de artéria meníngea, geralmente da artéria meníngea média, resultando em acúmulo rápido de sangue (minutos a horas) entre a calota craniana e a dura-máter. Os sintomas e complicações ocorrem por compressão do tecido cerebral e hipertensão intracraniana. Assim como o hematoma subdural, o trauma é a principal causa, mas outros fatores, como as alterações da coagulação, contribuem.[2]

Autorregulação do fluxo sanguíneo cerebral e hipertensão intracraniana

A autorregulação do fluxo sanguíneo cerebral (FSC) é o fenômeno de manutenção relativamente constante da perfusão cerebral, apesar de variações da pressão arterial sistêmica. Sendo assim, aumentos da pressão sistêmica (hipertensão) causam redução do calibre dos vasos cerebrais e evitam hiperfluxo, edema e hipertensão intracraniana. Por sua vez, quedas da pressão sistêmica (hipotensão) ocasionam a dilatação dos vasos, evitando isquemias.[6,7]

Normalmente, a autorregulação da vasculatura cerebral mantém o FSC constante com variações de PPC entre 50 e 100 mmHg. O FSC também é diretamente proporcional à demanda metabólica do tecido nervoso e dependente da viscosidade sanguínea. As adaptações hemodinâmicas da microcirculação encefálica ocorrem por meio de mecanismos neurais, metabólicos e humorais sistêmicos. Estudos sugerem que a camada muscular dos vasos sanguíneos cerebrais pode responder diretamente a mudanças de pressão de perfusão e que reduções de FSC causam liberação de substâncias vasoativas, estando a liberação de óxido nítrico pelo endotélio envolvida nesse processo. O FSC é de aproximadamente 750 mL/min (50 mL/100 g/min de tecido nervoso), o que corresponde a uma parcela de 15% e 20% do débito cardíaco. A inibição da síntese proteica se inicia com fluxos abaixo de 50 mL/100 g/min, e valores menores do que 35 mL/100 g/min aumentam a utilização de glicose e cessam a síntese proteica. Fluxos inferiores a 25 mL/100 g/min reduzem a utilização de glicose e iniciam a glicólise anaeróbica, resultando em acidose tecidual. A falência elétrica ocorre com FSC abaixo de 25-30 ml/100 g/min e, a partir de 12 mL/100 g/min, observa-se perda da homeostase da membrana celular, caracterizando o desenvolvimento de infarto.[16-8]

A injúria cerebral provoca perda da autorregulação e a pressão da perfusão cerebral (PPC) ideal deve ser individualizada, mas, em geral, deve ser mantida maior do que 60 mmHg, a fim de evitar isquemia cerebral, e menor do que 110 mmHg, para evitar hiperperfusão, edema e hiperemia cerebral. O

cérebro contém pouco ou nenhum estoque de energia (glicose e oxigênio) para manutenção de suas funções, sendo totalmente dependente da oferta sanguínea. Portanto, reduções ou interrupções, mesmo breves, do FSC podem causar dano tecidual cerebral.[6,7]

A maioria das isquemias é focal e acomete um vaso e a região perfundida por ele. Nesse cenário, duas áreas podem ser evidenciadas: penumbra; e núcleo (core). A zona de penumbra é uma área isquêmica que pode receber glicose e oxigênio por difusão de vasos colaterais adjacentes. Já o core é totalmente desprovido de perfusão e, caso o vaso ocluído não seja reperfundido em tempo hábil, essa área invariavelmente evoluirá para necrose. Desta forma, a manutenção da pressão de perfusão cerebral por meio do manejo hemodinâmico e/ou a desobstrução do vaso ocluído podem reduzir a área de infarto e, consequentemente, os danos neurológicos. Mecanismo semelhante se aplica às áreas de edema cerebral que circundam os hematomas intracerebrais (edema citotóxico e vasogênico), onde a manutenção do FSC é de extrema importância para evitar danos isquêmicos secundários. Na hemorragia subaracnóidea, a isquemia cerebral tardia é a principal complicação e ocorre principalmente entre 5 e 14 dias, necessitando também da otimização da pressão de perfusão cerebral no intuito de manter o FSC e evitar isquemia secundária.[5,6,8]

No entanto, é importante lembrar que, na perda da autorregulação, um aumento pressórico sistêmico pode causar aumento do FSC, hiperemia, edema cerebral e hipertensão intracraniana (HIC) com possível herniação cerebral, isquemia e infarto.[5-7]

Injúria e morte celular

A isquemia causada pela redução do fluxo sanguíneo cerebral inicia uma cascata de eventos intracelulares que cursam com depleção de adenosina trifosfato, mudanças nas concentrações de sódio, potássio e cálcio, elevação do lactato, acidose metabólica, acúmulo de radicais livres de oxigênio, aumento da água intracelular (inchaço celular) e ativação de processos proteolíticos que podem culminar na morte celular.[1,9,10]

Na fase de falência elétrica celular (FSC menor do que 18 mL/100 g/min), ocorrem a liberação do aminoácido excitatório glutamato nas fendas sinápticas e a ativação dos receptores de glutamato, como o N-metil-D--aspartato (NMDA). Isso causa a despolarização da membrana com a saída de potássio e a entrada de sódio e cálcio na célula. Várias vias de sinalização celular são ativadas pelos níveis de influxo de cálcio resultante da ativação dos receptores de glutamato. O influxo celular de sódio carreia a água e causa edema celular citotóxico, com paralela reversão do processo normal de absorção de glutamato pelos astrócitos transportadores de glutamato. O consequente acúmulo de glutamato ocasiona um estímulo contínuo, fenômeno denominado "excitotoxicidade", o qual é um dos responsáveis pela falência mitocondrial.[1,10,11]

A hipóxia desencadeia disfunção celular por meio da produção de radicais livres de oxigênio, que são responsáveis pela peroxidação dos ácidos graxos nas organelas celulares e nas membranas plasmáticas. A insuficiente oferta do oxigênio inicia a glicólise anaeróbica, resultando no acúmulo de ácido lático e na redução do pH (acidose) com prejuízo a várias funções metabólicas celulares, depleção dos níveis celulares de ATP e liberação de iniciadores da apoptose. O ATP é necessário para a condensação nuclear e a degradação do DNA nos estágios finais da apoptose. Na ausência de ATP, a morte celular ocorre por necrose. Os radicais livres também diminuem o metabolismo da parede vascular, lesam o endotélio e o músculo liso, dilatam arteríolas e abolem a reatividade vascular, com perda da autorregulação.[1,7,10,12]

A liberação dos bioprodutos provenientes da injúria e da necrose celular ativam componentes da cascata inflamatória. A inflamação tem alguns efeitos deletérios e outros protetivos na aérea de lesão cerebral. Por um lado, a inflamação aumenta o FSC para a região isquêmica, aumentando o aporte de glicose e oxigênio para as células; mas, por outro lado, ativa leucócitos no tecido lesado que liberam citoquinas, podendo aumentar a aérea de dano celular. O mecanismo de liberação das citocinas ainda não está bem claro, acreditando-se que seja mediado pela ativação do sistema nervoso simpático e das catecolaminas, visto que as concentrações plasmáticas de catecolaminas também estão elevadas após infarto e sangramento cerebrais. Além disso, a produção local de citocinas pró-inflamatórias no cérebro e a irritação direta do tronco cerebral podem ativar o sistema simpático e liberar catecolaminas que geram secreção sistêmica das citocinas pró-inflamatórias.[13-16]

A morte celular que segue a isquemia cerebral pode ocorrer por apoptose ou necrose com mecanismos ainda não totalmente compreendidos. A apoptose pode iniciar por três vias diferentes: permeabilização mitocondrial com liberação do citocromo C no citoplasma; ativação do limite de membrana (Fas – "receptor de morte"); e acúmulo de material proteico no retículo endoplasmático durante estresse. Essas vias propiciam a ativação das caspases que quebram as proteínas e podem resultar na morte celular. A apoptose necessita de energia na forma de ATP para ocorrer, sendo o mecanismo de morte celular principal da área de penumbra no AVC. O outro mecanismo mencionado, a necrose, apresenta, nos estágios iniciais, compactação uniforme da cromatina celular, dilatação de retículo endoplasmático e dispersão dos ribossomos. Nos estágios seguintes, ocorre edema celular e mitocondrial, seguido por ruptura nuclear, das organelas e da membrana plasmática com liberação desse material no meio adjacente, resultando na estimulação de processos inflamatórios. A necrose predomina na área central do AVC (*core*), onde os níveis de ATP já são insuficientes para ocorrer a apoptose.[11,17,18]

A isquemia e o infarto cerebrais causam a perda da integridade estrutural, afetando o tecido cerebral e os vasos sanguíneos. Na vasculatura cerebral, essa degeneração causa a quebra da barreira hematoencefálica e o desenvolvimento de edema cerebral (edema vasogênico), sendo também responsável pela transformação hemorrágica no AVC isquêmico.[9,10,19]

Conclusão

O AVC é a emergência neurológica mais comum e uma das maiores causas de morte e sequelas neurológicas no mundo. A etiologia isquêmica é responsável por 85% dos casos, enquanto a hemorragia corresponde aos demais 15%. Os reconhecimentos das causas e dos mecanismos fisiopatológicos envolvidos são determinantes para o sucesso terapêutico e a redução da morbimortalidade do AVC.

Referências

1. Caplan LR. Basic pathology, anatomy, and pathophysiology of stroke. In: Caplan's stroke: a clinical approach. 4. ed. Saunders Elsevier: Philadelphia; 2009. Chapter 2.
2. Rowland LP, Pedley TA. Merrit's neurolog., 12. ed. Lippincott Willians & Wilkins; 2010. Chapter 37.
3. Adams HP Jr, Bendixen BH, Kappelle LJ, et al. Classification of subtype of acute ischemic stroke. Definitions for use in a multicenter clinical trial. TOAST. Trial of org 10172. In: Acute stroke treatment. Stroke. 1993;24(1):35-41.
4. Meretoja A, Strbian D, PutaalaJ, et al. SMASH-U: a proposal for etiologic classification of intracerebral hemorrhage. Stroke. 2012;43(10):2592-7.
5. de Lima Oliveira M, Salinet ASM, Nogueira RC, et al. Intracranial hypertension and cerebral autoregulation: a systematic review and meta-analysis. Worl Neurosurg. 2018;113:110-24.

6. Lee K. The NeuroICU book. 2. ed. New York: McGraw-Hill; 2018. Chapter 16.
7. Stávale M. Bases da terapia intensiva neurológica. Fisiopatologia e princípios terapêuticos. 2. ed. São Paulo: Santos; 2011. p. 2,13,20.
8. Markus HS. Cerebral perfusion and stroke. J Neurosurg Psychiatry. 2004;75:353-61.
9. Deb P, Sharma S, Hassn KM. Pathophysiologic mechanisms of acute ischemic stroke. An overview with emphasis on therapeutic significance beyond thrombolysis. Pathophysiology. 2010;17(3):197-218.
10. Doyle KP, Simon RP, Stenzel-Poore MP. Mechanisms of ischemic brain damage. Neuropharmacology. 2008;55:310-8.
11. Grewer C, Gameiro A, Zhang Z, et al. Glutamate forward and reverse transport: from molecular mechanism to transporter-mediated release after ischemia. IUBMB Life. 2008;60(9):609-19.
12. Leist M, Single B, Castoldi AF, et al. Intracellular adenosine triphosphate (ATP) concentration: a switch in the decision between apoptosis and necrosis. J Exp Med. 1997;185(8):481-6.
13. Kamel H, Iadecola C. Brain-immune interactions and ischemic stroke: clinical implications. Arch Neurol. 2012;69(5):576-81.
14. del Zoppo GJ, Becker KJ, Hellenbeck JM. Inflammation after stroke: is it harmful? Arch Neurol. 2001;58(4):669-72.
15. Oto J, Suzue A, Inui D, et al. Plasma proinflammatory and anti-inflammatory cytokine and catecholamine concentrations as predictors of neurological outcome in acute stroke patients. J Anesth. 2008;22(3):207-12.
16. Tuttolomondo A, Di Sciacca R, Di Raimondo D, et al. Plasma levels of inflammatory and thrombotic/fibrinolytic markers in acute ischemic strokes: relationship with TOAST subtype, outcome and infarct site. J Neuroimmunol. 2009;215(1-2):84-9.
17. Snider BJ, Gottron FJ, Choi DW. Apoptosis and necrosis to apoptosis in cerebrovascular disease. Ann N Y Acad Sci. 1999;93:243-53.
18. Ueda H, Fugita R. Cell death mode switch from necrosis to apoptosis in brain. Biol Pharm Bull. 2004;27(7):950-5.
19. Simard JM, Kent TA, Chen M, et al. Brain oedema in focal ischaemia: molecular pathophysiology and theoretical implications. Lancet Neurol. 2007;6(3):258-68.

3

Neuroimagem

Lázaro Luís Faria do Amaral | Anderson Benine Belezia
Christiane Monteiro de Siqueira Campos

Introdução

O cuidado apropriado de pacientes em unidade de terapia neurointensiva (UTN) depende do diagnóstico e do acompanhamento rápido e preciso de suas condições clínicas, tendo a neuroimagem papel de evidente importância nesta tarefa, já que permite a aquisição de substancial quantidade de informações em pacientes que muitas vezes estão impedidos de informar uma história clínica adequada, por vezes por todo seu período de internação nesta unidade.

Os recentes avanços tecnológicos na área da imaginologia médica permitiram o desenvolvimento de ferramentas cada vez mais precisas e sofisticadas no estudo do sistema nervoso central, destacando-se dentre eles os estudos por tomografia computadorizada (TC) e ressonância magnética (RM). Cada estudo por sua vez possui suas indicações, vantagens e desvantagens em relação aos demais.

Métodos de imagem e suas indicações

Radiografia simples

Possui papel extremamente limitado na avalição do sistema nervoso central nos pacientes de UTN em praticamente todas as situações clínicas. Por ser de fácil aquisição, barato e amplamente disponível, podendo inclusive ser realizado no próprio leito do paciente, o estudo radiográfico ainda possui papel de importância no diagnóstico e acompanhamento de afecções extracranianas, principalmente do sistema respiratório, como por exemplo em pneumonias, edema pulmonar, entre outras, assunto que foge do escopo deste capítulo.

Tomografia computadorizada

A TC, assim como a radiografia, utiliza-se da radiação para a aquisição das imagens. É muito útil em eventos agudos em função de seu baixo tempo de aquisição, acessibilidade e relativo baixo custo, principalmente em comparação com o estudo por ressonância magnética. É o exame mais sensível na detecção de fraturas e pode detectar facilmente hemorragias agudas/subagudas nos diversos compartimentos intracranianos. Possui também como vantagem a ausência de contraindicações em pacientes com marca-passo e desfibriladores cardíacos, bem como portadores de outros objetos ferromagnéticos. O estudo de angiotomografia computadorizada (ATC) possui importante papel na avaliação de pacientes com hemorragia subaracnoide, destacando-se a alta sensibilidade na detecção de aneurismas intracranianos. Como desvantagem ressalta-se a exposição à radiação ionizante do paciente e o uso do contraste iodado em alguns estudos.

Ressonância magnética

É um método relativamente caro, de menor disponibilidade e com maior tempo de aquisição quando comparado com a TC. Nele, o paciente é exposto a um campo magnético definido e a pulsos de radiofrequência para a formação das imagens. Seu uso normalmente é resguardado para poucos casos em que a TC foi incapaz de fornecer as informações essenciais, tais como em pacientes com eventos isquêmicos agudos, avaliação de processos expansivos intracranianos, dentre outras situações. O campo magnético muitas vezes inviabiliza sua utilização em pacientes críticos, já que estes podem apresentar inúmeros dispositivos que contêm materiais ferromagnéticos.

Angiografia por subtração digital

Com o recente desenvolvimento da ATC, este exame tem perdido bastante espaço na avaliação de pacientes críticos, já que é um procedimento mais invasivo e de maior tempo de execução. Eventualmente é empregado em pacientes com lesões vasculares (fístulas arteriovenosas, malformações arteriovenosas, aneurismas, entre outras), embora frequentemente fora dos cuidados neurointensivos.

Herniações cerebrais

Herniação subfalcina

É a herniação encefálica mais comum. Ocorre quando há efeito expansivo de um hemisfério cerebral, que determina desvio de suas estruturas medianas (giro do cíngulo, artéria cerebral anterior e/ou veia cerebral interna) do mesmo lado para o lado contralateral, por baixo da borda livre da foice inter-hemisférica (Figura 3.1). Pode determinar hidrocefalia unilateral por compressão do forame de Monro contralateral e mais gravemente a artéria cerebral anterior ipsolateral pode ser comprimida na margem livre da foice, com consequente isquemia no seu território de irrigação.

Herniação transtentorial

São herniações que acontecem pela incisura tentorial. Podem ser ascendentes ou descendentes, sendo estas mais comuns que as primeiras.

Transtentorial descendente

Acontece quando há efeito expansivo geralmente de um ou de ambos os hemisférios cerebrais, que empurra o aspecto mesial do lobo temporal medialmente, geralmente o úncus para a cisterna suprasselar e o hipocampo em direção à cisterna quadrigeminal do mesmo lado (Figura 3.1). Pode ser uni ou bilateral. A primeira complicação é a compressão dos nervos oculomotores. Conforme a herniação se agrava, podem acontecer isquemias em território de irrigação da artéria cerebral posterior, por compressão da mesma, hemorragias puntiformes no tronco encefálico, por obstrução de artérias perfurantes provenientes da artéria basilar (hemorragia de Duret) e em casos mais graves, infartos hipotalâmicos e de núcleos da base.

Transtentorial ascendente

Nesta herniação, o cerebelo e o vérmis cerebelar são deslocados superiormente pela borda livre do tentório para o compartimento supratentorial. Acontece quando há efeito expansivo na fossa posterior que determina este deslocamento. Sua complicação mais comum é a hidrocefalia decorrente da obstrução do sistema ventricular.

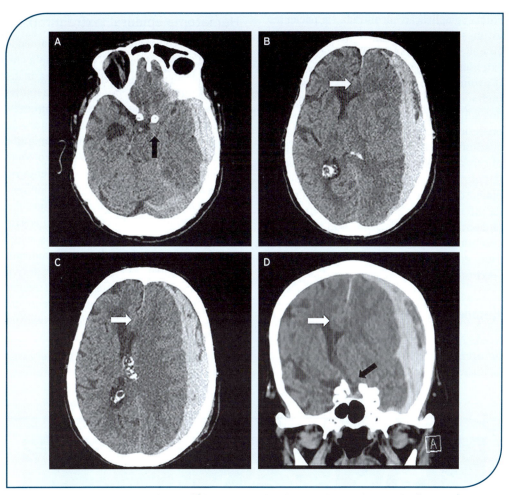

Figura 3.1 Imagens de TC cranioencefálica sem contraste, que demonstram coleção hemática subdural heterogênea, predominantemente hiperdensa, mas com áreas hipodensas de permeio, na convexidade frontotemporoparietal esquerda compatível com hematoma subdural agudo, com sinais de sangramento em atividade. As setas pretas em A e D mostram sinais de herniação transtentorial descendente caracterizada por apagamento da cisterna suprasselar e herniação medial do úncus. As setas brancas em B, C e D mostram herniação do giro do cíngulo esquerdo por baixo da borda livre da foice cerebral. (Fonte: Acervo da autoria.)

Herniação tonsilar

Assim como a herniação transtentorial ascendente, também ocorre quando há efeito expansivo na fossa posterior determinando deslocamento das tonsilas cerebelares pelo forame magno. Pode também acontecer em pacientes com hipotensão intracraniana. Como complicações, destacam-se hidrocefalia obstrutiva e necrose das tonsilas cerebrais.

Inchaço cerebral

O inchaço cerebral difuso é uma condição clínica bastante grave, com índices de mortalidade que podem atingir cerca de 50%. Supõe-se que pode ser decorrente de um aumento do acúmulo de líquido tecidual (edema), aumento do volume sanguíneo cerebral, desregulação vascular cerebral ou mesmo o conjunto destes três fatores.

É uma complicação encontrada em pacientes vítimas de traumatismo cranioencefálico ou que sofreram danos isquêmicos (infartos extensos ou pós-parada cardiorrespiratória). O primeiro sinal por imagem que sugere inchaço cerebral difuso é o apagamento dos sulcos entre os giros corticais nos hemisférios cerebrais (Figura 3.2). Conforme gradualmente o processo se intensifica, observa-se compressão do sistema ventricular, caracterizada por redução nas dimensões do mesmo, evoluindo com perda da diferenciação das substâncias branca e cinzenta, inferindo algum grau de edema cerebral do tipo vasogênico e/ou citotóxico, condição esta referida como edema cerebral difuso.

Hemorragia cerebral

As hemorragias cerebrais podem ser de natureza traumática ou não traumática e acometer diferentes espaços intracranianos.

Hematoma epidural (extradural)

É assim chamado o acúmulo de conteúdo hemático entre a tábua interna da calota craniana e a camada mais externa da dura-máter (camada periosteal). Por ser a dura-máter firmemente aderida às suturas cranianas, estes hematomas caracteristicamente não ultrapassam as suturas da calota craniana e assumem um formato de aspecto biconvexo (Figura 3.3B). Ocorre mais comumente no contexto clínico de traumatismo cranioencefálico e em sua maior parte por rotura das artérias meníngeas, principalmente a artéria meníngea média. Quando volumosos, exercem significativo efeito de massa, podendo ocasionar herniações encefálicas que devem ser minuciosamente detalhadas. Uma análise cuidadosa da calota craniana adjacente em estudos por TC frequentemente revela um traço de fratura associado.

Conforme descrito anteriormente, assumem formato biconvexo e apresentam-se

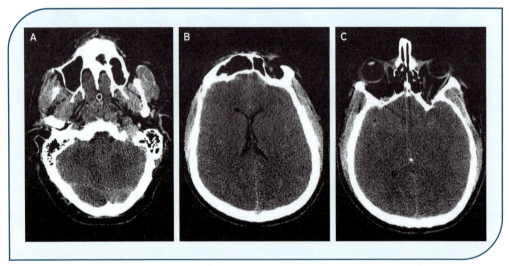

Figura 3.2. Imagens de TC cranioencefálica sem contraste demonstra sinais de inchaço cerebral difuso decorrente de encefalopatia hepática fulminante secundária à tentativa de suicídio após a ingestão de inúmeros comprimidos de paracetamol. As imagens evidenciam apagamento difuso dos sulcos encefálicos (A, B e C), colapso parcial dos ventrículos laterais (C) e completo do IV ventrículo (A) e das cisternas da base (B), ainda com relativa preservação da diferenciação entre as substâncias branca e cinzenta. (Fonte: Acervo da autoria.)

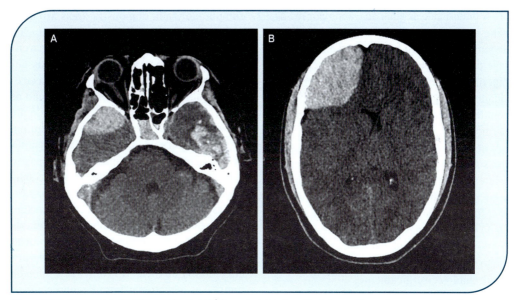

Figura 3.3. Imagens de TC cranioencefálica sem contraste demonstram hemorragia intraparenquimatosa no aspecto basal do lobo temporal esquerdo (A) e hematoma epidural recente caracterizado por coleção espontânea com altos coeficientes de atenuação e formato biconvexo nos lobos frontal e temporal à direita (A e B). Existem ainda sinais de hemossinus nos seios esfenoidais (A). (Fonte: Acervo da autoria.)

hiperdensos ao estudo por TC, quando se encontram em fase aguda/subaguda. A presença de heterogeneidade de seu conteúdo com áreas com baixos coeficientes de atenuação de permeio levanta as possibilidades de sangramento em atividade e/ou distúrbio de coagulação associado, informação esta que torna imperativo o acompanhamento neurológico minucioso, com controle por imagem precoce. Ao estudo por ressonância magnética, a intensidade de sinal do hematoma epidural é variável de acordo com o estágio de degradação da hemoglobina. Neste estudo pode ser possível identificar a dura-máter deslocada como uma linha de baixo sinal nas sequências ponderadas em T1 e T2.

Hematoma subdural

É o acúmulo de sangue entre a dura-máter e a aracnoide. Assim como o hematoma epidural, ocorre em sua maior parte no contexto clínico de trauma. Sua etiologia principal varia conforme a faixa etária, sendo o trauma não incidental na infância, acidentes automobilísticos nos adultos jovens e quedas/traumas leves nos idosos, neste último grupo frequentemente encontrado em pacientes sem história clínica bem definida. Seu principal mecanismo fisiopatológico é o estiramento com rompimento das veias tributárias do seio sagital superior (veias pontes) quando cruzam este espaço. Nos exames de imagem, assumem formato lenticular (lentiforme) e não são limitados pelas suturas cranianas. Nos idosos (hematomas subdurais crônicos) e nas crianças vítimas de trauma não acidental frequentemente são bilaterais. Assim como os hematomas subdurais, apresentam altos coeficientes de atenuação em fase aguda, com decrescente redução da densidade ao longo do tempo, até apresentarem-se por vezes com densidade semelhante ao liquor na fase crônica, o que os tornam indiferenciáveis dos higromas subdurais pelo estudo tomográfico (Figura 3.1).

A intensidade de sinal ao estudo por ressonância magnética também segue os intervalos de tempo de degradação da hemoglobina. Na fase crônica aparecem como uma coleção hiperintensa em T2, sendo que a hiperintensidade de sinal na sequência FLAIR e focos com baixo sinal nas sequências T2* e SWI de permeio fazem o diagnóstico diferencial de um hematoma subdural crônico com higroma subdural que caracteristicamente segue a intensidade de sinal do liquor em todas as sequências utilizadas (baixo sinal em FLAIR e sem focos de baixo sinal no T2*/SWI). Assim como os hematomas epidurais, os hematomas subdurais grandes, que exercem significativo efeito de massa e/ou são sintomáticos, devem ser drenados cirurgicamente.

Hematoma intraparenquimatoso

Pode ser definido como o acúmulo de conteúdo hemático fora do espaço intravascular, em situação intra-axial. Também é decorrente de inúmeras causas e, diferentemente das outras hemorragias, a condição predisponente em geral está relacionada às características de imagem e localizações distintas. Como características gerais, o estudo por tomografia computadorizada demonstra áreas arredondadas com altos coeficientes de atenuação, que representam os hematomas intraparenquimatosos, quase sempre circundados por hipodensidade, que representa edema vasogênico adjacente. Com o decorrer do tempo os coeficientes de atenuação vão reduzindo até que ele fique iso/hipodenso ao parênquima adjacente. Ao estudo por ressonância magnética os hematomas intraparenquimatosos se apresentam como área arredondadas, cujo sinal varia conforme a idade (Tabela 3.1). As sequências SWI e gradiente-eco (T2*) evidenciam área de marcado baixo sinal na topografia da hemorragia, mesmo após anos da resolução do hematoma, refletindo o depósito de hemossiderina no local. No contexto clínico de trauma, os hematomas intraparenquimatosos costumam ser pequenos e geralmente ocorrem nos aspectos basais dos lobos frontais e dos lobos temporais, por fricção com a superfície rugosa da base do crânio, ou mais volumosos no local próximo ao impacto ou no lado oposto a ele, lesão de golpe e contragolpe, respectivamente (Figura 3.3A).

Outra lesão relacionada ao trauma é a lesão axonal difusa. Deve ser suspeitada em pacientes vítimas de trauma de alta

TABELA 3.1	CARACTERIZAÇÃO DOS HEMATOMAS INTRAPARENQUIMATOSOS			
Estágio	**Tempo**	**Hemoglobina**	**T1**	**T2**
Hiperagudo	< 24 horas	Oxihemoglobina	Isossinal	Hiperssinal
Agudo	1-3 dias	Deoxihemoglobina	Isossinal	Hipossinal
Subagudo Precoce	3-7 dias	Metahemoglobina intracelular	Hiperssinal	Hipossinal
Subagudo Tardio	7-14 dias	Metahemoglobina extracelular	Hiperssinal	Hiperssinal
Crônico	> 14 dias	Hemossiderina	Iso/ hipossinal	Hipossinal

Fonte: Desenvolvida pela autoria.

intensidade e que se apresentam comatosos logo após o episódio, sem lesões identificáveis ou com pequenas lesões ao estudo por TC, que geralmente não justificariam a gravidade do quadro. Acontece pela diferença de massa entre as substâncias branca e cinzenta, que determinam forças de cisalhamento em estados de acelerações e desacelerações súbitas. Ao estudo por ressonância magnética identificam-se pequenos focos hemorrágicos, mais bem visibilizados nas sequências T2*/SWI, na interface entre as substâncias branca e cinzenta dos hemisférios cerebrais adjacentes ao corpo caloso, e em grau mais grave no tronco encefálico (Figura 3.4).

A hipertensão arterial sistêmica é outra condição clínica que predispõe aos hematomas intraparenquimatosos, sendo que nesta condição geralmente acontece nas profundidades cerebrais e tem volumes variados (Figura 3.5). Outra condição predisponente é a trombose venosa cerebral, sendo que nesta o hematoma intraparenquimatoso geralmente se localiza na convexidade cerebral próxima à veia cortical trombosada (trombose venosa de veia cortical) e nos tálamos (trombose das veias cerebrais internas).

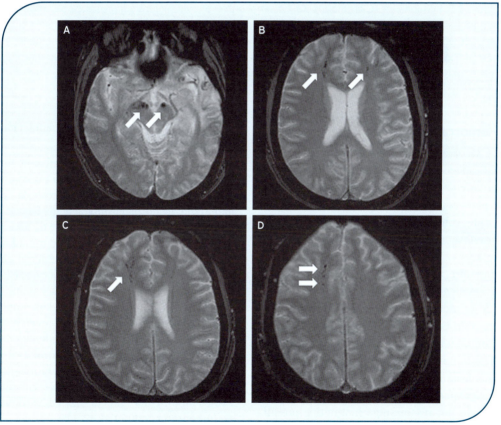

Figura 3.4. Imagens de RM do encéfalo na sequência gradiente-eco (T2*) no plano axial em diferentes níveis demostram focos de marcado baixo sinal compatíveis com micro-hemorragias na topografia dos pedúnculos cerebrais (A) e em situação subcortical dos lobos frontais (B, C e D), em paciente vítima de acidente automobilístico encontrado em coma no local do acidente. Estes achados são compatíveis com lesão axonal difusa neste contexto clínico. (Fonte: Acervo da autoria.)

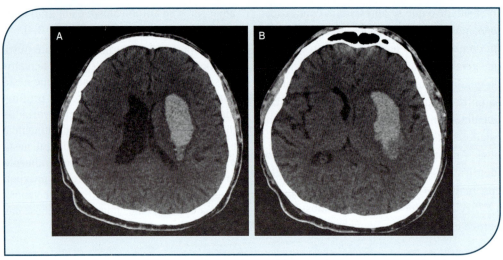

Figura 3.5. Imagens de TC cranioencefálica sem contraste evidenciando a presença de volumoso hematoma intraparenquimatoso capsulolenticular lateral recente em paciente hipertenso, caracterizado por área com coeficientes de atenuação elevados aos raios X (sangue) na profundidade do hemisfério cerebral esquerdo. A topografia deste achado corrobora a possibilidade de hematoma relacionado à hipertensão arterial sistêmica. (Fonte: Acervo da autoria.)

Hemorragia subaracnoide

Ocorre quando há acúmulo de sangue no espaço subaracnoide. Também pode ser decorrente de traumatismos cranioencefálicos e pode ocorrer de forma espontânea em pacientes com aneurisma cerebral, malformações arteriovenosas, fistulas arteriovenosas durais, infarto venoso, dissecção arterial intradural, vasculite, entre outras causas. O estudo por TC evidencia material com altos coeficientes de atenuação no espaço subaracnoide quando em fase aguda. A quantidade de sangue e a fase na qual se encontra influi diretamente na sensibilidade do método. Nas fases mais tardias e quando há apenas pouca quantidade de conteúdo hemático, o estudo por ressonância magnética possui maior sensibilidade quando comparado com a tomografia computadorizada, principalmente pelo emprego das sequências T2*/SWI e FLAIR, destacando-se apenas certa limitação na avaliação das regiões mais basais em decorrência de artefatos determinados pela base do crânio (Figura 3.6).

Mais uma vez o padrão e a localização do sangramento podem sugerir uma etiologia específica, destacando-se que a presença de importante hemorragia subaracnoide nas cisternas da base sugere a possibilidade de rotura de aneurisma, sendo que em determinadas regiões, como, por exemplo, na cisterna da lâmina terminal, indica a provável localização do aneurisma, neste caso da artéria comunicante anterior; e na alta convexidade pode indicar vasculite, vasoconstrição reversível ou angiopatia amiloide, na dependência de correlação com demais dados clínicos do paciente. Para graduação da hemorragia subaracnoide pode-se fazer uso da escala de Fisher modificada (Tabela 3.2) em estudos de tomografia computadorizada, ferramenta importante na predição de ocorrência de vasoespasmo/isquemia cerebral tardia, complicação mais comum, complicação mais comum e potencialmente catastrófica da hemorragia subaracnoide.

Capítulo 3 — Neuroimagem

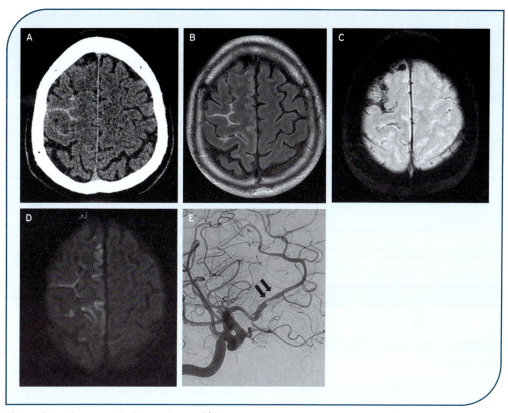

Figura 3.6. A imagem de TC cranioencefálica sem contraste (A) mostra conteúdo espontaneamente hiperdenso nos sulcos da alta convexidade frontal direita (frontal superior, pré e pós-central), compatível com conteúdo hemático (hemorragia subaracnoide recente). As imagens de RM do encéfalo demonstram hemorragia com hiperintensidade de sinal em T2/FLAIR (B) e baixo sinal na sequência de suscetibilidade magnética – SWI (C). Nota-se ainda restrição à difusão da água na superfície inter-hemisférica do lobo frontal direito em território de irrigação da artéria cerebral anterior deste lado (D). A imagem de arteriografia digital por subtração (E) evidencia sinais de dissecção da artéria cerebral anterior direita (setas pretas) como responsável pelas alterações anteriormente descritas. (Fonte: Acervo da autoria.)

TABELA 3.2	ESCALA DE FISCHER MODIFICADA
Grau 0	
Sem hemorragia subaracnoide	
Sem hemorragia intraventricular	
Grau 1	
Hemorragia subaracnoide filiforme focal ou difusa	
Sem hemorragia intraventricular	

Continua...

TABELA 3.2	ESCALA DE FISCHER MODIFICADA - CONTINUAÇÃO
Grau 2	
Hemorragia subaracnoide filiforme focal ou difusa	
Com hemorragia intraventricular	
Grau 3	
Hemorragia subaracnoide espessa focal ou difusa	
Sem hemorragia intraventricular	
Grau 4	
Hemorragia subaracnoide espessa focal ou difusa	
Com hemorragia intraventricular	

Fonte: Claasen J, Bernardini GL, Kreiter K *et al.*, 2001.

Acidente vascular encefálico isquêmico

O défice neurológico súbito resultante de um evento vascular cerebral isquêmico corresponde a cerca de 80% de todos os acidentes vasculares encefálicos. Decorre da cessação súbita do suprimento adequado de sangue para determinada região do cérebro.

O estudo por TC sem contraste é o principal exame na avaliação de pacientes com evento ictal súbito. Sua limitação principal, contudo, é sua menor sensibilidade na avaliação dos eventos hiperagudos, em comparação com o estudo por RM, que pode detectar pequenas áreas isquêmicas após 30 minutos do evento. Têm como principais objetivos excluir a presença de sangramentos, o que é contraindicação formal ao uso de trombolítico intravenoso, avaliar a extensão da área comprometida recomendando-se o uso do *score* ASPECTS e a exclusão de outras patologias, que podem mimetizar um acidente vascular encefálico isquêmico.

Na TC, as áreas de isquemias recentes se apresentam como hipodensidades córtico-subcorticais que determinam apagamento da diferenciação entre as substâncias branca e cinzenta, e quando grandes determinam certo efeito expansivo normalmente caracterizado como apagamento dos sulcos entre os giros corticais adjacentes (Figura 3.7). A diferenciação com uma área de isquemia antiga se faz principalmente pelo efeito atrófico que esta última determina. Salientamos ainda que em pequenas áreas de isquemia pode ser difícil a determinação temporal pela TC.

No estudo por RM, as áreas de isquemia recente se apresentam a princípio como áreas de restrição à difusão da água na sequência difusão, que assim como na TC respeitam um determinado território vascular em situação córtico-subcortical. As áreas de hiperintensidade de sinal em T2/FLAIR em um evento vascular isquêmico recente podem ser maiores que a área de restrição à difusão, sendo a diferença entre estas duas áreas considerada área de penumbra, que pode ou não evoluir para uma área de infarto definitivo, a depender de diversos fatores, incluindo o manejo clínico.

Em fase subaguda, as áreas de insulto isquêmico podem apresentar sinais de necrose cortical laminar, caracterizada por hiperinten-

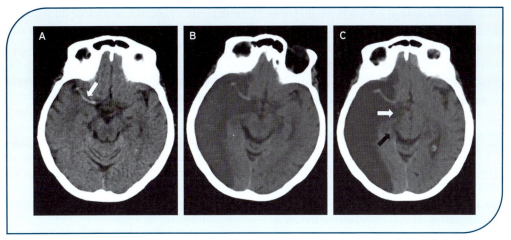

Figura 3.7. Estudo por TC cranioencefálica realizado 4 horas após quadro de hemiplegia súbita à esquerda, evidenciando a presença de hiperdensidade espontânea no segmento M1 da artéria cerebral média direita, compatível com trombo (seta branca em A) e perda da diferenciação córtico-subcortical da ínsula e do opérculo frontal do mesmo lado (A). Exame de controle após 1 dia evidencia melhor definição da área de isquemia que compromete praticamente todo o território de irrigação da artéria cerebral média direita, com hipodensidade franca do parênquima encefálico correspondente, que agora determina certo efeito expansivo com apagamento dos sulcos entre os giros corticais adjacentes (B). Exame realizado 4 dias após o primeiro demonstra acentuação da hipodensidade visibilizada em (B), bem como o maior efeito expansivo caracterizado pelo aparecimento de grau leve de herniação medial do úncus direito (seta branca em C) e leve apagamento da cisterna ambiens deste mesmo lado (seta preta em C). (Fonte: Acervo da autoria.)

sidade de sinal espontânea em T1 desenhando o córtex comprometido, e apresentam captação pelo agente de contraste paramagnético. As sequências SWI e T2* na isquemia recente são de significativa importância, já que podem identificar pequenas áreas de transformação hemorrágica que eventualmente passaram desapercebidas no estudo por TC.

Infecções

Infecções do sistema nervoso central, em pacientes em unidade de terapia intensiva, devem ser diagnosticadas o quanto antes, para o início o mais precoce possível da terapêutica específica (antibioticoterapia), a fim de se evitar complicações e eventualmente até o óbito. Para fins de simplicidade e diante do enorme conteúdo teórico que envolve as infecções do sistema nervoso central, aqui as infecções serão discutidas, de forma geral, de acordo com a anatomia.

Leptomeningite é a inflamação das meninges pia-máter e aracnoide que pode ter como agente etiológico bactérias, vírus ou mesmo fungos. O estudo por TC pode ser normal nestes casos ou eventualmente mostrar discreta ventriculomegalia, sendo a RM o método de imagem de escolha na avaliação de pacientes com esta suspeita clínica. Salientamos que o diagnóstico deve ser feito pela punção lombar e análise do liquor, empregando-se a imagem para avaliação de possíveis complicações. O estudo por RM pode identificar hiperintensidade de sinal nos sulcos entre os giros corticais na sequência FLAIR, denotando conteúdo proteico/inflamatório, captação pelo meio de contraste paramagnético na mesma topografia nas sequências T1 pós-gadolínio, achado mais frequentemente observado em meningites bacterianas (exsudato) e a captação do compartimento leptomeníngeo na sequência FLAIR pós-gadolínio, que atualmente é a sequência com maior sensibilidade na detecção de processo inflamatório leptomeníngeo (Figura 3.8).

Em pacientes que realizam o exame sob anestesia e com a administração de oxigênio a 100% pode haver hiperintensidade de sinal nos sulcos entre os giros corticais na sequência FLAIR, que pode ser interpretado erroneamente como sinal de infecção leptomeníngea, caso esta informação seja suprimida. Infartos cerebrais podem ocorrer como complicação de meningite avançada, resultante do comprometimento inflamatório da parede dos vasos ou mesmo decorrente de vasoespasmo.

A ventriculite pode ser uma complicação de uma meningite, de derivação ventricular ou mesmo de manipulação cirúrgica. Aqui, a RM também é muito mais sensível que a tomografia computadorizada e demonstra impregnação ao longo da superfície ependimária do ventrículo. Eventualmente se pode observar conteúdo hiperproteico no interior do sistema ventricular, inclusive com restrição à difusão da água, inferindo exsudato/conteúdo purulento (Figura 3.9).

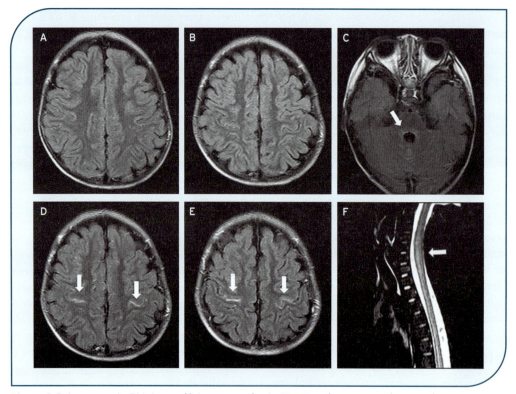

Figura 3.8. Imagens de RM do encéfalo na sequência FLAIR pré (A e B) e pós-gadolínio (C e D) evidenciam captação pelo agente paramagnético (gadolínio) no sulco central bilateral (setas brancas em C e D), inferindo processo inflamatório leptomeníngeo, posteriormente confirmado como meningite pelo vírus Coxsackie. Este mesmo paciente apresentava lesões hiperintesas na sequência FLAIR comprometendo a porção posterior da ponte e os pedúnculos cerebelares médios (setas brancas em E), bem como lesão hiperintensa em T2 STIR comprometendo a porção central da medula espinal cervical no segmento compreendido entre C3 e C7, determinando discreta expansão da mesma (seta branca em F), que no contexto clínico sugere mielite viral. (Fonte: Acervo da autoria.)

A paquimeningite apresenta-se como um espessamento linear ou eventualmente algo nodular, com impregnação pelo agente de contraste paramagnético da dura-máter, sendo diferenciada da leptomeningite pela topografia dos achados (acompanha a calvária e não se estende aos sulcos). Pode ser observada em pacientes com infecção por tuberculose, principalmente quando acompanhada de importante comprometimento das cisternas da base e em infecções fúngicas. Em pacientes oncológicos, tanto o padrão leptomeníngeo quanto o paquimeníngeo de impregnação também devem levantar a suspeita de carcinomatose.

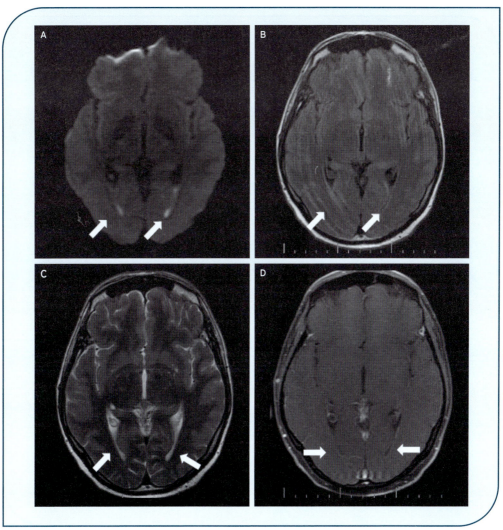

Figura 3.9. Imagens de RM do encéfalo evidenciando a presença de conteúdo depositado nos aspectos posteriores dos cornos occipitais dos ventrículos laterais, com restrição à difusão da água na sequência eco planar (setas brancas em A), alto sinal em FLAIR (setas brancas em B), leve hipointensidade de sinal em relação ao liquor na sequência T2 (setas brancas em C) e tênue captação na superfície ependimária em correspondência (setas brancas em D), em paciente com o diagnóstico clínico de meningite bacteriana, inferindo sinais de ventriculite. (Fonte: Acervo da autora.)

Cerebrite ocorre quando há inflamação do parênquima cerebral, normalmente resultante de infecções piogênicas por disseminação hematogênica. O estudo por RM pode evidenciar áreas com alto sinal em T2/FLAIR, com focos de impregnação pelo agente de contraste paramagnético de permeio. Se não tratado, o processo se organiza formando um abscesso, que por imagem é caracterizado por coleção com impregnação parietal (anelar) geralmente regular pelo meio de contraste nos dois principais métodos de imagem (TC e RM), sendo que seu conteúdo se apresenta usualmente com restrição à difusão da água na sequência de difusão decorrente de alto conteúdo proteico/pus (Figura 3.10).

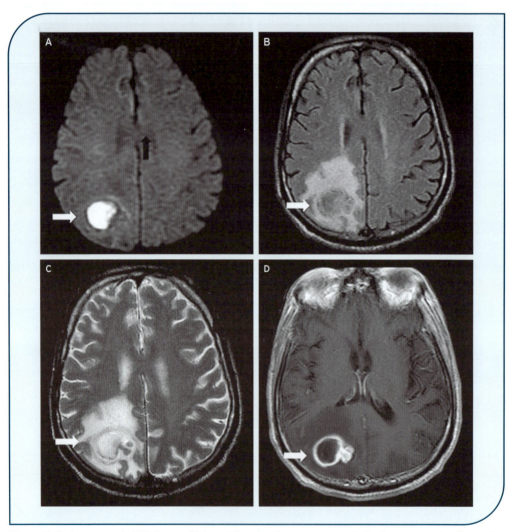

Figura 3.10. Imagens de RM do encéfalo evidenciando a presença de lesão com captação anelar pelo agente paramagnético em situação subcortical na topografia do lóbulo parietal inferior direito, com área central de necrose cujo conteúdo restringe na sequência difusão (A), sendo circundada por extensa área de edema vasogênico no parênquima cerebral adjacente nas sequências T2 e FLAIR (B e C), sendo que adjacente a sua parede medial observamos pequenos filhotes da lesão mãe. Estes achados são compatíveis com abscesso cerebral. (Fonte: Acervo da autoria.)

Outra categoria de infecções do parênquima encefálico são as encefalites virais. Dentre estas, a infecção pelo herpesvírus se destaca por evoluir rapidamente e pelas sérias complicações/sequelas que causa, eventualmente levando o paciente a óbito. Acontece por reativação do herpes simples vírus (HSV-1) latente em pacientes imunocompetentes, que normalmente ascende até o parênquima encefálico pelos nervos olfatório ou trigêmeo. O estudo por TC possui sensibilidade baixa e pode evidenciar eventualmente hipodensidade no aspecto medial dos lobos temporais. O estudo por RM pode evidenciar achados após o segundo dia do início dos sintomas, que se caracterizam por edema citotóxico (hiperintensidade de sinal em T2 e FLAIR com restrição a difusão da água) no aspecto medial dos lobos temporais, na ínsula e eventualmente na porção basal dos lobos frontais, usualmente assimétrico e por vezes unilateral, com focos de impregnação pelo agente de contraste paramagnético, que com a progressão da doença assume aspecto giriforme (Figura 3.11).

Empiema ocorre quando há acúmulo de conteúdo purulento em situação extra-axial nos espaços epidural e subdural. Comumente relacionado com a extensão do processo inflamatório/infeccioso de outros compartimentos, como por exemplo dos seios da face, mas também pode ocorrer como complicação de pacientes que tenham se submetido a procedimento neurocirúrgico. Os empiemas, sejam eles subdurais ou epidurais, apresentam-se ao estudo por TC como coleções hipodensas nestes espaços, usualmente com coeficientes de atenuação ligeiramente superiores ao do liquor, em função do conteúdo hiperproteico. Assim como nos abscessos, no estudo por RM tais coleções apresentam conteúdo com restrição à difusão da água, bem como apresentam evidente impregnação anelar de suas paredes pelo meio de contraste paramagnético.

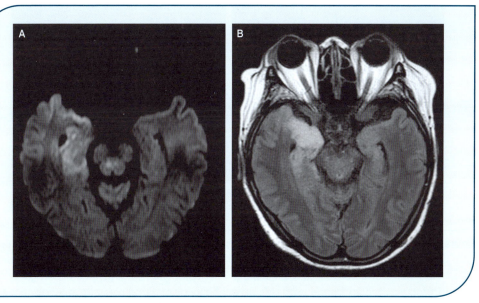

Figura 3.11. Imagens de RM do encéfalo nas sequências axial difusão (A) e axial FLAIR (B) demostram respectivamente área de restrição à difusão da água comprometendo o aspecto medial do lobo temporal direito, com correspondente hiperintensidade de sinal na sequência FLAIR. Tais achados em um paciente com quadro rapidamente progressivo de confusão mental é bastante sugestivo de encefalite herpética, diagnóstico confirmado neste caso. (Fonte: Acervo da autoria.)

O conteúdo pode apresentar hiperintensidade de sinal em T1 pelo alto conteúdo proteico e geralmente apresenta alto sinal em T2 (Figura 3.12).

Tumores

Fugiria do escopo deste capítulo a discussão das diferentes lesões tumorais intracranianas e a diferenciação dentre elas, dado a vasta

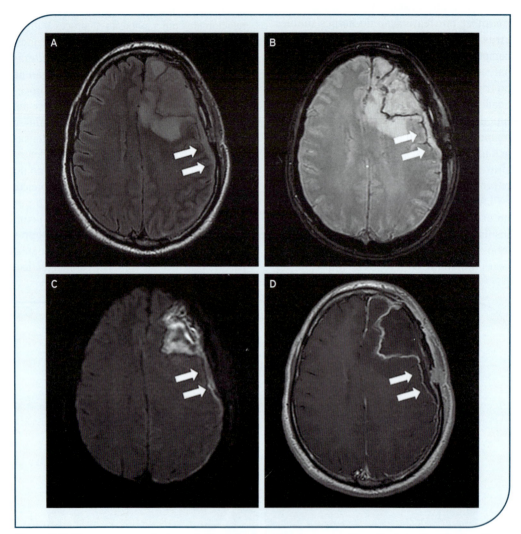

Figura 3.12. Exame para controle evolutivo pós-cirúrgico de ressecção radical de oligodendroglioma grau II no lobo frontal esquerdo, que demonstrou drenagem espontânea de conteúdo purulento pela ferida operatória do 17º PO. O estudo por RM do encéfalo evidenciou a presença de cavidade cirúrgica na região frontal esquerda preenchida por material com alto sinal na sequência FLAIR (A), com depósito de hemossiderina em suas margens na sequência SWI (B) e restrição na sequência difusão do seu conteúdo (C) e impregnação periférica pelo agende de contraste paramagnético (D), achados compatíveis com abscesso decorrente de infecção do sítio cirúrgico. As setas brancas nas quatro imagens mostram extensão da coleção em situação extra-axial tanto epi quanto subdural, configurando empiema. (Fonte: Acervo da autoria.)

extensão deste assunto. Em sua maior parte, as lesões tumorais são manejadas eletivamente, excetuando-se casos de doença avançada, nos quais o efeito expansivo determina alguma das herniações intracranianas supracitadas, por exemplo, ou em possíveis complicações das mesmas, como por exemplo hemorragias, hidrocefalia por compressão/obstrução de alguma parte do sistema ventricular, dentre outras (Figura 3.13).

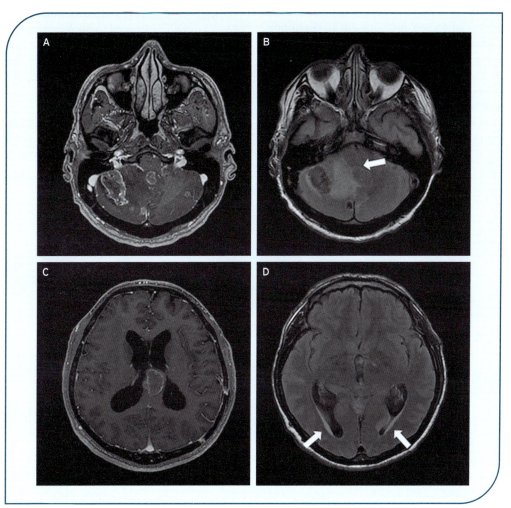

Figura 3.13. Paciente portador de metástases de adenocarcinoma mucinoso de cólon caracterizadas por múltiplas lesões com impregnação algo anelar pelo agente de contraste paramagnético predominando na fossa posterior na sequência axial T1 volumétrico pós-gadolínio (A e C), que apresenta conteúdo com baixo sinal na sequência FLAIR (B), cujo efeito de massa acompanhado de edema vasogênico no parênquima cerebral adjacente, determina colapso do IV ventrículo (seta branca em B). Existe ainda dilatação dos ventrículos laterais e do III ventrículo (C e D), com sinais de transudação liquórica transependimária ao redor dos cornos occipitais dos ventrículos laterais na sequência FLAIR, configurando hidrocefalia supratentorial (setas brancas em D). (Fonte: Acervo da autoria.)

Pacientes em pós-operatório neurocirúrgico

Com os avanços recentes da neurocirurgia, o acompanhamento por imagem do pós-operatório neurocirúrgico tem apresentando exponencial crescimento na neurorradiologia. As indicações destes exames variam desde a avaliação do ato cirúrgico em si, como por exemplo o grau de ressecção do tumor abordado, de possíveis complicações decorrentes do mesmo, tais como hemorragias, infartos, infecções (Figura 3.12), dentre outras, até a avaliação da colocação de dispositivos tais como cânulas de derivação liquórica ou eletrodos de neuroestimulação profunda.

Dentre as complicações decorrentes de procedimentos neurocirúrgicos, destacamos a hemorragia cerebelar remota, que ocorre mais comumente em pacientes entre 30 e 60 anos, após craniotomia frontal ou fronto-temporal, principalmente em cirurgias onde ocorre abertura de cisternas ou do sistema ventricular (Figura 3.14). A fisiopatologia desta complicação ainda não é totalmente compreendida, entretanto postula-se que ocorram alterações da pressão intracraniana durante o procedimento neurocirúrgico, que determinam rebaixamento do cerebelo, com consequente oclusão transitória de veias tributárias dos seios venosos, com posterior infarto venoso.

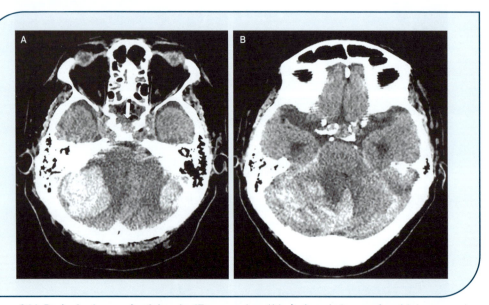

Figura 3.14. Paciente do sexo feminino de 47 anos submetida à cirurgia transesfenoidal, apresentou quadro de cefaleia súbita no pós-operatório seguida de ataxia e posterior rebaixamento do nível de consciência. As duas imagens de TC sem contraste (A e B) evidenciam sinais de hemorragia subaracnoide nos sulcos entre as folia cerebelares, bem como hemorragias intraparenquimatosas bilaterais, achados compatíveis com hemorragia cerebelar remota. A seta em A mostra descontinuidade do assoalho selar com material de inclusão cirúrgica para fechamento da falha óssea, na tentativa de evitar fístula liquórica. (Fonte: Acervo da autoria.)

Bibliografia consultada

- Castillo M. Neuroradiology Companion. Philadelphia: Lippincott Williams & Wilkins; 2012.
- Claasen J, Bernardini GL, Kreiter K et al. Effect of cisternal and ventricular blood on risk of delayed cerebral ischemia after subarachnoid hemorrhage, the Fisher Scale revisited. Stroke 2001;32:2012-2020.
- Huang BY, Castilho M. Hypoxic-Ischemic Brain Injury: Imaging Findings from Birth to Adulthood. RadioGraphics. 2008;28:417-439.
- Knauth M, Hähnel S. Inflammatory Diseases of the Brain. Leipzig: Springer Science & Business Media; 2009.
- Lev MH, Farkas J, Gemmete JJ, Hossain ST, Hunter GJ, Koroshetz WJ, et al. Acute Stroke: Improved Nonenhanced CT Detection—Benefits of Soft-Copy Interpretation by Using Variable Window Width and Center Level Settings. Radiology. 1999;213(1):150.
- Marder CP, Narla V, Fink JR, Fink KRT. Subarachnoid hemorrhage: beyond aneurysms. AJR Am J Roentgenol. 2013;202(1):25-37.
- Naidich TP, Castilho M, Cha S, et al. Imaging of the Brain, 1. ed. Philadelphia: Saunders; 2012.
- Osborn AG, Digre KB. Imaging in Neurology, 1. ed. New York: Elsevier; 2016.
- Osborn AG. Osborn's Brain – Imaging, Pathology, and Anatomy, 1. ed. Salt Lake City: Amirsys; 2013.
- Pressman BD, Tourje EJ, Thompson JR. An early CT sign of ischemic infarction: increased density in a cerebral artery. AJR Am J Roentgenol. 1987;149(3):583-6.
- Rocha JR, Vedolin L, Mendonça RA. Encéfalo. 1. ed. Rio de Janeiro: Elsevier; 2012.
- Shih RY, Koeller KK, Bacterial, Fungal, and Parasitic Infections of the Central Nervous System: Radiologic-Pathologic Correlation and Historical Perspectives. RadioGraphics. 2015;35:1141-1169.
- Signore A, Quintero AM. Diagnostic Imaging of Infections and Inflammatory Diseases. New Jersey: John Wiley & Sons; 2013.
- Smirniotopoulos JG, Murphy FM, Rushing EJ, et al. From the Archives of the AFIP – Patterns of Contrast Enhancement in the Brain and Meninges. RadioGraphics. 2007;27:525-551.
- Srinivasan A, Goyal M, Azri AlF, Lum C. State-of-the-art imaging of acute stroke. RadioGraphics. 2006;26:S75-95.
- Tomandl BF, Klotz E, Handschu R, Stemper B, Reinhardt F, Huk WJ, et al. Comprehensive imaging of ischemic stroke with multisection CT. RadioGraphics. 2013;23:565-92.

4

Trombólise no Acidente Vascular Encefálico Isquêmico

Talita M. Sansoni | Viviane Cordeiro Veiga

A trombólise, terapia fibrinolítica endovenosa, é um dos principais recursos de reperfusão precoce no tratamento agudo do acidente vascular isquêmico (AVCi); o uso de alteplase ou de ativador do plasminogênio tecidual recombinante (rtPA), realizado entre 3 e 4,5 horas do início dos sintomas nos pacientes elegíveis, apresenta indiscutível impacto na melhora neurológica nas primeiras 24 horas após insulto isquêmico como também nos desfechos clínicos tardios, reduzindo os danos à incapacidade mínima ou a nenhuma. Entretanto, sua adequada indicação, em tempo hábil, com rigorosos critérios de inclusão e exclusão, precedida da análise de imagem radiológica, minimiza o risco de complicação hemorrágica (principalmente intraparenquimatosa) e a progressão das lesões secundárias (da área de penumbra, tecido em risco, porém recuperável), além de otimizar desfechos funcionais.[1-3]

Indicação

A trombólise está indicada em toda isquemia cerebral aguda atendida dentro do tempo-limite, nos indivíduos maiores de 18 anos, com diagnóstico clínico de AVCi e persistência dos sintomas iniciados há menos de 4,5 horas, na ausência de hemorragia documentada na tomografia computadorizada (TC) ou na ressonância nuclear magnética (RNM) de crânio sem contraste.[2,4-8] O tratamento fibrinolítico com rtPA perde eficácia progressivamente, como comprovam os resultados comparativos entre a trombólise iniciada na 1ª hora e nas horas seguintes. Idealmente, deve ser iniciado nos primeiros 60 minutos de admissão hospitalar.[2,4-6] Na prática clínica, o fornecimento de explicações aos pacientes e familiares geralmente é iniciado em paralelo com o exame médico e demais exames para evitar um atraso no início da trombólise intravenosa, preconizando a sua compreensão rápida e precisa pelos envolvidos.[9]

Critérios de exclusão

As diretrizes mais recentes da American Heart Association e da American Stroke Association (AHA/ASA) sugerem os seguintes critérios de exclusão (Quadro 4.1):[2]

QUADRO 4.1	CRITÉRIOS DE EXCLUSÃO

Absolutos

Idade > 80 anos

História prévia de AVC e diabetes

AVC grave (pontuação NIHSS > 25)

Traumatismo craniano nos últimos 3 meses

Sintomas sugestivos de hemorragia subaracnóidea

Punção arterial em local não compressível nos últimos 7 dias

História prévia de hemorragia intracraniana

Neoplasia intracraniana, malformação arteriovenosa ou aneurisma

Cirurgia intracraniana ou medular recente

Hemorragia interna ativa

Contagem de plaquetas < 100.000/mm^3

Uso de heparina nas últimas 48 horas, com TTPa elevado

Uso atual de anticoagulante oral independentemente do INR

Uso atual de inibidores diretos da trombina/inibidores fator Xa

Glicemia < 50 mg/dL

Acometimento ≥ 1/3 território de (ACM)

Pressão arterial sistólica > 185 mmHg ou diastólica > 110 mmHg

Relativos*

Gestação

Sintomas com rápida melhora

Cirurgia de grande porte ou trauma nos últimos 14 dias

Crise convulsiva ao início do quadro com pós-ictal residual

Infarto agudo do miocárdio recente (< 3 meses)

Sangramento gastrointestinal ou urinário nos últimos 21 dias

* Riscos e benefícios devem ser individualmente considerados.

ACM: artéria cerebral média; AVC: acidente vascular cerebral; NIHSS: National Institute of Health Stroke Scale; TTPa: tempo de tromboplastina parcial ativada.

Fonte: Desenvolvido pela autoria.

Terapia de reperfusão endovenosa

Trombólise por alteplase (rtPA)

Entre 15% e 25% dos casos, as áreas de isquemia são menores do que 15 mm, comprometendo lacunas isquêmicas, geralmente localizadas nos gânglios da base, do tálamo, da cápsula interna e da ponte. São originárias da oclusão de uma artéria perfurante, causada por microateromas e lipo-hialinose.[10-12] Associam-se habitualmente à hipertensão arterial e ao diabetes *mellitus*. Algumas síndromes clínicas levantam a hipótese diagnóstica de lacuna:

- Hemiplegia/hemiparesia motora pura
- hemiparesia atáxica
- disartria/incoordenação da mão
- hemi-hipoestesia
- hemiparesia/hemi-hipostesia, sem sinais de lesão cortical

Nos casos de oclusão de ramos arteriais distais, lacunares, de gravidade moderada, existe uma propensão à reperfusão eficaz sob ação da terapia fibrinolítica endovenosa; no entanto, a resposta é menos satisfatória na oclusão proximal de grandes troncos arteriais, não há recanalização efetiva, culminando em alta morbimortalidade;[2] para uma terapia de reperfusão endovenosa mais segura e com melhores desfechos, sugere-se o cuidado em centros especializados (*stroke units*) com protocolos interdisciplinares bem estabelecidos para intervenção aguda, monitoramento e reabilitação.[13,14]

A administração de rtPA preconizada é a infusão da dose-padrão de 0,9 mg/kg (dose máxima de 90 mg) durante 60 minutos sendo 10% administrados em bólus durante 1 minuto;[2,10] as avaliações neurológicas seriadas (*neurocheck*), a cada 15 minutos durante a infusão, depois a cada 30 minutos durante as 6 horas seguintes e, então, de hora em hora até 24 horas após o tratamento; o controle pressórico arterial deve ser realizado a cada 15 minutos nas primeiras 2 horas e, poste-riormente, a cada 30 minutos para as 6 horas seguintes e, então, a cada hora até 24 horas após o tratamento; manter PAS < 180 mmHg e PAD < 105 mmHg; postergar a colocação de dispositivos como tubos, sondas, cateteres, se não forem imprescindíveis; e, por fim, repetir a tomografia computadorizada (TC) de controle em 24 horas, antes do início de anticoagulantes ou antiplaquetários. Nenhuma terapia antiplaquetária ou anticoagulante deve ser administrada por 24 horas após o rtPA; porém, após esse período, inicia-se a antiagregação plaquetária (ligeiro incremento prognóstico em fase aguda).[2,3,9]

Diante de qualquer manifestação clínica sugestiva de sangramento em sistema nervoso central (SNC), como cefaleia intensa, hipertensão arterial aguda e/ou persistente, náusea ou vômito, rebaixamento do nível de consciência, deve-se interromper a infusão (se rtPA estiver sendo administrado) e realizar nova TC para controle. Estima-se que o angioedema ocorra entre 1% e 5% dos pacientes que recebem rtPA, geralmente leve, transitório e contralateral ao hemisfério isquêmico. Sugere-se uso empírico de corticosteroide e/ou anti-histamínico. Cerca de 6% dos pacientes apresentam hemorragia intracerebral associada à piora precoce e metade desses pacientes tem seu desfecho clínico alterado.[2,3,9]

Trombólise por tecneplase

Para pacientes com AVCi agudo de < 4,5 horas de duração e com oclusão documentada de grandes vasos (artéria carótida interna, artéria cerebral média proximal e segmentos M1 ou M2 e/ou artérias basilares), que são candidatos à trombectomia mecânica e para os quais a trombólise intravenosa é considerada antes da trombectomia, cogita-se trombólise intravenosa com tenecteplase sobre rtPA (nível de evidência IIb). A tenecteplase, 0,4 mg/kg em bólus, não foi superior ao alteplase quanto ao desfecho funcional e mostrou um perfil de segurança semelhante.[2]

Terapia de reperfusão endoarterial

A trombólise intra-arterial pode ser iniciada na janela terapêutica ampliada para 6 horas do início do AVCi nos casos de comprometimento da circulação anterior e para 12 a 24 horas naqueles cuja circulação posterior foi acometida; os pacientes são cuidadosamente selecionados quando portadores de contraindicações ao uso de rtPA endovenosa (seja por riscos hemorrágicos sistêmicos, seja por tempo superior ao limite preconizado) (nível de evidência IIb). As intervenções vasculares percutâneas usam uma abordagem intra-arterial química, mecânica, ou a associação de ambos para ruptura e/ou remoção do trombo (trombectomia).[2,5,6,15,16]

Trombectomia mecânica

A trombectomia mecânica endovascular é um procedimento no qual há inserção de um cateter na artéria femoral, guiada por fluoroscopia, visando acessar a circulação cerebral anterior através da artéria carótida interna, ou a circulação posterior através das artérias vertebral e basilar. O contraste é injetado e o local da oclusão aparece como uma interrupção acentuada de fluxo. As técnicas utilizadas para restabelecer o fluxo através de um segmento ocluído evoluíram desde a simples injeção de rtPA recombinante intra-arterial para dissolver localmente um trombo oclusivo, até a introdução de cateteres de sucção em que é aplicada pressão negativa proximal ao trombo para aspirá-lo.[15,17]

O maior benefício da trombectomia mecânica dá-se nos pacientes com oclusões de grandes vasos proximais da circulação anterior (tronco de artéria cerebral média e carótida interna), que, por sua vez, não respondem ao rtPA endovenoso;[4-8] todos esses pacientes dentro de 6 horas do início com déficits funcionais significativos e aqueles selecionados para intervenção em janela tardia (> 6 até 24 horas) definida por imagem para confirmar a probabilidade de tecido recuperável em risco e um pequeno infarto central estabelecido.[17,18]

Pode aumentar a chance de sobrevida com bom resultado funcional sem aumentar o risco de hemorragia intracerebral ou morte. Entretanto, é importante salientar que não há evidências de superioridade das intervenções vasculares percutâneas sobre o tratamento trombolítico intravenoso em relação ao resultado funcional.[15-17] Qualquer causa de atraso na trombectomia mecânica, incluindo a observação de uma resposta clínica após rtPA IV, deve ser evitada, a elegibilidade deve ser definida e iniciada imediatamente, enquanto o controle pressórico arterial é ajustado após o início da rtPA endovenosa.[9] A trombectomia mecânica com *stent retrievers* é recomendada sobre a fibrinólise intra-arterial como terapia de 1ª linha (nível de evidência Ia).[2]

Entre as vantagens da abordagem intra-arterial, há maior concentração de agente lítico entregue ao coágulo-alvo, menor exposição sistêmica ao fármaco e maiores taxas de recanalização nos casos de oclusão de grandes artérias que, em sua maioria, provém de doença ateromatosa, com formação de trombo sobre um sítio de estenose. Nessa situação, o procedimento endoarterial pode ser complementado por uma angioplastia, que, no mesmo ato, trata a doença arterial de base e reduz o risco de nova oclusão. As desvantagens incluem tempo adicional necessário para iniciar a terapia, disponibilidade apenas em centros especializados e manipulação mecânica dentro de vasos potencialmente lesados.[15-19]

Particularidades

AVCi grave

Definido clinicamente (p. ex., pontuação NIHSS > 25), ou com TC ou outra imagem cerebral antes da trombólise endovenosa, por exemplo. Infarto visível em mais de um terço do território da artéria cerebral média

Wake-up stroke

A hora de início dos sintomas é aquela em que o paciente foi considerado normal pela última vez; nas demais situações, são considerados casos de *wake-up stroke* os pacientes com AVC agudo com tempo de início desconhecido e, nesse caso, após verificação do Alberta Stroke Program Early CT Score (ASPECTS) na TC e do *mismatch* difusão-perfusão na RNM, o uso da rtPA intravenoso obteve resultado funcional significativamente melhor, porém numericamente maior em hemorragias intracranianas do que o placebo em 90 dias; sugere-se individualizar avaliação e considerar trombectomia mecânica.[2,20,21]

Ataque isquêmico transitório (AIT)

Considera-se ataque isquêmico transitório (AIT) todo déficit neurológico focal transitório sem área de isquemia detectada em neuroimagem. De comportamento falsamente benigno: em torno de 10% a 15% dos pacientes que apresentam um AIT terão um AVC no espaço de 90 dias; metade deles, nas primeiras 48 horas. Assim, os pacientes com manifestações clínicas rapidamente reversíveis também constituem uma urgência absoluta e devem receber o mesmo tipo de tratamento proposto para o AVCi constituído; em especial, um estudo das artérias cervicocranianas para identificação de sítios de estenose que possam ser rapidamente corrigidos por técnica endoarterial ou cirúrgica.[11,22]

AVCi cardioembólico

Representa 20% dos casos de AVCi, sua incidência aumenta com a idade e tem a fibrilação atrial (FA) como o maior fator de risco. O diagnóstico depende da identificação de fonte cardíaca de êmbolo e da ausência de outras causas potenciais de isquemia cerebral. Na presença de arritmia cardíaca, deve ser também considerada a indicação de anticoagulação sistêmica e, concomitante à trombólise, seu uso precoce aumenta significativamente o risco de conversão hemorrágica; logo, preconiza-se o intervalo mínimo de 15 dias até seu início. As situações de alto risco de reembolização, como trombo intracardíaco comprovado, devem ser avaliadas caso a caso, levando-se em conta a extensão da área infartada para definir risco/benefício da anticoagulação precoce. A mesma consideração é válida para as síndromes de hipercoagulabilidade, por alterações primárias da trombofilia.[2]

Mecanismos fisiopatológicos e implicações

A oclusão aguda prolongada de um tronco arterial causa um comprometimento isquêmico heterogêneo em seu território de irrigação. Aporte por colaterais pode preservar parcialmente o fluxo sanguíneo. Em princípio, um fluxo inferior a 10 mL/100 g de tecido/minuto provoca rápida depleção do trifosfato de adenosina (TPA) intracelular, paralisa o transporte ativo de íons através da membrana celular; em consequência, há morte celular rápida, acompanhada de difusão passiva de íons e água para o interior da célula, resultando em edema citotóxico.[22]

As zonas de perfusão marginal, com fluxo entre 10 mL e 25 mL/100 g de tecido/min, a assim chamada "zona de penumbra" pode permanecer viável durante muitas horas. A isquemia também provoca perda de autorregulação e quebra da barreira hematoencefálica, que acontecem entre 4 e 6 horas após o infarto: o inchaço decorrente dessas alterações atinge seu pico entre 3 e 5 dias e pode exercer grande efeito de massa, na dependência da extensão da área infartada. Nas horas seguintes ao infarto, a ativação de citoquinas causa uma reação inflamatória, que, por sua vez, compromete a microcirculação e agride a área de penumbra, que é secundariamente destruída. Nos dias subsequentes, existe reperfusão do tecido isquêmico, seja por recanalização dos vasos ocluídos, seja por colaterais – como a barreira hematoencefálica está comprometida, pode haver extravasamento de sangue pelas paredes alteradas dos capilares e sangramento de intensidade variável, a chamada "transformação hemorrágica da isquemia". Essa complicação atinge 5% dos pacientes, prevalece no cardioembolismo e após trombólise.[11,18,22]

Em síntese, na dependência do afluxo de sangue por colaterais, sejam leptomeníngeas, sejam comunicantes cerebrais, constitui-se a zona de penumbra, que é o alvo do tratamento agudo de desobstrução arterial. Assim, a extensão desta zona de penumbra difere individualmente: a área irreversivelmente comprometida e a área em sofrimento, mas ainda recuperável, variam de caso a caso, durante um período variável. Sendo as implicações práticas:

- Regiões cuja perfusão esteja próxima de zero sofrem dano irreversível em poucos minutos e não têm recuperação, mesmo se houver desobstrução arterial precoce; nestas áreas, a restauração do fluxo sanguíneo acarreta alto risco de edema e hemorragia;
- Regiões cuja perfusão mantenha-se acima do valor crítico podem ser resgatadas, às vezes muitas horas após o início do quadro.

Estudos por neuroimagem com técnica de perfusão e difusão podem hoje definir a zona de hipoperfusão – o que ainda pode ser salvo, independentemente do tempo de instalação.[7,8] Esse dado possibilitaria, dentro de um centro de alta complexidade, um protocolo de tratamento trombolítico em função de critérios fisiopatológicos, aferidos pela imagem – e não simplesmente por critérios rígidos de tempo.

Na fase hiperaguda do AVCi, o aumento da pressão arterial melhora a perfusão na área de penumbra e restringe o dano isquêmico; após constituída a área de infarto, a hipertensão arterial é um fator agravante do edema. Assim, estima-se que, entre 24 e 48 horas após o *ictus*, possa ser gradualmente introduzido o tratamento hipotensor, sob estrita observação do quadro clínico. Por sua vez, nas áreas definitivamente infartadas, sem autorregulação, o aumento da pressão arterial e, consequentemente, da perfusão tecidual apenas representa um risco maior de edema e hemorragia. Em princípio, as áreas de fluxo próximo de zero, nas quais a destruição tecidual e o edema citotóxico são precoces, são as mais suscetíveis ao extravasamento de sangue, em razão do grande dano na parede dos vasos.[22]

Muitas substâncias têm sido experimentadas com o intuito de reduzir a cascata isquêmica, diminuindo os fenômenos inflamatórios secundários – apesar de, nos vários estudos em andamento, nenhuma delas tenha eficácia comprovada até o presente.[2] Também estão contraindicados hemodiluição, vasodilatadores e corticosteroides.[2] A prevenção do edema segue as normas habituais: controle da pressão parcial de CO_2; da glicemia; e dos eletrólitos. Nenhuma medicação é eficaz e, em casos extremos, discute-se a indicação de cirurgia descompressiva (indivíduos com infarto hemisférico tratados em até 48 horas da instalação do AVCi têm desfecho favorável com redução de mortalidade e recuperação funcional).[2,22]

Pontos-chave

Interromper a progressão da lesão secundária gerada pelo AVC isquêmico implica intervenção precoce. A avaliação rápida e precisa dos pacientes com AVCi deve determinar sua elegibilidade para trombólise intravenosa urgente e/ou trombectomia visando melhores desfechos funcionais e de mortalidade; o tipo e o mecanismo do acidente vascular cerebral determinarão a possibilidade das terapias agudas e preventivas ideais.[11,18,22]

Referências

1. Ingall TJ, O'Fallon WM, Asplund K, Goldfrank LR, Hertzberg VS, Louis TA, et al. Findings from the reanalysis of the NINDS tissue plasminogen activator for acute ischemic stroke treatment trial. Stroke. 2004;35(10):2418-24.

2. Powers WJ, Rabinstein AA, Ackerson T, Adeoye OM, Bambakidis NC, Becker K, et al. Guidelines for the early management of patients with acute ischemic stroke: 2019 update to the 2018 guidelines for the early management of acute ischemic stroke a guideline for healthcare professionals from the American Heart Association/ American Stroke A. Stroke. 2019;50:344-418.

3. Berge E, Whiteley W, Audebert H, Marchis GM De, Fonseca AC, Padiglioni C, et al. European Stroke Organisation (ESO) guidelines on intravenous thrombolysis for acute ischaemic stroke. European Stroke Journal. 2021;6(1):I-LXII.

4. Berge E, Whiteley W, Audebert H, Marchis GM De, Fonseca AC, Padiglioni C, et al. Guidelines for intravenous thrombolysis (Recombinant tissue-type plasminogen activator), the third edition, march 2019: A guideline from the Japan stroke society. Stroke. 1. ed. 2019;5(5):E204-17. Disponível em: https://doi.org/10.1016/j.amjmed.2021.07.027.

5. Wardlaw JM, Murray V, Berge E, del Zoppo GJ. Thrombolysis for acute ischaemic stroke. Cochrane Database Syst Rev. 2014;2014(7).

6. Wardlaw JM, Koumellis P, Liu M. Thrombolysis (different doses, routes of administration and agents) for acute ischaemic stroke. Cochrane Database Syst Rev. 2013;2013(5).

7. Health O, Assessment T. Automated CT perfusion imaging to aid in the selection of patients with acute ischemic stroke for mechanical thrombectomy: A health technology assessment. Ont Health Technol Assess Ser. 2020;20(13):1-87.

8. Albers GW, Thijs VN, Wechsler L, Kemp S, Schlaug G, Skalabrin E, et al. Magnetic resonance imaging profiles predict clinical response to early reperfusion: The diffusion and perfusion imaging evaluation for understanding stroke evolution (DEFUSE) study. Ann Neurol. 2006;60(5):508-17.

9. Toyoda K, Koga M, Iguchi Y, Itabashi R, Inoue M, Okada Y, et al. Guidelines for intravenous thrombolysis (Recombinant tissue-type plasminogen activator), the third edition, march 2019: A guideline from the Japan stroke society. Neurol Med Chir (Tokyo). 2019;59(12):449-91.

10. Zhou Z, Delcourt C, Xia C, Yoshimura S, Carcel C, Torii-Yoshimura T, et al. Low-dose vs standard-dose alteplase in acute lacunar ischemic stroke: the ENCHANTED trial. Neurology. 2021;96(11):e1512-26.

11. Kaste M. Thrombolytic therapy in stroke. 11/07/2022 1643 Disponível em: https://emedicine.medscape.com/article/1160840. 1995;111(20):1907-9.

12. Agranoff AB. Lacunar stroke: overview of lacunes, classification of ischemic strokes, formation of lacunes. [2022 Jul.] Disponível em: https://emedicine.medscape.com/article/322992-overview.

13. Rodgers ML, Fox E, Abdclhak T, Franker LM, Johnson BJ, Kirchner-Sullivan C, et al. Care of the patient with acute ischemic stroke (endovascular/intensive care unit-postinterventional therapy): Update to 2009 comprehensive nursing care scientific statement: A Scientific Statement from the American Heart Association. Stroke. 2021;(May):E198-210.

14. Langhorne P, Ramachandra S. Organised inpatient (stroke unit) care for stroke: network meta-analysis. Cochrane Database Syst Rev. 2020;2020(4).

15. Roaldsen MB, Jusufovic M, Lindekleiv H. Cochrane review on endovascular thrombectomy and intra-arterial interventions for acute ischemic stroke. Stroke. 2022;53(5):E193-4.

16. Lindekleiv H, Bruins Slot KMH, Wardlaw JM, Berge E. Percutaneous vascular interventions versus intravenous thrombolytic treatment for acute ischemic stroke. Stroke. 2019;50(5):E119-20.

17. Martins SO, Mont'Alverne F, Rebello LC, Abud DG, Silva GS, Lima FO, et al. Thrombectomy for stroke in the public health care system of Brazil. N Engl J Med. 2020;382(24):2316-26.

18. Feske SK. Ischemic stroke. Am J Med. 2021;134(12):1457-64. Disponível em: https://doi.org/10.1016/j.amjmed.2021.07.027.

19. Ganesh A, Fraser JF, Gordon Perue GL, Amin-Hanjani S, Leslie-Mazwi TM, Greenberg SM, et al. Endovascular treatment and thrombolysis for acute ischemic stroke in patients with premorbid disability or dementia: A scientific statement from the American Heart Association/American Stroke Association. Stroke. 2022;53(5):E204-17.

20. Aschman TAD, Audebert HJ, Nitschmann S. [MRI-guided thrombolysis for stroke : Efficacy and safety of MRI-based thrombolysis in wake-up stroke (WAKE-UP) trial]. Internist (Berl). 2019;60(4):420-3. [2022 Jul.] Disponível em: https://pubmed.ncbi.nlm.nih.gov/30623193/.

21. Silver B, Arnold M. Implications of the WAKE-UP trial. Stroke. 2018;49(12):3115-7. [2022 Jul.] Disponível em: https://www.ahajournals.org/doi/abs/10.1161/STROKEAHA.118.022436.

22. Campbell BCV, De Silva DA, Macleod MR, Coutts SB, Schwamm LH, Davis SM, et al. Ischaemic stroke. Nat Rev Dis Prim. 2019;5(1). Disponível em: http://dx.doi.org/10.1038/s41572-019-0118-8.

Trombectomia Mecânica no Acidente Vascular Cerebral Isquêmico

Jamary Oliveira Filho | Roberta Muriel Longo Roepke

O tratamento do acidente vascular cerebral isquêmico (AVCi) sofreu uma revolução na segunda metade desta década. Depois dos ensaios clínicos positivos de trombólise intravenosa e craniectomia descompressiva da década de 1990, diversos estudos negativos de novos agentes trombolíticos e trombólise intra-arterial de resgate se seguiram. Finalmente, a partir de 2014 nada menos do que oito ensaios clínicos multicêntricos demonstraram inequivocamente que a trombectomia mecânica tem um papel permanente entre as opções terapêuticas da fase aguda do AVCi. O resultado positivo desses ensaios clínicos decorreu principalmente da convergência de diversos avanços na tecnologia e na logística intra-hospitalar, do surgimento de novos dispositivos mais eficazes para trombectomia mecânica e da melhor seleção de pacientes candidatos ao tratamento. Para replicar esses novos estudos, os hospitais necessitam não apenas adquirir novas tecnologias, mas principalmente investir no gerenciamento de protocolos que tornem acessível esses tratamentos em tempo hábil para que sejam eficazes e seguros.

Neste capítulo, são discutidos os principais ensaios clínicos em trombectomia mecânica no AVCi, com um resumo das indicações atuais, além de tópicos na assistência pós-trombectomia e desafios logísticos para implementação da terapia endovascular no ambiente intra- e extra-hospitalar.

Principais ensaios clínicos em trombectomia

Ensaios clínicos das décadas de 1990 e 2000

Após a publicação do estudo NINDS, a trombólise intravenosa com o fator tecidual do plasminogênio ativado recombinante (rt-PA, da sigla em inglês) se tornou o primeiro tratamento de comprovada eficácia no AVCi agudo. Na época já se conhecia a eficácia reduzida do rt-PA para recanalizar vasos de grande calibre – cerca de 8% na carótida interna e 30% na artéria cerebral média proximal. Portanto, era lógico pensar que combinar a rapidez do rt-PA com a maior taxa de recanalização da trombectomia mecânica poderia estender o benefício do tratamento a mais pacientes.

No entanto, os ensaios clínicos desenhados na época apresentavam dificuldades logísticas: na maioria dos hospitais, não era possível identificar com acurácia quem apresentava ou não uma oclusão de vaso proximal (artéria basilar, carótida ou artéria cerebral média proximal). O resultado foi que mais da metade dos pacientes submetidos a trombólise intravenosa e que consentiam para a trombectomia mecânica de resgate não apresentava oclusões arteriais proximais visíveis na arteriografia inicial. Adicionalmente, a neurorradiologia intervencionista ainda era uma especialidade incipiente, com dispositivos disponíveis com baixas taxas de recanalização.

Apesar dessas limitações, o primeiro ensaio clínico positivo com trombólise intra-arterial foi publicado em 1999, o PROACT-2, que usou o trombolítico pró-uroquinase por via intra-arterial para atingir recanalização nas primeiras 6 horas do AVCi. Essa medicação nunca foi lançada no mercado mundial, mas impulsionou a área de neurorradiologia intervencionista para o desenvolvimento de tecnologias mais rápidas e eficazes no desfecho de recanalização.

Ensaios clínicos da década de 2010 – Primeiras 6 horas

O ano de 2015 foi especialmente produtivo para a área de neurologia vascular. Foram cinco ensaios clínicos randomizados publicados demonstrando o benefício da trombectomia mecânica nas primeiras 6 horas de início do AVCi.

O primeiro ensaio clínico foi o MR CLEAN, estudo multicêntrico holandês com 500 pacientes com oclusão arterial (carótida interna ou segmento proximal da artéria cerebral média – M1) confirmada por angiotomografia, em sua maioria previamente tratados com trombólise intravenosa, randomizados para trombectomia mecânica (> 80% com *stent retriever*, dispositivo no qual o *stent* é usado para resgatar o trombo ocluindo a artéria cerebral) ou para o melhor tratamento clínico. O risco relativo para obter melhor desfecho clínico na escala de Rankin modificada (mRS) foi de 1,67 (IC 95% = 1,21 a 2,60), com nú-

mero necessário para tratar (NNT) de 7 para atingir independência funcional em 90 dias. A taxa de letalidade e de hemorragia cerebral foi semelhante nos dois grupos.

O estudo ESCAPE randomizou 316 pacientes com oclusão de carótida interna ou segmento M1 para trombectomia mecânica com *stent* retriever ou para melhor tratamento clínico. A maioria dos pacientes foi tratada antes com trombólise intravenosa, mas aproximadamente 25% dos pacientes não receberam trombolítico por apresentarem contraindicações para trombólise intravenosa (p. ex., fora da janela de 4,5 horas ousob uso de anticoagulantes orais). O risco relativo para obter melhor desfecho clínico na escala mRs foi de 2,6 (IC 95% = 1,7 a 3,8), com número necessário para tratar (NNT) de 4 para atingir independência funcional em 90 dias.

Os estudos *Swift-Prime, Extend-IA* e *Revascat* usaram apenas o *stent retriever* Solitaire® no grupo de trombectomia mecânica. Nos dois primeiros estudos, apenas pacientes previamente submetidos à trombólise intravenosa foram recrutados. Nesses estudos, o NNT para atingir independência funcional variou de 3 a 6. Em uma metanálise reunindo 1.287 pacientes, a taxa de independência funcional em 90 dias foi maior no grupo de trombectomia mecânica em comparação com o grupo-controle (46% *versus* 27%, p < 0,001, NNT = 5), sem mudança na mortalidade ou na taxa de hemorragia cerebral.

No Brasil, o recém-publicado estudo RESILIENT também mostrou benefício da trombectomia mecânica no AVCi no âmbito do Sistema Único de Saúde (SUS).

Ensaios clínicos da década de 2010 – 6 a 24 horas

Em 2018, dois ensaios clínicos foram publicados usando trombectomia mecânica na janela estendida (> 6 horas do início dos sintomas). A principal diferença nesses estudos foi a incorporação de conhecimentos prévios de neuroimagem avançada para estimar a proporção de tecido cerebral ainda viável no momento da chegada do paciente ao hospital, permitindo substituir o relógio (tempo de início dos sintomas) pela biologia tecidual (pacientes com alta proporção de tecido cerebral ainda viável).

O estudo *Dawn* recrutou 206 pacientes entre 6 e 24 horas de início dos sintomas. Um *software* automático estimou o volume do tecido já infartado na ressonância nuclear magnética (RNM) na sequência de difusão ou tomografia (TC) de perfusão, enquanto a penumbra isquêmica (tecido ainda viável) foi estimada pela escala clínica do National Institute of Health (NIH). Em outras palavras, aqueles pacientes com muito déficit clínico (escala NIH elevada), pouco tecido cerebral infartado e uma oclusão arterial proximal (carótida interna ou M1) foram randomizados para trombectomia mecânica ou para tratamento clínico. Independência funcional em 90 dias foi mais frequente no grupo de trombectomia mecânica (49%) em comparação ao grupo de melhor tratamento clínico (13%), com NNT = 3, sem diferença na mortalidade ou na taxa de hemorragia cerebral entre os grupos.

O estudo *Defuse-3* também usou um *software* automatizado para selecionar pacientes na janela entre 6 e 16 horas de início dos sintomas. No entanto, em vez de usar uma escala clínica para estimar a proporção de penumbra isquêmica, o *software* automatizado estimou tanto o tecido infartado como a penumbra. Aqueles pacientes com tecido infartado < 70 mL e proporção entre tecido isquêmico e tecido infartado > 1,8 foram randomizados para trombectomia mecânica *versus* melhor tratamento clínico. Independência funcional ocorreu em 45% *versus* 17% dos pacientes submetidos à trombectomia *versus* melhor tratamento clínico. Houve uma tendência de menor mortalidade em pacientes submetidos à trombectomia mecânica (14% *versus* 26%), sem diferença na taxa de hemorragia cerebral.

Indicação de trombectomia

A terapia endovascular é indicada em pacientes com **oclusão arterial proximal na angiotomografia** (de circulação anterior – carótida interna, cerebral média segmento M1 e possivelmente M2; ou de circulação posterior – basilar, embora com menos evidência de estudos randomizados) em pacientes com **boa funcionalidade basal** (apenas pacientes mRS 0 e 1 foram incluídos nos estudos).

Considerando o resultado dos estudos mais recentes, os melhores resultados são obtidos quanto mais precoce a trombectomia for realizada, mas pacientes com área de penumbra podem ser elegíveis por até 24 horas após déficit. A indicação de trombectomia tem como base a janela de tempo de sintomas (quando paciente foi visto bem pela última vez):

- Em < 6 horas (janela precoce): pacientes com o escore Alberta Stroke Program Early CT (ASPECT) ≥ 6.
- Em 6 a 24 horas (janela estendida): em pacientes selecionados com base em neuroimagem avançada (tomografia computadorizada de perfusão ou RNM) e que tenham *mismatch* entre área isquêmica e infarto ou *mismatch* clínico.

Cenários específicos de indicação de trombectomia

- Indisponibilidade de neuroimagem avançada: o recente estudo observacional Clear não mostrou diferença de mRS em 90 dias entre pacientes submetidos à trombectomia selecionados por tomografia computadorizada (TC) sem contraste (escore Aspect) comparados com aqueles selecionados por neuroimagem avançada (TC de perfusão ou RNM), mostrando potencial de ampliar a indicação de trombectomia em janela estendida com base em método de imagem mais simples e amplamente disponível.
- Pacientes com grandes áreas isquêmicas (escore Aspect < 6): um recente estudo

randomizado de trombectomia *versus* tratamento-padrão em pacientes com escore Aspect 3 a 5 mostrou melhora de desfechos funcionais mRS 0 a 3 em 90 dias, mas maior taxa de hemorragia intracraniana, embora sem diferença significativa de hemorragias sintomáticas. Atualmente, ASPECT ≥ 6 permanece o critério-padrão de indicação de terapia endovascular, devendo ser individualizada em pacientes com grandes áreas isquêmicas.

- Circulação posterior: embora neste cenário existam poucos estudos randomizados, estudos observacionais e dados de registros mostram melhora de desfechos funcionais com terapia endovascular, apesar de ainda persistir a alta mortalidade. Também é proposta uma análise com base no escore Aspect específico para circulação posterior (pc-Aspects), onde pc-Aspects ≥ 5 pode se beneficiar de trombectomia. As altas morbidade e mortalidade associadas à oclusão de artéria basilar podem basear a indicação de trombectomia em janela de até 24 horas, eventualmente também com auxílio de neuroimagem avançada.

- Trombectomia com ou sem trombólise: recentemente tem sido investigada a não inferioridade ou superioridade de trombectomia isolada comparada com trombectomia + trombólise, com resultados conflitantes. Novos estudos devem avaliar se existem subgrupos de pacientes que se beneficiam de trombectomia isolada, mas no momento a trombólise intravenosa contínua a ser a terapia-padrão em pacientes que se apresentam dentro da janela estudada.

- Trombólise intrarterial após trombectomia: considerando a possibilidade de microtrombos residuais, tem sido estudada a trombólise intrarterial após trombectomia efetiva.

Um pequeno estudo randomizado mostrou melhores desfechos funcionais sem aumento de sangramento, mas esses achados precisam ser replicados em maior escala.

Assistência pós-trombectomia

Os pacientes submetidos à trombectomia mecânica tipicamente são cuidados em unidades de AVC ou unidades de terapia intensiva (UTI). Unidades de AVC reduzem a mortalidade, a incapacidade e o tempo de internação do paciente com AVC. Por esse motivo, têm sido adotadas em diversos países como modelo assistencial em centros integrados de tratamento ao AVC. Os elementos essenciais dessas unidades são a integração ao sistema extra-hospitalar de transporte, permitindo a pré-notificação dos casos candidatos à trombólise e à trombectomia; a presença de protocolos assistenciais padronizados de controle de glicemia, temperatura e pressão arterial no período pré, intra e pós-terapia de reperfusão; e a presença de protocolos de triagem para disfagia, fonoterapia e mobilização precoce do serviço de fisioterapia.

Manejo hemodinâmico

Em pacientes candidatos à trombólise e/ou à terapia endovascular, a meta de pressão arterial é de até < 185/ < 110 mmHg. Após trombólise, a maioria dos *guidelines* recomenda < 180/ < 105 mmHg. Após trombectomia com sucesso, alvos mais estritos de PAS < 160 mmHg podem ser praticados.

Para aqueles não submetidos à trombólise, um controle mais liberal é recomendado, visando preservação do tecido cerebral isquêmico (< 220/ < 120 mmHg).

Hipotensão deve ser evitada agressivamente.

Controle glicêmico

A hiperglicemia aumenta as taxas de transformação hemorrágica e o volume final do infarto. No entanto, a hipoglicemia pode ser mais danosa do que a hiperglicemia para

Capítulo 5 — Trombectomia Mecânica no Acidente Vascular Cerebral Isquêmico

o tecido cerebral isquêmico. Não houve benefício de um controle intensivo de glicemia (meta entre 80 e 110 mg/dL) em dois estudos, com risco aumentado de hipoglicemia sintomática. Por esse motivo, as diretrizes têm recomendado manter a glicemia entre 80 e 180 mg/dL.

Controle de temperatura

A hipertermia aumenta o metabolismo cerebral e está associada a aumento da mortalidade e do volume do infarto. No entanto, a indução de hipotermia não tem benefício comprovado. Em um estudo, o controle da temperatura foi benéfico apenas para pacientes admitidos com temperatura timpânica > 37 ºC. Por esse motivo, recomenda-se tratar temperatura > 38 ºC, com antitérmicos e, se falência, com resfriamento ativo.

Desafios logísticos para implantação de terapia endovascular

Os ensaios clínicos publicados demonstram claramente o benefício da trombectomia mecânica em pacientes com oclusões arteriais proximais intracranianas em até 24 horas de início dos sintomas. Essa janela estendida não significa que temos 24 horas para tratar todos os pacientes. Quanto mais cedo na história natural do AVCi, melhores as chances de o paciente ser candidato ao tratamento e de se beneficiar deste. Portanto, um dos fatores mais importantes para o sucesso do tratamento é a logística extra e intra-hospitalar.

Na logística extra-hospitalar, a identificação do caso candidato à trombectomia mecânica deve ser imediata, pois o paciente deve ser transportado para um centro capacitado a oferecer o tratamento. Diversas escalas são disponíveis para auxiliar nessa identificação do caso suspeito. As primeiras escalas foram desenvolvidas para identificar casos suspeitos de AVCi, mas escalas como FAST-ED, CPSS, RACE e LMS foram desenvolvidas para identificar candidatos à trombectomia mecânica. A escala FAST-ED tem sido usada em alguns centros no Brasil com excelente acurácia (> 80%) com valores ≥ 4 (Tabela 5.1).

TABELA 5.1	ESCALA *FIELD ASSESSMENT STROKE TRIAGE FOR EMERGENCY DESTINATION* (FAST-ED)	
Assimetria facial		
Ausente		0
Presente		1
Fraqueza em membro superior		
Sem desvio		0
Queda ou algum esforço contra gravidade		1
Sem esforço contra gravidade ou sem movimento		2

Continua...

TABELA 5.1	ESCALA *FIELD ASSESSMENT STROKE TRIAGE FOR EMERGENCY DESTINATION* (FAST-ED) – CONTINUAÇÃO	
Alteração de fala		
Ausente		0
Leve a moderada		1
Grave, afasia global ou mutismo		2
Desvio ocular		
Ausente		0
Parcial		1
Desvio forçado		2
Extinção/Negligência		
Ausente		0
Extinção a estímulo simultâneo bilateral em apenas uma modalidade sensorial		1
Não reconhece a própria mão ou ou se direciona apenas para um lado do corpo		2

Fonte: Adaptada de Nogueira RG, Silva GS, Lima FO, *et al*. The FAST-ED App: a smartphone platform for the field triage of patients with stroke. Stroke. 2017;48:1278-84.

Na logística intra-hospitalar, os processos de identificação e triagem prioritária devem ser sistematizados para todos os profissionais de saúde e os de apoio administrativo. Metas de indicadores ajudam os times intra-hospitalares na avaliação das oportunidades de melhoria dos processos. Metas típicas de processo incluem tempo porta-atendimento médico < 10 minutos, porta-tomografia < 25 minutos, porta-trombolítico de 60 minutos e porta-trombectomia de 120 minutos. O compromisso com essas metas deve ser assumido tanto pelos times assistenciais (emergencista, neurologia, neurorradiologia intervencionista) como pelos diversos setores do hospital (emergência, laboratório, radiologia). Hospitais que querem oferecer a trombectomia mecânica no AVCi devem investir na disponibilização de neuroimagem avançada (angiotomografia e/ou RNM) nas 24 horas do dia, 7 dias por semana. Finalmente, nenhum tratamento de fase aguda do AVCi é completo sem uma cadeia de cuidados incluindo profilaxia secundária de eventos com base na etiologia do AVCi e na reabilitação pós-hospitalar com fonoterapia, fisioterapia e terapia ocupacional.

Comentários finais

A trombectomia mecânica é um dos tratamentos mais eficazes já demonstrados na medicina, com NNT de 3 a 6. Comparativamente, outros tratamentos são bem estabelecidos com NNT maiores como trombólise para infarto agudo do miocárdio com supra de ST (NNT = 43) ou uso de estatina para prevenção secundária de eventos vasculares (NNT=133). Esse grau de eficácia chama a atenção para dois fatos: a necessidade de implementação desse tratamento em larga escala; e o potencial de expandir o perfil de paciente candidato ao tratamento. Alguns trabalhos já conseguem demonstrar o benefício relativo da trombectomia mecânica em alguns pacientes que não se qualificariam para nenhum dos estudos anteriormente citados. Os avanços testados nos próximos ensaios clínicos juntamente com a organização do sistema de saúde tem o potencial de expandir a indicação desses procedimentos para uma quantidade enorme de vítimas de AVCi.

Bibliografia consultada

- Albers GW, Marks MP, Kemp S, et al. Thrombectomy for stroke at 6 to 16 hours with selection by perfusion imaging. N Engl J Med. 2018;378:708-18.
- Berkhemer OA, Fransen PS, Beumer D, et al. A randomized trial of intraarterial treatment for acute ischemic stroke. N Engl J Med. 2015;372:11-20.
- Bracard S, Ducrocq X, Mas JL, et al. Mechanical thrombectomy after intravenous alteplase versus alteplase alone after stroke (THRACE): a randomised controlled trial. Lancet Neurol. 2016;15:1138-47.
- Campbell BC, Mitchell PJ, Kleinig TJ, et al. Endovascular therapy for ischemic stroke with perfusion-imaging selection. N Engl J Med. 2015;372:1009-18.
- den Hertog HM, van der Worp HB, van Gemert HM, et al. The paracetamol (acetaminophen) in stroke (PAIS) trial: a multicentre, randomised, placebo-controlled, phase III trial. Lancet Neurol. 2009;8:434-40.
- Furlan A, Higashida R, Wechsler L, et al. Intra--arterial prourokinase for acute ischemic stroke. The PROACT II study: a randomized controlled trial. Prolyse in Acute Cerebral Thromboembolism. Jama. 1999;282:2003-11.
- Goyal M, Demchuk AM, Menon BK, et al. Randomized assessment of rapid endovascular treatment of ischemic stroke. N Engl J Med. 2015;372:1019-30.

- Goyal M, Menon BK, van Zwam WH, et al. Endovascular thrombectomy after large-vessel ischaemic stroke: a meta-analysis of individual patient data from five randomised trials. Lancet. 2016;387:1723-31.
- Gray CS, Hildreth AJ, Sandercock PA, et al. Glucose-potassium-insulin infusions in the management of post-stroke hyperglycaemia: the UK glucose insulin in stroke trial (GIST-UK). Lancet Neurol. 2007;6:397-406.
- Jadhav AP, Desai SM, Kenmuir CL, et al. Eligibility for endovascular trial enrollment in the 6- to 24-hour time window: Analysis of a single comprehensive Stroke Center. Stroke. 2018;49:1015-17.
- Johnston KC, Bruno A, Pauls Q, et al. Intensive vs standard treatment of hyperglycemia and functional outcome in patients with acute ischemic stroke: The SHINE randomized clinical trial. Jama. 2019;322:326-35.
- Jovin TG, Chamorro A, Cobo E, et al. Thrombectomy within 8 hours after symptom onset in ischemic stroke. N Engl J Med. 2015;372:2296-306.
- Khatri P, Neff J, Broderick JP, et al. Revascularization end points in stroke interventional trials: recanalization versus reperfusion in IMS-I. Stroke. 2005;36:2400-3.
- Khatri P, Yeatts SD, Mazighi M, et al. Time to angiographic reperfusion and clinical outcome after acute ischaemic stroke: an analysis of data from the Interventional Management of Stroke (IMS III) phase 3 trial. Lancet Neurol. 2014;13:567-74.
- Langhorne P, Fearon P, Ronning OM, et al. Stroke unit care benefits patients with intracerebral hemorrhage: systematic review and meta-analysis. Stroke. 2013;44:3044-9.
- Langhorne P, Lewsey JD, Jhund PS, et al. Estimating the impact of stroke unit care in a whole population: an epidemiological study using routine data. J Neurol Neurosurg Psychiatry. 2010;81:1301-5.
- Lapergue B, Blanc R, Gory B, et al. Effect of endovascular contact aspiration vs stent retriever on revascularization in patients with acute ischemic stroke and large vessel occlusion: The ASTER randomized clinical trial. Jama. 2017;318:443-52.
- LeCouffe NE, Kappelhof M, Treurniet KM, et al. A randomized trial of intravenous alteplase before endovascular treatment for stroke. N Engl J Med. 2021;385(20):1833-44. doi:10.1056/NEJMoa2107727.
- Martins SO, Mont'Alverne F, Rebello LC, et al. Thrombectomy for stroke in the public health care system of Brazil. N Engl J Med. 2020;382(24):2316-26. doi:10.1056/NEJMoa2000120

- Mokin M, Abou-Chebl A, Castonguay AC, et al. Real-world stent retriever thrombectomy for acute ischemic stroke beyond 6 hours of onset: analysis of the NASA and TRACK registries. J Neurointerv Surg. 2019;11:334-37.
- Nagel S, Herweh C, Pfaff JAR, et al. Simplified selection criteria for patients with longer or unknown time to treatment predict good outcome after mechanical thrombectomy. J Neurointerv Surg. 2019;11:559-62.
- National Institute of Neurological Dis and Stroke rt PA Stroke Study Group. Tissue plasminogen activator for acute ischemic stroke. N Engl J Med. 1995;333:1581-7.
- Nguyen TN, Abdalkader M, Nagel S, et al. Non-contrast computed tomography vs computed tomography perfusion or magnetic resonance imaging selection in late presentation of stroke with large-vessel occlusion [published correction appears in Jama Neurol. 2022;79(1):93]. Jama Neurol. 2022;79(1):22-31. doi:10.1001/jamaneurol.2021.4082.
- Nogueira RG, Jadhav AP, Haussen DC, et al. Thrombectomy 6 to 24 Hours after stroke with a mismatch between deficit and infarct. N Engl J Med. 2018;378:11-21.
- Nogueira RG, Silva GS, Lima FO, et al. The FAST-ED App: a smartphone platform for the field triage of patients with stroke. Stroke. 2017;48:1278-84.
- Pirson FAV, Boodt N, Brouwer J, et al. Endovascular treatment for posterior circulation stroke in routine clinical practice: results of the multicenter randomized clinical trial of endovascular treatment for acute ischemic stroke in the netherlands Registry. Stroke. 2022;53(3):758-68. doi:10.1161/STROKEAHA.121.034786.
- Powers WJ, Rabinstein AA, Ackerson T, et al. 2018 Guidelines for the early management of patients with acute ischemic stroke: a Guideline for Healthcare Professionals From the American Heart Association/American Stroke Association. Stroke 2018;49:e46-e110.
- Renú A, Millán M, San Román L, et al. Effect of intra-arterial alteplase vs placebo following successful thrombectomy on functional outcomes in patients with large vessel occlusion acute ischemic stroke: the CHOICE randomized clinical trial. Jama. 2022;327(9):826-35. doi:10.1001/jama.2022.1645.
- Sang H, Li F, Yuan J, et al. Values of baseline posterior circulation acute stroke prognosis early computed tomography score for treatment decision of acute basilar artery occlusion. Stroke. 2021;52(3):811-20. doi:10.1161/STROKEAHA.120.031371.
- Saver JL, Goyal M, Bonafe A, et al. Stent-retriever thrombectomy after intravenous t-PA vs. t-PA alone in stroke. N Engl J Med. 2015;372:2285-95.
- Suzuki K, Matsumaru Y, Takeuchi M, et al. Effect of mechanical thrombectomy without vs with intravenous thrombolysis on functional outcome among patients with acute ischemic stroke: the SKIP randomized clinical trial [published correction appears in JAMA. 2021 May 4;325(17):1795]. Jama. 2021;325(3):244-53. doi:10.1001/jama.2020.23522.
- Turk AS, Siddiqui AH, Mocco J. A comparison of direct aspiration versus stent retriever as a first approach (COMPASS): Protocol. J Neurointerv Surg. 2018;10:953-57.
- Turner M, Barber M, Dodds H, et al. The impact of stroke unit care on outcome in a Scottish stroke population, taking into account case mix and selection bias. J Neurol Neurosurg Psychiatry. 2015;86:314-8.
- Yang P, Zhang Y, Zhang L, et al. Endovascular thrombectomy with or without intravenous alteplase in acute stroke. N Engl J Med. 2020;382(21):1981-93. doi:10.1056/NEJMoa2001123.
- Yoshimura S, Sakai N, Yamagami H, et al. Endovascular therapy for acute stroke with a large ischemic region. N Engl J Med. 2022;386(14):1303-13. doi:10.1056/NEJMoa2118191.
- Zi W, Qiu Z, Li F, et al. Effect of endovascular treatment alone vs intravenous alteplase plus endovascular treatment on functional independence in patients with acute ischemic stroke: The DEVT randomized clinical trial. Jama. 2021;325(3):234-43. doi:10.1001/jama.2020.23523.

6

O Manejo do Acidente Vascular Encefálico Isquêmico na Unidade de Terapia Intensiva

Alex Machado Baeta | Matheus Alves da Silva

Introdução

O manejo dos cuidados intensivos em pacientes com acidente vascular encefálico isquêmico (AVEi) agudo é complexo assim como as complicações neurológicas que se seguem. Muitas são as variáveis necessárias a serem avaliadas em um paciente acometido por um evento vascular do sistema nervoso central (SNC), como os manejo pressórico, glicêmico e hidroeletrolítico, além da vigilância do sensório e do manejo de crises epilépticas, entre outros. O tratamento multidisciplinar é necessário para reduzir a morbidade e a mortalidade destes pacientes.

Apresentaremos, neste capítulo, uma abordagem com base nas principais evidências e nos estudos atuais com recomendações para o manejo de pacientes com AVEi na unidade de terapia intensiva (UTI).

Cuidados pós-trombolítico e pós-trombectomia

A trombólise endovenosa e a trombectomia mecânica são tratamentos que revolucionaram o manejo dos pacientes com AVEi, reduzindo a mortalidade e a morbidade de maneira importante. Entretanto, variações da hemodinâmica do SNC e outras complicações inerentes ao tratamento devem ter vigilância contínua, a fim de se evitarem desfechos desfavoráveis. A admissão destes pacientes em uma UTI, de preferência com experiência no manejo de pacientes com eventos cerebrovasculares agudos, contribui para a melhora da sobrevida e da funcionalidade dos pacientes.[1]

Entre os trombolíticos disponíveis para o tratamento do AVCi, temos a alteplase e a tenecteplase.

A alteplase é um agente fibrinolítico, que age como ativador de plasminogênio tecidual, com mecanismo de ação envolvendo a conversão de plasminogênio em plasmina, que quebra a fibrina e o fibrinogênio. Tem metabolismo hepático, com meia-vida de menos de 5 minutos. A concentração da administração em AVCi é de 1 mg/mL, com a dose recomendada de 0,9 mg/kg na maioria das situações, salvo situações específicas em que a dose de 0,6 mg/kg pode ser utilizada. A dose de 0,6 mg/kg é utilizada naqueles pacientes com indicação para a trombólise, todavia com risco de sangramento considerável, por exemplo, naqueles pacientes mais idosos, com insuficiência hepática ou renal, principalmente nas primeiras 3 horas após o evento. A dose total não deve exceder 90 mg. A administração demora

60 minutos, com um bólus de 10% da dose total em 1 minuto, com o restante dos 90% administrados durante 1 hora.

Os efeitos adversos da alteplase incluem anafilaxia, sangramentos, angioedema e febre. Os pacientes com maior risco de hemorragia são os com sangramento intracraniano prévio (contraindicação absoluta à trombólise), cirurgia grande recente, doença cerebrovascular, sangramento maior recente, trauma, hipertensão arterial não controlada, uso de antiagregantes e anticoagulantes e coagulopatia, angiopatia amiloide, entre outros.

A tenecteplase é também um ativador de plasminogênio tecidual, com maior especificidade para a fibrina, maior conservador de fibrinogênio, maior resistência ao inibidor de ativador de plasminogênio-1, trombólise mais rápida e *clearance* plasmático reduzido. Todos esses fatores geram uma meia-vida mais longa, o que dá à tenecteplase a vantagem de executar a trombólise com um bólus único. Seus efeitos colaterais são semelhantes à alteplase. Sua dose de tenecteplase, geralmente, é entre 0,1 e 0,4 mg/kg, sendo a dose atualmente mais utilizada a de 0,25 mg/kg em bólus único. A dose máxima utilizada usualmente não excede 25 mg, entretanto há estudos com doses mais elevadas em andamento, principalmente naqueles que utilizam dose de 0,4 mg/kg. A principal vantagem de administração em bólus único consiste naqueles pacientes que também têm indicação de trombectomia mecânica, pois a administração facilitada desse trombolítico diminui as chances de postergar o procedimento.

O manejo inicial de admissão destes pacientes na UTI envolve, após história clínica detalhada, um exame neurológico utilizando-se da National Institutes of Health Stroke Scale (NIHSS), buscando uma avaliação rápida, entretanto completa. A realização desse exame deve ser seriada no intuito de identificar, da maneira mais precoce possível, a deterioração neurológica e, assim, manejar o paciente de maneira eficiente:

- Nas primeiras 2 horas: aplicar a escala a cada 15 minutos
- Da 2ª até a 8ª hora: aplicar a escala a cada 30 minutos
- Da 8ª hora até a 24ª hora: aplicar a escala a cada hora

A tomografia computadorizada (TC) sem contraste deve ser considerada caso haja modificação do exame neurológico, objetivando-se principalmente a identificação de transformação hemorrágica e/ou a expansão da área isquêmica. Deve ser dada atenção especial às vias aéreas durante ou imediatamente após a administração endovenosa de rtPA, em virtude do risco potencial de angioedema. Os cuidados pós-trombolíticos estão resumidos no Quadro 6.1.

Os pacientes submetidos à trombectomia mecânica necessitarão de vigilância do(s) sítio(s) de punção da angiografia para avaliar a presença de hematoma e palpação dos pulsos. Além das complicações relacionados ao próprio evento isquêmico, complicações do procedimento como edema importante, transformação hemorrágica, sobrecarga de volume, vasoespasmo, lesões vasculares (mais raras com as técnicas e dispositivos mais modernos) e a reoclusão vascular também devem ser levados em conta. A injúria por reperfusão deve sempre ser lembrada. A injúria por reperfusão é consequência direta do grau de recanalização do vaso. Em decorrência do evento vascular agudo, os mecanismos de autorregulação cerebral são defasados e, quando o leito vascular é aberto, há uma sobrecarga de volume para a região que não consegue ser prontamente regulada pelos mecanismos do SNC, resultando em risco aumentado de transformação hemorrágica e edema secundário.[2] É necessário um diálogo estrito entre a equipe de manejo clínico do paciente e os responsáveis pela realização do procedimento de trombectomia mecânica, principalmente para se estabelecer qual foi o grau de recanalização para manejo adequado (para se saber principalmente qual o risco de injúria de reperfusão), dado pelo escore TICI (Quadro 6.2):[3]

Capítulo 6 O Manejo do Acidente Vascular Encefálico Isquêmico na Unidade de Terapia Intensiva

QUADRO 6.1	CUIDADOS PÓS-TROMBOLÍTICOS
O paciente trombolisado deve ser transferido para unidade de tratamento intensivo ou unidade de AVC	
Não se devem administrar heparina, antiagregantes plaquetários ou anticoagulantes orais nas primeiras 24 horas	
Verificar o escore NIHSS a cada 15 minutos durante a infusão e nas primeiras 2 horas, a cada 30 minutos nas próximas 6 horas e, depois, a cada hora até completar 24 horas	
Monitorizar a PA com frequência antes, durante e até 36 horas após o tratamento trombolítico	

AVC: acidente vascular cerebral; NIHSS: National Institutes of Health S\troke Scale; PA: pressão arterial.
Fonte: Desenvolvido pela autoria.

QUADRO 6.2		SCORE TICI
Categoria	Titulo	Descrição
0	Sem perfusão	Sem fluxo anterógrado após o ponto de oclusão
1	Perfusão mínima	Passa contraste da área de oclusão, mas não opacifica o vaso distal
2ª	Perfusão parcial	Menos de 2/3 do território é recanalizado
2b	Perfusão parcial	Perfusão praticamente completa, entretanto lentificada em vasos distais
3	Perfusão completa	A perfusão do vaso recanalizado é completa e igual ao leito vascular contralateral e igual a outros leitos vasculares ipsilaterais

Fonte: Adaptado de Tung EL, McTaggart RA, Baird GL, Yaghi S, Hemendinger M, Dibiasio EL, *et al*., 2017.

Manejo hemodinâmico

A necessidade de controle e de monitorização hemodinâmica em pacientes com AVCi agudo talvez seja a indicação mais comum para admissão em unidades de terapia intensiva (UTI). A American Heart Association e a Brain Attack Coalition recomendam que os pacientes pós-trombólise sejam tratados com medicamentos anti-hipertensivos de fácil titulação, de rápido pico de ação e com ação predominantemente arterial. Em nosso meio, o nitroprussiato de sódio (usualmente 50 mg diluídos em soro glicosado 5% por via intravenosa (IV) com infusão de 0,5 e 8 mcg/kg/min) é o mais utilizado por estar disponível no Brasil, a despeito do risco teórico de disfunção plaquetária e aumento da pressão intracraniana (PIC). Em outros países, o uso de clevidipino, nicardipino e labetalol é a 1ª escolha. As metas pressóricas em pacientes submetidos à trombólise endovenosa podem ser observadas no Quadro 6.3.

A autorregulação cerebral garante uma perfusão cerebral inalterada mesmo em regime de flutuação da pressão arterial. A perda desses mecanismos autorregulatórios pode ocasionar hiperperfusão ou piora da perfusão cerebral. Geralmente, a pressão intracraniana permanece inalterada na fase hiperaguda de um AVE isquêmico e, portanto, a pressão arterial sistêmica é o único determinante da perfusão cerebral, tornando o monitoramento hemodinâmico uma prioridade no sentido de manter uma perfusão adequada. As variações pressóricas na fase aguda têm uma resposta em forma de "U" em pacientes com AVCi agudo e os pacientes que apresentam os valores mais baixos e mais altos de pressão arterial são os de piores desfechos. Isso ocorre porque, em pacientes com pressão arterial sistólica muito reduzida, há queda da pressão de perfusão cerebral e aumento da penumbra isquêmica, principalmente naqueles pacientes com hipertensão arterial sistêmica de longa data, cujos mecanismos de regulação cerebral já se encontram adaptados para um ambiente com pressões mais elevadas e, no polo oposto, pressões muito altas na fase aguda do AVEi podem resultar em injúrias vasculares secundárias e aumentar o risco de transformação hemorrágica, por exemplo.[4]

A meta pressórica em pacientes antes da trombectomia mecânica deve ser a mesma que em pacientes submetidos à trombólise química, dando-se preferência para valores de pressão arterial sistólica inferiores a 185 mmHg e valores de pressão arterial diastólica inferiores a 110 mmHg. Nos cuidados pós-trombectomia, é fundamental evitar flutuações amplas da pressão arterial, assim como naqueles pacientes submetidos à trombólise química. Em pacientes com reperfusão incompleta, os cuidados para evitar picos pressóricos e transformação hemorrágica demandam metas pressóricas semelhantes às dos pacientes com trombólise, com metas de PAS inferiores a 180 mmHg e de PAD inferiores a 105 mmHg. Em pacientes com perfusão completa ou quase completa, injúrias por reperfusão são temidas; portanto, manter a PAS inferior a 160 mmHg e a PAD inferior a 140 mmHg são metas factíveis, tomando-

QUADRO 6.3	METAS PRESSÓRICAS
	Meta pressórica
AVCi (primeiras 24 a 48 horas) – Sem trombólise	Manter PAS menor do que 220 mmHg e PAD menor que 120 mmHg
AVCi – Pacientes candidatos à trombólise	Manter PAS menor do que 185 e PAD menor do que 110 mmHg
AVCi – Pacientes sendo submetidos à trombólise	Manter PAS menor do que 180 e PAD menor do que 105 mmHg
Paciente submetidos à trombectomia	Variável, de acordo com o grau de reperfusão

PAS: pressão arterial sistólica; PAD: pressão arterial diastólica.
Fonte: Desenvolvido pela autoria.

Capítulo 6 O Manejo do Acidente Vascular Encefálico Isquêmico na Unidade de Terapia Intensiva

-se sempre cuidado para evitar hipotensão, mantendo a PAS sempre entre 140 e 160 mmHg.[2] A discussão multidisciplinar entre os especialistas envolvidos no manejo destes pacientes é primordial para um cuidado individualizado.

Controle glicêmico

A hiperglicemia no AVEi agudo está relacionada com pior prognóstico, pior recanalização e transformação hemorrágica. Não houve melhora prognóstica no controle glicêmico restrito, e a recomendação atual é manter controle conservador com glicemia entre 140 e 180 mg/dL. Em pacientes submetidos à trombectomia mecânica, valores mais altos de glicemia estão associados a piores desfechos, principalmente levando-se em conta transformações hemorrágicas e piora funcional.[2]

Manejo da temperatura

O manejo de temperatura em pacientes após um AVCi é essencial. É importante sempre tratar agressivamente temperaturas corporais mais elevadas, enquanto o benefício de hipotermia nestes pacientes ainda não tem comprovação científica. O aumento da temperatura corpórea em pacientes após um evento vascular agudo pode ser de duas principais origens: febre ou hipertermia secundária à lesão cerebral. No caso de febre, é fundamental realizar um rastreio infeccioso amplo no intuito de localizar e tratar a infecção.

Entre os focos infecciosos mais comuns em pacientes com AVE, estão a broncopneumonia aspirativa e as infecções do trato urinário no geral, principalmente em mulheres, com uma incidência em média de 27% e 22%, respectivamente. O diagnóstico de pneumonia em pacientes com AVEi é desafiador, tendo em vista que, muitas vezes, os sintomas clínicos são inespecíficos e, por isso, exames complementares como a radiografia de tórax e a tomografia de tórax são essenciais. O

diagnóstico de infecção do trato urinário, por vezes, é difícil pelo grau de interação que o paciente tem com o examinador, em que se torna difícil verbalizar sintomas clássicos de infecção do trato urinário.

Os patógenos mais comuns em casos precoces de pneumonia relacionados ao AVEi são o *Haemophils influenzae, Staphylococcus aureus* e *Streptococcus pneumoniae*; já quando o diagnóstico de pneumonia é feito posteriormente, é necessário se pensar em patógenos nosocomiais, a depender do mais prevalente na instituição. Entre os patógenos mais comuns da infecção do trato urinário, estão a *Eschericia coli* e enterobactérias como Klebisiella spp. e *Proteus mirabilis*.

Caso nenhum foco infeccioso seja identificado, ainda é possível estarmos diante de hipertermia secundária à lesão cerebral. Geralmente esta condição responde de maneira mais pobre às medidas do aumento de temperatura corporal secundário a um processo infeccioso, sendo mais eficazes as medidas físicas para a redução da temperatura corpórea, como compressas geladas e infusões de soluções em temperatura mais reduzidas, por exemplo.[2,5] É importante a administração de antipiréticos antes da introdução de medidas físicas para o controle de temperatura, pois a instituição de medidas físicas sem temperatura farmacológica pode induzir mecanismos fisiológicos da regulação da temperatura corporal em um *set point* hipotalâmico desregulado destes pacientes, como tremores e calafrios, no intuito de tentar se manter a temperatura corporal mais alta, e esses movimentos aumentam a demanda de oxigenação cerebral e podem induzir maior hipóxia nos neurônios, culminando em amplificação da morte neuronal.

O mecanismo de injúria cerebral secundário ao aumento da temperatura corpórea é a indução de uma resposta inflamatória secundária, resultando na vasodilatação e no aumento da permeabilidade da barreira hematoencefálica, com infiltração leucocitária, resposta inflamatória, morte neuronal e aumento da toxicidade glutamatérgica.[5]

Transformação hemorrágica

O quadro de hemorragia intracraniana após AVEi agudo está associado a desfechos desfavoráveis e a taxas de mortalidade de até 50%. A maioria dessas hemorragias ocorre 12 horas após a trombólise endovenosa. É importante ressaltar que a deterioração neurológica pode não ser óbvia, uma vez que é geralmente anunciada pela expansão do hematoma em tecidos não infartados, efeito de massa ou extensão para os espaços do líquido cefalorraquidiano (LCR). Além disso, pacientes que já apresentam NIHSS alto, com um comprometimento basal grave, podem não manifestar uma grande mudança do estado neurológico. Portanto, deve-se adotar um baixo limiar para solicitar estudos de neuroimagem nesses casos. É recomendada a realização de neuroimagem para controle em 24 horas após a trombólise química ou a trombectomia mecânica, principalmente para a decisão quanto à introdução de antiagregação plaquetária e à profilaxia para trombose venosa profunda, além de detecção de sangramentos. É essencial diferenciar, em pacientes submetidos à trombectomia mecânica, se os achados em TC são transformações hemorrágicas ou apenas resíduo de contraste, por isso estudos avançados como a TC com dupla energia e a RNM de encéfalo são importantes.[2]

Frente a uma transformação hemorrágica identificada por métodos de imagem, torna-se fundamental sua classificação para guiar o manejo clínico de maneira adequada. Uma das classificações mais utilizadas atualmente é a classificação de Heidelberg, conforme ilustrada no Quadro 6.4.[6]

Dois fatores importantes na determinação do prognóstico na transformação hemorrágica são o rápido controle hemodinâmico e a correção de coagulopatia subjacente. A avaliação regular dos parâmetros hemodinâmicos tem o potencial de prevenir a transformação hemorrágica. No entanto, não está claro como individualizar os parâmetros para se obter uma perfusão ideal e evitar a hiperperfusão que pode ocasionar a hemorragia. Até que evidências adicionais estejam disponíveis, a melhor conduta é se utilizar de julgamento individualizado para personalizar os parâmetros hemodinâmicos em cada paciente, mantendo-se boa perfusão cerebral, sistêmica e cardíaca. Em geral, frente a uma transformação hemorrágica,

QUADRO 6.4	CLASSIFICAÇÃO DE SANGRAMENTOS DE HEIDELBERG
Grau	**Descrição**
HI1	Petéquias pequenas
HI2	Petéquias confluentes
PH1	Hematoma intraparenquimatoso que ocupa menos de 30% da área de isquemia, com pouco efeito de massa
PH2	Hematoma intraparenquimatoso que ocupa mais de 30% da área de isquemia, com efeito de massa significativo

Fonte: Adaptado de <https://radiopaedia.org/articles/heidelberg-bleeding-classification-1>.

a depender de seu tamanho, a redução da pressão arterial sistólica naqueles pacientes com pressão arterial sistólica maior do que 150 mmHg é racional, mas deve-se sempre levar em consideração que hipotensão também é um fator que piora o prognóstico nestes pacientes.

A correção de coagulopatia subjacente deve ser individualizada com base no fato de o paciente ter recebido trombolítico endovenoso ou já utilizar previamente anticoagulante. Em pacientes que receberam trombólise com rtPA, devem-se avaliar os níveis plasmáticos de fibrinogênio e, caso necessário, corrigir com crioprecipitado endovenoso (10 U) para uma meta acima de 150 mg/dL. Estima-se que, para cada 10 U de crioprecipitado administrado, os níveis plasmáticos de fibrinogênio aumentem em uma média de 55 a 60 mg/dL. Transfusões de plaquetas de 6 U a 8 U também são geralmente recomendadas com base em uma preocupação teórica de que a trombólise inibiria a função plaquetária, embora seu benefício atual seja incerto, principalmente nos pacientes que fazem a utilização de ticagrelor, que se ligaria às moléculas de ADP e inutilizariam as plaquetas transfundidas. Além disso, as transfusões de plaquetas também podem ser usadas para corrigir trombocitopenia quando a contagem de plaquetas aponta valores menores de 100.000/μL. O plasma fresco congelado contém proteínas pró-coagulantes e anticoagulantes endógenas que melhoram as vias intrínseca e extrínseca com um resultado final na conversão do fibrinogênio em fibrina. Deve-se usar o plasma fresco congelado em uma dose de 12 mL/kg no tratamento de pacientes com complicações hemorrágicas por infusão de rtPA.

Em pacientes sob uso de anticoagulantes, sua ação deve ser rapidamente revertida assim que confirmada a transformação hemorrágica. Os principais anticoagulantes utilizados e seu padrão de reversão estão resumidos na Tabela 6.1.

O concentrado de complexo protrombínico é uma forma concentrada de fatores de coagulação dependentes da vitamina K (II, VII, IX e X) juntamente com as proteínas C e S. O concentrado de complexo protrombínico é o tratamento de 1ª linha para a hemorragia intracraniana associada à varfarina. O fator VII ativado e a vitamina K são usados como adjuntos para reverter a varfarina. Existem formulações mais modernas de complexo protrombínico 4C que dispensam o uso de fator VII ativado. O uso de fator VII ativado isoladamente não deve ser realizado, tendo em vista que ele faz a pronta reversão do INR do paciente, mas falsamente, pois os demais fatores de coagulação (II, IX, X) continuam inibidos, e o paciente continuaria, assim, suscetível à expansão do sangramento. O uso de concentrado de complexo protrombínico e de fator VII ativado deve ser realizado com cautela em pacientes com válvulas cardíacas mecânicas. A natureza trombogênica dos agentes de reversão pode resultar em disfunção mecânica das válvulas cardíacas e da coagulação das linhas de dispositivos de suporte cardíaco. Nessa situação, o plasma fresco congelado parece ser uma ótima escolha para a regulação da anticoagulação, mas apresenta desafios, pois seu tempo de ação mais lento deixa o paciente suscetível à expansão do volume de sangramento.

No caso dos novos anticoagulantes, a dabigatrana pode ser neutralizada com carvão ativado se a administração for 2 horas antes do evento, além de que também é dialisável. Os inibidores de fator Xa não são dialisáveis, mas, a depender do tempo de tomada, é possível a neutralização parcial com o uso de carvão ativado (o que não dispensa a reversão da anticoagulação):

- Apixabana: 6 horas
- Edoxabana: 2 horas
- Rivaroxabana: 6 a 8 horas

O uso de protamina para reversão da anticoagulação com heparina deve ser sempre supervisionada para não exceder a velocidade

TABELA 6.1	ANTICOAGULANTES E MANEIRAS DE REVERSÃO
Anticoagulante	**Estratégia de reversão**
Varfarina	Complexo protrombínico: 1.500 até 2.000 unidades em 10 minutos; seguido de controle de INR em 15 minutos e, caso superior a 1,5, repetir a dose + Vitamina K 10 mg EV em 10 a 20 minutos + Fator VIIa (se complexo protrombínico 3C) OU 2 UI de plasma fresco congelado, repetindo-os de acordo com a resposta do INR (objetivando INR < 1,5) + Vitamina K 10 mg EV em 10 a 20 minutos
Dabigatrana	Idarucizumabe – 5 gramas (Se indisponível, utilizar concentrado protrombinico – 50 e 80 UI/kg)
Inibidores do fator Xa (apixabana, edoxabana, rivaroxabana)	Andaxanet alfa: • Se dose de rivaroxabana > 10 mg/apixabana > 5 mg ou dose nas últimas 8 horas – bólus de 800 mg na velocidade de 30 mg/min., seguido de infusão lenta de 960 mg na velocidade de 8 mg/min. em 120 minutos • Se dose de rivaroxabana < 10 mg /apixabana < 5 mg ou sem dose nas últimas 8 horas – bólus de 400 mg na velocidade de 30 mg/min., seguido de infusão lenta de 480 mg na velocidade de 4 mg/min. em 120 minutos Caso andaxanet não disponível: plasma fresco congelado 2.000 UI ou 25/50 UI/kg
Heparina	• Heparina não fracionada: 1 mg de protamina para cada 100 UI de heparina (calcular de acordo com a última dose e meia-vida – considerando a meia-vida de 1 hora) – correr em no máximo 20 mg/min • Heparina de baixo peso molecular: Andaxanet alfa: bólus de 800 mg na velocidade de 30 mg/min., seguido de infusão lenta de 960 mg na velocidade de 8 mg/min. em 120 minutos Ou protamina: • Se administrada a heparina nas primeiras 8 horas: 1 mg de enoxaparina para 1 mg de protamina • Se administrada por mais de 8 horas: 0,5 mg de protamina para 1 mg de enoxaparina

Fonte: Desenvolvida pela autoria.

de infusão-padrão. A protamina pode causar hipotensão e efeitos cardiovasculares caso administração inadequada. Alergia a peixe, vasectomia prévia, disfunção ventricular e alteração da hemodinâmica pulmonar são fatores de risco importantes para efeitos adversos relacionados à protamina.

Além do manejo pressórico e reversão de anticogulação, cuidados clínicos como manejo de hipertensão intracraniana e outras complicações, como crises epilépticas, também devem ser levados em conta naqueles pacientes com transformação hemorrágica.

Edema cerebral e craniectomia descompressiva

Os pacientes portadores de AVEi maligno, ou seja, com área isquêmica extensa que acomete quase a totalidade do território da artéria cerebral média, com comprometimento total ou parcial dos gânglios da base e territórios adjacentes são aqueles com risco de grande mortalidade por herniação e grande morbidade em decorrência do amplo território acometido.

Nestes pacientes, o edema cerebral maligno geralmente acontece entre as primeiras 24 a 36 horas após o AVEi, mas pode ocorrer mais tardiamente em casos atípicos. Outra causa importante de deterioração neurológica é a transformação hemorrágica. São fatores de risco para edema cerebral maligno:

- Pacientes mais jovens (provavelmente pela atrofia cerebral nos mais idosos desempenhar fator protetor);
- NIHSS maior ou igual a 16;
- Pacientes com lesões extensas na neuroimagem inicial (> 50% do território da artéria cerebral média);
- Rebaixamento do nível de consciência se comparado ao da admissão.

Além disso, a presença de oclusões proximais nas artérias carótidas intracranianas e extracranianas e circulação colateral escassa são fatores que também podem contribuir

para o edema maligno. Desvio da linha média maior do que 5 mm, infarto de territórios adjacentes além do território da artéria cerebral média (p. ex., acometimento em conjunto do território da artéria cerebral anterior ou da circulação posterior, principalmente naqueles cuja artéria cerebral posterior apresenta um padrão fetal) e um ASPECTS baixo também são preditores de pior desfecho.

A hemicraniectomia descompressiva para os pacientes acometidos por AVE maligno reduz a mortalidade, entretanto mantém uma grande morbidade, trazendo um dilema para os pacientes e familiares. Geralmente o procedimento cirúrgico é feito em pacientes mais jovens (menores de 60 anos de idade), nas primeiras 48 horas após o AVE, com o diagnóstico de AVE maligno (mais de 50% do território carotídeo), e naqueles com maior risco de edema maligno. O procedimento deve ser discutido com o paciente (se lúcido) ou familiares para uma decisão individualizada, levando-se em conta os valores de cada um, principalmente naqueles com 60 anos ou mais e com mais de 48 horas desde o início dos sintomas.

A monitorização do nível de consciência, dilatação pupilar e progressão de déficits neurológicos deve ser feita de rotina (de preferência a cada hora no período mais crítico) para identificar de maneira precoce aqueles que se beneficiarão de terapia de urgência. Em casos de edema maligno, terapias osmóticas com manitol (1 a 1,5 g/kg em bólus + 0,5 g/kg a cada 6 horas, monitorizando-se de acordo com a osmolalidade sérica pelo risco de nefrotoxicidade, que é maior nos pacientes com mais de 320 miliosmois/kg) ou salina hipertônica (usualmente a 20%, com bplus de 30 mL) associada ou não à hiperventilação (geralmente com meta de $PaCO_2$ entre 30 e 35), são usados como terapias de suporte para a hemicraniectomia descompressiva.

O objetivo da hemicraniectomia descompressiva é reduzir a herniação, o efeito de massa, diminuir a pressão intracraniana e melhorar a pressão de perfusão cerebral.

Crises convulsivas

As crises convulsivas parecem afetar cerca de 2% da população com AVi agudo dentro das primeiras 24 horas. O atendimento inicial da crise epiléptica deve focar na circulação, nas vias aéreas e na respiração. O uso de drogas anticrise deve ser considerado juntamente com o monitoramento de eletroencefalograma (EEG) em UTI. Não existe, na literatura, indicação profilática com fármacos.

Há incidência bimodal de crises epilépticas após AVE, sendo frequente nas primeiras 2 semanas (0 a 14 dias) e entre 6 e 12 meses após o evento isquêmico. Fatores de risco incluem AVE hemorrágico, envolvimento cortical, gravidade do déficit neurológico à admissão e pacientes jovens (< 65 anos), história familiar de epilepsia e fatores genéticos.

Pode-se classificar as crises epilépticas pós-AVE em início precoce (1 a 30 dias) e de início tardio (após 1 a 2 meses), o primeiro relacionado à disfunção de membrana neuronal relacionada ao processo isquêmico agudo, com excitotoxicidade glutamatérgica e o segundo em contexto de degeneração e substrato anatômico para a hiperexcitabilidade e atividade síncrona neuronal.

Evidentemente, crises epilépticas aumentam a demanda metabólica neuronal e podem, no contexto de AVE, ampliar a área isquêmica cerebral, determinando piora na recuperação dos déficits, com internação prolongada e maior morbimortalidade. Diversos estudos em pacientes com AVE admitidos em unidades especializadas sugerem realização de EEG contínuo em pacientes com crises epilépticas clínicas, com NIHSS elevado ou evoluindo com alteração do nível de consciência, pois até 10% dos estados de mal epiléptico podem corresponder à atividade epiléptica sem manifestações motoras.

Tratamentos profilático e sintomático de crises epilépticas em contexto de AVE são alvo de controvérsias. De acordo com a American Heart Association e a European Stroke Organization, não há evidência de *trials* ou estudos prospectivos de impacto relevante que comprovem benefício do uso profilático de fármacos anticrise, mesmo em vigência de hemorragia intraparenquimatosa, existindo risco potencial de piora clínica em virtude dos efeitos adversos dos fármacos.

Em contexto de tratamento sintomático, também não existem estudos de relevância estatística, apesar de a lamotrigina despontar como medicamento com menores efeitos adversos e melhor tolerabilidade para manejo de crises epilépticas nesse contexto, levando-se em consideração fatores como comorbidades, função hepática e renal, além da necessidade de titulação rápida em casos emergenciais, impossibilitada pelas propriedades farmacológicas do medicamento e risco relativo de efeitos adversos relacionados com o aumento rápido da lamotrigina, portanto a escolha do melhor fármaco deve ser individualizada a depender do perfil clínico do paciente.

Complicações cardíacas no AVE

A mortalidade pós-AVE está diretamente associada à repercussão sistêmica da lesão neurológica, sendo as complicações cardiovasculares fatores de predição para pior desfecho clínico no segmento desses pacientes.

Infarto agudo do miocárdio (IAM), insuficiência cardíaca, parada cardiorrespiratória (PCR) e arritmias no contexto de AVEi agudo requerem abordagem individualizada. É recomendado que o paciente com acidente AVEi fique em monitorização eletrocardiográfica contínua. Um eletrocardiograma e o nível de troponina devem ser feitos assim que o paciente é admitido. A presença de comorbidades e de fatores de risco cardiovasculares prévios ao evento estão relacionados com pior compensação fisiológica do organismo diante do paciente com AVE.

Essas manifestações cardiopulmonares podem ser exacerbadas em contexto da topografia do AVE, por exemplo após evento isquêmico grave do córtex insular do hemisfério direito. Sabe-se que o córtex insular direito está relacionado à função simpática, enquanto o esquerdo se associa à função parassimpática. Portanto, lesões do córtex insular direito determinam atividade tônica preponderantemente parassimpática em detrimento da atividade simpática, agravando o *status* hemodinâmico do insulto isquêmico. A extensão da injúria isquêmica também é diretamente relacionada ao risco de eventos cardiovasculares negativos.

Diversas teorias fisiopatológicas foram formuladas com objetivo de justificar as manifestações cardiopulmonares relacionadas ao AVE. Há importante papel do eixo hipotálamo-hipófise-adrenal determinando a elevação de catecolaminas e do cortisol, sabidamente neurotóxicos a longo prazo, bem como da desregulação simpática-parassimpática e da resposta inflamatória induzida pelo estresse.

Seu padrão de lesão é diferenciado daqueles diretamente relacionados à oclusão coronariana. Estudos não sugerem uma distribuição macrovascular de necrose de células miocárdicas, a morte de células cardíacas ocorre de maneira mais precoce do que naqueles por obstrução coronariana.

Diante dessas circunstâncias, o manejo hemodinâmico deve ser personalizado com base nas necessidades de perfusão sistêmica, cardíaca e cerebral desse paciente. Para o uso de anticoagulantes e de antiplaquetários para o tratamento de episódios trombóticos cardíacos e pulmonares, devem ser considerados como parâmetros decisivos o volume do infarto cerebral, os riscos hemorrágicos e a performance cardíaca basal; embora a anticoagulação em pacientes com AVE isquêmico agudo possa estar associada ao risco aumentado de transformação hemorrágica.

Taquiarritmias e bradiarriatmias apresentam incidência aumentada em pacientes com AVE. A fibrilação atrial é comumente observada nesse perfil de pacientes (cerca de 20% dos casos) e tem como melhor benefício

atual o controle de frequência, visando frequência cardíaca inferior a 110 batimentos cardíacos/minuto. É importante reiterar que a FA, por si, constitui fator de alto risco para eventos embólicos sistêmicos. Fármacos intravenosos de curta duração, como betabloqueadores e bloqueadores dos canais de cálcio, digoxina e amiodarona, devem ser considerados. Atropina, beta-agonistas cardiosseletivos e marca-passo constituem pilar para o tratamento das bradiarritmias. Pacientes com dispositivos implantados mecanicamente apresentam necessidade imediata de retomada dos anticoagulantes, que devem ser contrabalançados com o risco de transformação hemorrágica.

O AVE se associa também à cardiomiopatia neurogênica e de Takotsubo, entidades clínicas com grande repercussão sobre a função sistólica cardíaca, com características geralmente autolimitadas, com compensação do fator desencadeador de base, porém constituem alto risco de desfecho negativo. A característica-chave da cardiomiopatia de Takotsubo envolve balonização apical cardíaca, com prejuízo para a contração muscular coordenada, prejudicando o débito cardíaco, que, por sua vez, afeta as perfusões cerebral e sistêmica.

Recomenda-se a gestão coordenada, juntamente com uma equipe cardíaca experiente.

Complicações pulmonares no acidente vascular encefálico

As complicações pulmonares geralmente decorrem de alterações do sensório e da incapacidade de proteger as vias aéreas, de pneumonia por aspiração e de patologia pulmonar primária subjacente. Na unidade de cuidados neurológicos, a incidência de pneumonia em pacientes com AVE é variavelmente relatada entre 10% e 56%.

Em uma série de casos, 14% dos pacientes com AVEi agudo evoluíram com insuficiência respiratória com necessidade de ventilação mecânica. Além disso, em comparação com pacientes sem insuficiência respiratória, pacientes submetidos à ventilação mecânica apresentaram risco 1,4 vezes maior de mortalidade em 1 ano. Esse risco foi ainda desdobrado em pacientes com estupor (2,6 vezes) ou com reflexos corneanos ausentes ou com cardiopatia isquêmica (3,4 vezes). Os autores deste artigo desestimulam o uso rotineiro da intubação endotraqueal e ventilação mecânica no tratamento de pacientes com AVEi agudo.

Os pacientes com AVEi também podem apresentar edema pulmonar neurogênico e, dados a imobilidade e outros fatores clínicos, há risco aumentado de tromboembolismo pulmonar.

Investigação etiológica

Principais etiologias

As principais etiologias de AVEi podem ser resumidas por meio da classificação TOAST (Quadro 6.5):

Classificar e identificar qual o principal mecanismo envolvido na isquemia é importante para guiar a prevenção secundária de maneira eficiente, e essas investigações devem ser iniciadas de maneira paralela ao suporte clínico.

Os três principais mecanismos que envolvem o AVCi, no geral, são:

- Trombose
- Embolia
- Mecanismos hemodinâmicos (baixa perfusão secundária a causas sistêmicas, como choque)

Doença de grandes vasos

Ocorre usualmente por trombose ou ateroembolismo. É secundária à doença aterosclerótica de vasos extracranianos (como as carótidas e as artérias vertebrais) ou da circulação do polígono de Willis. Esses vasos podem ser acometidos, além da aterosclerose, por outros processos como dissecção, vasculites, vasculopatias não inflamatórias, displasia fibromuscular ou vasoconstrição.

Doença de pequenos vasos

Afeta o sistema vascular intracerebral, principalmente as artérias penetrantes tanto da circulação anterior como da circulação posterior. Sua principal causa de obstrução é por lipo-hialinose (secundária a fatores de risco cardiovasculares, principalmente hipertensão, diabetes *mellitus* e dislipidemia). Sua obstrução causa infartos lacunares.

QUADRO 6.5	CLASSIFICAÇÃO TOAST
TOAST 1	Doença de grandes vasos
TOAST 2	Cardioembolismo
TOAST 3	Doença de pequenos vasos
TOAST 4	Outras causas
TOAST 5	Etiologia indeterminada • Duas ou mais causas • Não encontrada etiologia • Investigação incompleta

Fonte: Adaptado de Adams HP Jr., Bendixen BH, Kappelle LJ, Biller J, Love BB, Gordon DL, *et al.*, 1993.

As localizações mais comuns são os núcleos da base, cápsula interna, tálamo e ponte.

Cardioembólico

Geralmente causam sintomas súbitos e máximos desde o início do quadro, diferente de outras etiologias em que os sintomas podem piorar progressivamente no decorrer do tempo. Diferentemente das etiologias supracitadas, múltiplos territórios arteriais podem ser acometidos, com maior tendência ao acometimento corticossubcortical.

As causas cardíacas são múltiplas e, em nosso meio, a fibrilação atrial é a principal. Outras cardiomiopatias, em especial a doença de Chagas, devem entrar no diagnóstico diferencial em áreas endêmicas. Outras etiologias de cardioembolismo incluem endocardite, fibroelastomas e mixomas atriais. Alterações estruturais cardíacas como forame oval patente, aneurismas de septo atrial e aneurismas ventriculares também podem ser fontes de embolismo e devem ser investigadas, principalmente utilizando-se de ecocardiograma transesofágico, em pacientes que podem ser submetidos a ele.

Aterosclerose do arco da aorta

Sua relação com AVEi é controversa, embora alguns estudos relacionem a doença aterosclerótica complexa da aorta como possível fonte embiligênica. Em geral, as placas tendem a ter mais de 4 mm, visualizadas principalmente por meio do ecocardiograma transesofágico, mas os resultados na literatura são discrepantes.

Hipoperfusão sistêmica

Quadros globais de redução do fluxo sanguíneo podem afetar sobretudo as zonas de fronteira vasculares, geralmente ocasionando sintomatologia mais difusa e, quase sempre, os quadros são bilaterais. Os sintomas principais são perda visual, rebaixamento do nível de consciência e um padrão de fraqueza proximal bilateral.

Prevenção secundária

Hipertensão arterial sistêmica

É o principal fator de risco tratável para prevenção do AVEi. Seu tratamento deve ser individualizado, usualmente com meta pressórica abaixo de 130/80 mmHg, envolvendo tanto tratamento farmacológico como o não farmacológico.

O *timing* de início ou de retomada de tratamento anti-hipertensivo após o AVEi é variável e depende principalmente do mecanismo subjacente.

Em pacientes com acidentes isquêmicos transitórios (AIT), a retomada das medicações para redução da pressão arterial pode ser imediata. Entretanto, em pacientes com lesões isquêmicas, as primeiras 24 a 48 horas são críticas, pois a perfusão cerebral é altamente dependente da pressão arterial sistêmica; portanto, caso não sejam estritamente necessárias por outras causas, por exemplo, emergências hipertensivas, como o edema agudo de pulmão e a dissecção de aorta, as metas pressóricas discutidas previamente devem ser seguidas.

Em pacientes estáveis, os anti-hipertensivos podem ser retomados após essas 24 a 48 horas críticas; já em pacientes mais instáveis, a decisão de retomada dos anti-hipertensivos pode ser postergada.

A escolha do anti-hipertensivo leva em conta a etnia e as comorbidades, entre outros fatores. Inibidores da enzima conversora de angiotensina (IECA), diuréticos, bloqueadores de canal de cálcio e bloqueadores do receptor de angiotensina (BRA), geralmente, são de 1ª escolha. Betabloqueadores não devem ser utilizados como 1ª escolha neste cenário, principalmente em monoterapia. A terapia dupla deve ser instituída naqueles pacientes com pressão arterial > 20/10 mmHg da meta estabelecida.

A pressão arterial pode ser reduzida, em média, 10% a 15% ao dia, para aumentar a tolerabilidade e diminuir os riscos de redução muito rápida.

Dislipidemia

Os níveis aumentados de colesterol, principalmente o LDL, são associados aos AVEi, sobretudo os de etiologia cardioembólicas.

Para a redução do LDL, podem ser usadas múltiplas terapias, como as estatinas, o ezetimibe e os inibidores de PCSK9. Em geral, a meta de LDL é abaixo de 70 e as medicações mais usadas são as estatinas de alta potência como a atorvastatina na dose de 80 mg e a rosuvastatina na dose 20 mg.

Diabetes *mellitus*

É um fator de risco modificável para AVEi. No geral, a meta de hemoglobina glicada deve ser abaixo de 7%. Diversas terapias podem ser realizadas para seu manejo crônico, como os antidiabéticos orais, insulina e terapia não medicamentosa. Todo paciente com AVEi tem indicação formal de rastreio e tratamento do diabetes *mellitus*.

Fibrilação atrial

A fibrilação atrial é uma das causas mais prevalentes de AVEi cardioembólico, e todo paciente que apresenta essas características deve fazer seu rastreio, principalmente em casos de FA paroxística, quando a identificação destes episódios é mais difícil e por vezes exige monitorização mais prolongada com Holter por 24 horas ou o *loop recorder*; em geral, com duração de 30 dias.

A prevenção secundária é feita com anticoagulação mediante o uso dos anticoagulantes orais diretos ou da varfarina. Todos os pacientes que não apresentem contraindicação à anticoagulação e já tenham um AVEi ou um AIT devem ser submetidos à anticoagulação. Outra terapêutica possível em pacientes selecionados é a oclusão do apêndice atrial esquerdo.

Estenose carotídea sintomática

Endarterectomia ou tratamento endovascular com colocação de *stent* podem ser utilizados em pacientes selecionados com estenose carotídea. Na maioria dos pacientes com estenose entre 70% e 99%, há um benefício de tratamento intervencionista em detrimento da terapêutica clínica. Os pacientes com provável benefício de revascularização são:

- Estenose 70% a 99%: ter expectativa de vida de mais de 2 anos. De preferência, realizar nas primeiras 2 semanas pós-AVEi;
- Estenose 50% a 69%: principalmente em homens, com expectativa de vida com mais de 3 anos e com realização nas primeiras 2 semanas pós-AVEi.

O centro de atendimento deve ter experiência em endarterectomia ou terapêutica endovascular, e isso deve ser levado em conta no momento de escolha do procedimento.

Os pacientes submetidos à endarterectomia devem receber antiagregação simples, de preferência com aspirina. Os submetidos à endarterectomia devem receber dupla antiagregação antes do procedimento e por cerca de 30 dias após a colocação do *stent* e, após esse período, receber antiagregação simples.

Os procedimentos, em geral, não devem ser feitos nas primeiras 48 horas do início dos sintomas. Para melhor avaliação de placas de aterosclerose em caso de dúvidas quanto à necessidade ou não de terapêutica intervencionista, devem ser usados exames de imagem específicos como a angiotomografia arterial ou estudos avançados como a RNM de encéfalo com estudo da parede de vaso.[11]

Estenose vertebral sintomática

A indicação de intervenção vascular para estenoses de artéria vertebral é controversa. No geral, é considerada para aqueles com sintomas hemodinâmicas com estenose de mais de 60% em ambas as artérias vertebrais, ou em somente uma delas caso a outra seja hipoplásica ou esteja ocluída. Outra indicação é a falência de tratamento clínico ou a

Antiagregação plaquetária

No geral, a terapia com antiagregação plaquetária é reservada para a maioria dos pacientes que não tem indicação para anticoagulação. Naqueles com AVEi minor, ou seja, com NIHSS < 4, há benefícios da dupla antiagregação plaquetária por 21 dias, seguida por antiagregação simples. Entre os principais antiagregantes disponíveis, estão a aspirina, o clopidogrel, o cilostazol e a aspirina associada ao dipiridamol.

Reabilitação

A reabilitação dos pacientes com AVEi exige uma equipe multidisciplinar integrada e já deve ser iniciada nos primeiros momentos após o diagnóstico. Deve envolver diversos aspectos do paciente como motricidade, sensibilidade, equilíbrio, fala, linguagem e cognição no intuito de reestabelecer o máximo de sua funcionalidade.

A mobilização precoce deve ser sempre incentivada, conforme tolerabilidade. Em geral, quanto maior o tempo de reabilitação (cerca de 2 a 3 horas por dia, se o paciente suportar), melhor será o desfecho. O local da reabilitação depende da funcionalidade do paciente, sendo que pacientes com um grau mais leve de comprometimento se beneficiam de atendimentos domiciliares ou ambulatoriais, enquanto pacientes com grau maior de comprometimento se beneficiariam de atendimentos em clínicas de reabilitação específicas para esse perfil de paciente.

A reabilitação da fala é essencial e a dieta não deve ser liberada aos pacientes com AVEi antes de uma avaliação formal com fonoaudióloga, pois eles tendem a apresentar alta taxa de disfagia, com risco de broncopneumonia aspirativa nas fases mais agudas e, em fases mais tardias, risco de complicações relacionadas à desnutrição, por isso nutricionistas e nutrólogos devem acompanhar os pacientes em todas as fases da reabilitação.

Referências

1. Panayiotis NV, Schultz L, Conti M, Spanaki M, Genarrelli T, Hacein-Bey L. The impact of a neuro-intensivist on patients with stroke admitted to a neurosciences intensive care unit. Neurocritical Care. Springer Science and Business Media LLC. 2008;9(3):293-299. http://dx.doi.org/10.1007/s12028-008-9050-6.
2. Jadhav AP, Molyneaux BJ, Hill MD, Jovin TG. Care of the post-thrombectomy patient. Stroke. 2018;49(11):2801-7. http://dx.doi.org/10.1161/strokeaha.118.021640.
3. Higashida RT, Furlan AJ. Trial design and reporting standards for intra-arterial cerebral thrombolysis for acute ischemic stroke. Stroke. 2003;34(8):1-1. http://dx.doi.org/10.1161/01.str.0000082721.62796.09.
4. Venkatasubba Rao CP, Suarez JI. Management of stroke in the neurocritical care unit. Continuum: Lifelong Learning in Neurology. 2018;24(6):1658-1682. http://dx.doi.org/10.1212/con.0000000000000670.
5. Thompson HJ. Evidence-base for fever interventions following stroke. Stroke. 2015;46(5):1-1. http://dx.doi.org/10.1161/strokeaha.115.008188.
6. Alberts MJ, Latchaw RE, Jagoda A, Wechsler LR, Crocco T, George MG, et al. Revised and updated recommendations for the establishment of primary stroke centers. Stroke. 2011;42(9):2651-2665. http://dx.doi.org/10.1161/strokeaha.111.615336.
7. Vahedi K. Decompressive hemicraniectomy for malignant hemispheric infarction. Current Treatment Options In Neurology. 2009;11(2):113-119. Springer Science and Business Media LLC. http://dx.doi.org/10.1007/s11940-009-0014-8.
8. Jüttler E, Unterberg A, Woitzik J, Bösel J, Amiri H, Sakowitz OW, et al. Hemicraniectomy in older patients with extensive middle-cerebral-artery stroke. New England Journal Of Medicine. 2014;370(12):1091-1100. Massachusetts Medical Society. http://dx.doi.org/10.1056/nejmoa1311367.
9. Burn J, Dennis M, Bamford J, Sandercock P, Wade D, Warlow C. Epileptic seizures after a first stroke: the oxfordshire community stroke project. Bmj. 1997;315(7122):1582-1587. BMJ. http://dx.doi.org/10.1136/bmj.315.7122.1582.
10. Chen Z, Venkat P, Seyfried D, Chopp M, Yan T, Chen J. Brain-heart interaction. Circulation

Research. 2017;121(4):451-468. http://dx.doi.org/10.1161/circresaha.117.311170.

11. Teixeira HS, Campos CMS, Queiroz ALG, Lima KDF, MArussi VHR, Baeta AM. Magnetic resonance angiography with black blood as routine for evaluate cerebrovascular disease. Neurology. 2018;90:3-213.

12. Tung EL, McTaggart RA, Baird GL, Yaghi S, Hemendinger M, Dibiasio EL, et al. Rethinking Thrombolysis in Cerebral Infarction 2b, 2017;48(9):2488-2493. https://doi.org/10.1161/STROKEAHA.117.017182.

13. Adams HP Jr., Bendixen BH, Kappelle LJ, Biller J, Love BB, Gordon DL, et al. Classification of Subtype of Acute Ischemic Stroke Definitions for Use in a Multicenter Clinical Trial of Org 10172 in Acute stroke Treatment. Stroke 1993;24(1):35-41. doi: 10.1161/01.str.24.1.35.

7

Profilaxia Secundária no Acidente Vascular Cerebral Isquêmico e no Ataque Isquêmico Transitório

Pâmela Passos dos Santos | Karen Fernandes de Moura

O acidente vascular cerebral (AVC) foi a segunda maior causa de morte no mundo em 2016, segundo dados da Organização Mundial da Saúde (OMS). Sendo o AVC isquêmico (AVCi) o mais comum.

A suspeita clínica de um evento vascular encefálico é dada quando um indivíduo apresenta um déficit neurológico focal típico. O tratamento da fase aguda deve ser iniciado imediatamente mediante a suspeição clínica e conforme abordado com maiores detalhes em outro capítulo.

A confirmação diagnóstica do (AVCi ocorre quando o déficit neurológico permanece por mais de 24 horas e/ou a neuroimagem revela lesão isquêmica. O ataque isquêmico transitório (AIT), por sua vez, ocorre quando esse déficit apresenta duração menor do que 24 horas e não se encontra lesão isquêmica correspondente em neuroimagem. A seguir, é iniciada a investigação dos fatores de risco, assim como da etiologia do evento isquêmico cerebral, objetivando início precoce da profilaxia secundária.

Este capítulo visa transmitir as atuais recomendações vigentes de profilaxia secundária após AVCi/AIT. De modo a facilitar a compreensão do conteúdo, as condutas estão separadas de acordo com o fator de risco associado e/ou etiologia.

É importante ressaltar que a solicitação dos exames complementares deve ser feita de forma individualizada. Contudo, a investigação dos principais fatores de risco e o rastreio etiológico geralmente incluem os seguintes exames: exames laboratoriais com hemograma, lipidograma, glicemia, hemoglobina glicada (HbA1c); ecocardiograma transtorácico; doppler de artérias carótidas e vertebrais; eletrocardiograma/holter; angiotomografia de artérias cerebrais (ou angiorressonância).

Hipertensão arterial

Diversos estudos demonstraram eficácia tanto na reintrodução do anti-hipertensivo nos primeiros dias após o evento em paciente previamente hipertensos, como no início de terapia anti-hipertensiva após diagnóstico de hipertensão arterial sistêmica com valores $\geq$ 140 mmHg de pressão arterial sistólica (PAS) e $\geq$ 90 mmHg de pressão arterial diastólica (PAD).

O alvo pressórico deve ser individualizado visto que não há consenso, porém é razoável buscar valores menores que

130 × 80 mmHg. No AVC isquêmico lacunar, há indicação de se perseguirem alvos mais restritos de PAS (< 130 mmHg).

Dislipidemia

Além da orientação nutricional geral, estudos apontam que a dieta do Mediterrâneo e o uso de estatina de alta eficácia após AVC e/ou AIT presumidamente de origem aterosclerótica devem ser indicados para pacientes com níveis de lipoproteína de baixa densidade (LDL) ≥ ou < 100 mg/dL, sendo a evidência de suporte mais forte no primeiro caso.

A indicação do uso de fibratos, quando os níveis de triglicerídeos forem > 200 mg/dL e/ou HDL< 40 mg/dL, ainda necessita de reafirmação pela American Heart Association (AHA) e, no momento, está restrita a consenso de especialistas.

Diabetes *mellitus*

Está indicada a realização de exames em busca do diagnóstico de intolerância à glicose e de diabetes *mellitus* (DM), sendo sua escolha a critério da equipe médica. Em especial no período imediato pós-evento, a dosagem de HbA1c parece apresentar maior acurácia.

Após o diagnóstico, está indicada a instituição de tratamento para controle glicêmico, tendo a meta individualizada com base no risco de eventos adversos, características e preferências do paciente e, para a maioria dos pacientes, especialmente aqueles < 65 anos de idade e sem comorbidades limitantes, é recomendado atingir uma meta de HbA1c ≤ 7% para reduzir o risco de complicações microvasculares.

Doença carotídea extracraniana

A instituição de terapia clínica otimizada está indicada para todos os pacientes com doença arterial carotídea extracraniana após AVCi/AIT, o que inclui o antiagregante pla-

quetário, estatina e modificação de fatores de risco.

Diferentes estudos sugerem terapias antiplaquetárias a serem utilizadas como profilaxia secundária. Nesse contexto, o ácido acetilsalicílico (AAS), na dose de 81 a 325 mg/dia, reduz em 18% o risco de recorrência e apresenta-se como droga de boa tolerabilidade e posologia de dose única como facilitadora da adesão terapêutica. Outra alternativa seria o dipiridamol de liberação lenta 200 mg, duas vezes/dia.

Em caso de recorrência do evento em vigência de terapia antiplaquetária com AAS, sugere-se a troca para outra droga como o clopidogrel 75 mg/dia.

O uso de dupla antiagregação com AAS e clopidogrel iniciada nas primeiras 24 horas e mantida por 21 dias é sugerida em caso de AVCi menor ou AIT; após esse período, o tratamento deve prosseguir com monoterapia.

Há indicação de intervenção endovascular ou endarterectomia em pacientes sintomáticos (AVC ou AIT em território correspondente) em caso de obstrução por placa aterosclerótica estimada em > 70% do lúmen por técnica não invasiva ou > 50% por arteriografia. A escolha entre as técnicas de intervenção deve ser individualizada levando-se em consideração a anatomia como favorável ou não à intervenção endovascular, assim como a idade do paciente visto que, em indivíduos com idade superior a 70 anos, a endarterectomia de carótida parece estar associada a melhor desfecho.

No caso de obstruções moderadas entre 50% e 70% (técnica não invasiva), não há consenso sobre a superioridade do tratamento cirúrgico sobre o clínico, logo não há recomendação favorável ou contrária a essa indicação.

Três grandes estudos (*European Carotid Surgery trial* (ECST), *North American Symptomatic Carotid Endarterectomy Trial* (NASCET), e *Veterans Affairs Cooperative Study Program* (VACS)) sugerem que o melhor momento de abordagem cirúrgica ocorre entre 2 e 14 dias após o evento, o que resultaria em uma redução de novo AVCi, AIT ou morte em 30% nos primeiros 30 dias; após esse período, o benefício da intervenção decai progressivamente.

Doença vertebrobasilar extracraniana

A instituição de terapia clínica otimizada está indicada para todos os pacientes com doença arterial vertebrobasilar extracraniana após AVCi/AIT, o que inclui antiagregante plaquetário, estatina e modificação de fatores de risco.

A intervenção endovascular com *stent* ou endarterectomia de artérias vertebrais pode ser considerada em pacientes que continuam sintomáticos a despeito do tratamento clínico otimizado.

Doença aterosclerótica intracraniana

Considera-se estenose moderada de grande artéria intracraniana a redução de lúmen entre 50% e 69% e grave de 70% e 99%. Em ambos os casos, são recomendados a instituição de estatina, alvo de PAS < 130 mmHg e o uso de antiagregante plaquetário. Este último apresenta particularidades na análise em subgrupos.

Estudos mostraram superioridade do AAS quando comparado à anticoagulação em pacientes com AVCi/AIT associada à estenose intracraniana de 50% a 99%.

Em pacientes com AVCi/AIT recente (até 30 dias) associado à estenose intracraniana grave (70% a 99%), recomendam-se dupla antiagregação com AAS e clopidogel 75 mg por 90 dias. Em estenoses moderadas, não há evidência suficiente para essa recomendação. Estudos isolados mostram eficácia em outras combinações de antiagregante.

A indicação de intervenção endovascular com angioplastia e/ou *stent* ainda é controversa e experimental. Há recomendação contrária a essa intervenção como tratamento inicial em qualquer nível de estenose e em estenoses moderadas mesmo na persistência de sintomas após tratamento clínico otimizado.

Sendo assim, a intervenção endovascular pode ser avaliada caso a caso, principalmente nos seguintes cenários:

a) Estenose intracraniana de grande artéria grave (70% a 99%) com sintomas progressivos após uso de tratamento clínico otimizado com AAS e clopidogrel;

b) Novo AVCi ou AIT recorrente em paciente com estenose intracraniana de grande artéria grave (70% a 99%) submetido à terapia clínica otimizada com estatina, PAS < 140 mmHg e AAS associada a clopidogrel.

Fibrilação atrial

A fibrilação atrial (FA) é a etiologia responsável por cerca de 10% de todos os AVCi. Sendo assim, sua investigação é mandatória. A diretriz americana recomenda que, em todo paciente em que não foi encontrada etiologia do AVCi, seja realizada a monitorização prolongada de ritmo por 30 dias na busca por FA nos primeiros 6 meses após o evento.

A estratificação de risco de novo AVCi/AIT em pacientes com FA pode ser estimada pelos seguintes escores CHADS2 ou CHA2DS2-VASc. As variáveis utilizadas encontram-se detalhadas na Tabela 7.1.

A anticoagulação está indicada em todos os pacientes com FA paroxística ou permanente independentemente da estratificação de risco. A escolha do melhor fármaco deve ser decidida de acordo com o perfil de interação medicamentosa, posologia, interação com outras drogas, função renal, tolerabilidade, posologia e preferência do paciente.

TABELA 7.1	ESCORES DE ESTRATIFICAÇÃO DE RISCO DE RECORRÊNCIA DE ACIDENTE VASCULAR CEREBRAL (AVC) OU ATAQUE ISQUÊMICO TRANSITÓRIO (AIT) EM PACIENTES COM FIBRILAÇÃO ATRIAL		
CHADS2		**CHA2DS2-VASc**	
Variáveis	Escore	Variáveis	Escore
Cardiomiopatia (insuficiência cardíaca)	1	Cardiomiopatia e/ou fração de ejeção ≤ 40%	1
Hipertensão	1	Hipertensão	1
Idade > 75	1	Idade ≥ 75	2
Diabetes	1	Diabetes	1
AVC/AIT (derrame ou TIA)	2	AVC/AIT (derrame ou TIA)	2
		Doença vascular	1
		Idade 65 a 74	1
		Sexo feminino	1

TIA: transient ischemic attack.

Fonte: Adaptada de Lip GYH, Nieuwlaat R, Pisters R *et al.*, 2010.

Os anticoagulantes recomendados pela AHA para a profilaxia secundária de eventos isquêmicos em pacientes com FA não valvar são antagonista da vitamina K (AVK, p. ex., varfarina), apixabana, dabigatrana e rivaroxabana, este último com menor nível de evidência. No caso do uso do antagonista da vitamina K, há a necessidade do controle do INR, sendo o como alvo recomendado o valor de 2,5.

A anticoagulação deve se iniciar dentro de 14 dias após o evento, sendo que, em AVCi com alto risco de conversão hemorrágica (infartos extensos, transformação hemorrágica em imagem de controle), recomenda-se esperar para iniciar a anticoagulação por volta do 14º dia.

Apesar da recomendação supracitada, deve-se atentar para a pesquisa de contrain-dicações temporárias (cirurgia recente) ou permanentes (sangramento gastrointestinal recorrente, doença hematológica) do uso de anticoagulantes. Nesses casos em que a terapia anticoagulante não pode ser iniciada, recomenda-se o uso de antiagregante plaquetário como AAS em monoterapia ou em associação com clopidogrel.

Uma recomendação adicional é referente à associação de anticoagulação com terapia antiplaquetária, a qual pode ser realizada em pacientes com doença arterial coronariana, em especial na presença de *stent* ou síndrome coronariana aguda.

Cardiomiopatia

Em pacientes que apresentam cardiomiopatia e estejam em ritmo sinusal após o AVCi/

AIT, há consenso em se iniciar terapia de anticoagulação com AVK, tendo INR alvo de 2,5 (variando 2 a 3) apenas na presença de trombos em átrio esquerdo (AE) ou em ventrículo esquerdo (VE) visualizados no ecocardiograma. A anticoagulação deve ser mantida por no mínimo 3 meses. O uso de outros anticoagulantes orais ainda é incerto nessa situação.

Nos casos em que o trombo não é visualizado, não há superioridade constatada entre a terapia antiplaquetária ou anticoagulante. Sendo assim, na ausência de trombo, a escolha da terapia deve ser individualizada caso a caso.

Bibliografia consultada

- Barnett HJ, Taylor DW, Eliasziw M, Fox AJ, Ferguson GG, Haynes RB, et al.; for the North American Symptomatic Carotid Endarterectomy Trial Collaborators. Benefit of carotid endarterectomy in patients with symptomatic moderate or severe stenosis. N Engl J Med. 1998;339:1415-25.
- Kernan WN, Ovbiagele B, Black HR, Bravata DM, Chimowitz MI, Ezekowitz MD, et al. A Guideline for Healthcare Professionals from the American Heart Association/American Stroke Association. Stroke. 2014;45:2160-236.
- Kleindorfer DO, Towfighi A, Chaturvedi S, et al. 2021 Guideline for the Prevention of stroke in patients with stroke and transient ischemic attack: a Guideline from the American Heart Association/American Stroke Association. Stroke. 2021.
- Rerkasem K, Rothwell PM. Carotid endarterectomy for symptomatic carotid stenosis. Cochrane Database Syst Rev. 2011;(4):CD001081.
- Rothwell PM, Eliasziw M, Gutnikov SA, Warlow CP, Barnett HJ. Carotid endarterectomy trialists collaboration. Endarterectomy for symptomatic carotid stenosis in relation to clinical subgroups and timing of surgery. Lancet. 2004;363:915-24.
- Tsivgoulisa G, Safourisa A, Kimd D-E, Alexandrovb AV. Recent advances in primary and secondary prevention of atherosclerotic stroke. Journal of Stroke. 2018;20(2):145-66.
- Tu JV, Wang H, Bowyer B, Green L, Fang J, Kucey D. Participants in the Ontario Carotid Endarterectomy Registry. Risk factors for death or stroke after carotid endarterectomy: observations from the Ontario Carotid Endarterectomy Registry. Stroke. 2003;34:2568-2573.
- Writing Committee, Lloyd-Jones DM, Morris PB, Ballantyne CM, Birtcher KK, Daly DD Jr, et al. 2016 ACC expert consensus decision pathway on the role of non-statin therapies for LDL-cholesterol lowering in the management of atherosclerotic cardiovascular disease risk: a report of the American College of Cardiology Task Force on Clinical Expert Consensus Documents. J Am Coll Cardiol. 2016;68:92-125.

8

Trombose de Seios Venosos – Diagnóstico e Conduta

Marcos Antonio Cavalcanti Gallindo | Claudia Corrêa Bulhões
Feliciana Rodrigues Castelo Branco | Renata Cirne Azevedo

Introdução

Apesar de se tratar de condição rara (representa cerca de 1% dos casos de acidente vascular encefálico – AVE), a trombose venosa cerebral (TVC) está entre as principais causas de AVE em indivíduos abaixo de 45 anos.[1] Estudos recentes reportam incidência em torno de 1% a 1,5%/100.000/ano.[2] É três vezes mais comum em mulheres.[3]

A causa é uma obstrução no sistema venoso cerebral (Figura 8.1) por trombose das veias durais, corticais ou de um seio venoso ocasionando aumento da pressão venosa local e redução da perfusão cerebral. A estase venosa desencadeará quebra da barreira hematoencefálica, o que resulta em edema vasogênico, infartos hemorrágicos, dificuldade na circulação do líquido cefalorraquidiano (LCR) e aumento da pressão intracraniana (PIC).[1,4]

Há uma série de fatores de risco envolvidos, como lesões e infecções do sistema nervoso central (SNC), gravidez, uso de terapia hormonal ou anticoncepcionais orais, trombofilias e estados de hipercoagulabilidade, doenças autoimunes, processos inflamatórios, neoplasia, entre outros.[1,5-7]

Diagnóstico

Etiologia e fatores predisponentes

Virchow descreveu, em 1856, os principais fatores para a formação dos trombos (tríade de Virchow): estase sanguínea, lesões do endotélio e estados de hipercoagulabilidade.[9] Assim, são fatores predisponentes para trombose todos aqueles que acarretam lentificação do fluxo venoso, aumento dos fatores de coagulação e/ou alteração na parede do endotélio vascular. Esses fatores podem ser transitórios ou permanentes, locais ou sistêmicos e genéticos ou adquiridos.

Como exemplos de condições pró-trombóticas transitórias existem gravidez, puerpério, uso de anticoncepcionais orais, terapia de reposição hormonal, uso de algumas drogas (p. ex., danazol, lítio, vitamina A, imunoglobulina endovenosa (EV), *ecstasy* e esteroides), submissão a certos procedimentos até 1 mês antes do diagnóstico de trombose venosa cerebral (por ex., punção lombar, punção venosa central na jugular ou na subclávia), desidratação (particularmente na população pediátrica).

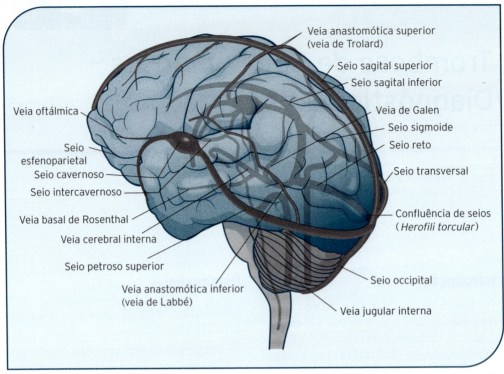

Figura 8.1. Anatomia do sistema de drenagem venosa cerebral. (Fonte: Adaptada de Johnsen HJ, Vorhaug A, Kvistad KA, 2007.)

Os fatores permanentes são as condições pró-trombóticas genéticas como deficiência das proteínas C e S, de antitrombina III, fator V de Leiden, mutação do gene da protrombina G20210A, homozigose do gene da metilenotetra-hidrofolatorredutase (MTHFR)677TT na presença de hiper-homocisteinemia ou estados fisiológicos crônicos como a presença de malignidade.

Circunstâncias locais são, por exemplo, infecções locorregionais e danos intracranianos. Já as causas sistêmicas podem ser cirurgia, imobilização, insuficiência cardíaca, tireoidopatias, distúrbios hematológicos, doenças do tecido conjuntivo, infecções sistêmicas, entre outras.[10-15]

A frequência dos fatores etiológicos varia conforme a faixa etária. Com relação aos adultos, as coagulopatias (intrínsecas ou adquiridas) contribuem com cerca de 70% dos casos, enquanto infecção (causa comum em crianças) contribui com menos de 10% deles. A trombose venosa cerebral (leia-se trombose das veias cerebrais (TVC) e/ou trombose dos seios venosos da dura-máter (TVSC)) é três vezes mais prevalente no sexo feminino do que no masculino.[3] Nas mulheres em idade fértil, o uso de anticoncepcionais orais e o período de gestação são fortes fatores de risco.[11,15,16] O estrogênio aumenta o risco de trombose em duas a cinco vezes em relação à população geral por aumentar os fatores pró-coagulantes VII, IX, X e XII e diminuir a concentração de proteína S e antitrombina III. Em mulheres sob uso de contraceptivos orais, com sobrepeso e obesidade, pode aumentar ainda mais o risco de TVC, de maneira dose-dependente. Nas mulheres sem uso de anticoncepcionais, não foi demonstrada essa associação. Ainda permanece incerto se o tabagismo seria fator de risco para TVC, assim como exercícios. Relatos de caso sugerem que treinamento físico de alta intensidade pode ser associado à TVC.[16] Chiewvit encontrou que os principais fatores de risco para trombose venosa cerebral profunda incluem uso de anticoncepcionais orais, períodos da gravidez e do pós-parto, trauma, doença de Crohn, anemia falciforme, tumor, deficiência de proteína S, inflamação, hemoglobinúria paroxística noturna, diabetes *mellitus* e síndrome nefrótica.[15]

Geralmente, a trombose venosa cerebral é multifatorial[11,12,15,17] e, em cerca de 20% a 35% dos casos, nenhuma causa é identificada. No *International Study on Cerebral Vein and Dural Sinus Thrombosis* (ISCVT), um estudo multinacional e multicêntrico com a maior série prospectiva de casos de TVC descrita na literatura, 85% dos pacientes tinham pelo menos um fator de risco identificável para trombose e 44% tinham múltiplos fatores pré-disponentes.[11,17]

Em termos clínicos, a trombose das veias cerebrais e dos seios venosos da dura-máter é dividida em asséptica e séptica. Já em termos anátomo-funcionais, divide-se em doenças vasculares venosas profundas e superficiais.[1,3,4]

Manifestações clínicas

Aproximadamente 80% dos pacientes com TVC têm um início agudo a subagudo, sendo 20% dos casos com início crônico.[16,18] A apresentação clínica é extremamente variável, podendo o paciente estar assintomático ou apresentar, em ordem decrescente de frequência, cefaleia, convulsões, déficits neurológicos, alteração da consciência, cefaleias isoladas e perda visual.[11,12,19,20] A maioria dos pacientes se apresenta com uma das seguintes síndromes clínicas:

a) Hipertensão intracraniana (HIC) isolada, podendo haver cefaleia, diplopia, baixa acuidade visual, papiledema, paralisia do

VI nervo craniano, diminuição do nível de consciência;

b) Síndrome deficitária, com apresentação de déficits neurológicos focais;

c) Encefalopatia, alteração do estado mental;

d) Convulsões;

e) Síndrome do seio cavernoso (a trombose dos seios cavernosos é quase sempre causada por infecção do seio paranasal, da órbita ou da face).[11,20]

O quadro pode variar conforme a extensão da trombose, as estruturas envolvidas, a presença de circulação colateral e as circunstâncias clínicas concomitantes. Além disso, diferentes graus de hipertensão venosa, recanalização e trombose concomitante podem gerar flutuações na apresentação clínica. Na maioria dos casos de TVC, múltiplas localizações são envolvidas. O seio sagital superior (SSS), seio lateral e seio sigmoide são os mais frequentemente acometidos.[16,21] O sistema venoso cerebral profundo é o menos acometido, porém sua oclusão se relaciona com um risco três vezes maior de morte e dependência.[11] Há quatro preditores estatisticamente significativos que influenciam o prognóstico da TVC: malignidade subjacente; baixa pontuação na escala de coma de Glasgow; presença de infarto hemorrágico; e envolvimento de seio lateral. Com relação à transformação hemorrágica, esta ocorre em 30% a 40% dos pacientes e está mais associada a certas características demográficas como: início agudo (48 horas); idosos; sexo feminino; presença de gravidez; trombose de grande seio; e hipertensão na apresentação.[11,15,19] A hemorragia é tipicamente cortical ou de localização paramediana e não confinada a um território vascular arterial. Outro estudo caracterizou a lesão cerebral hemorrágica e a trombose de seio lateral direito como preditores de agravamento neurológico. Sobre a trombose do seio lateral direito, a explicação seria que, na maioria das pessoas, este é o seio lateral dominante, drenando a maior parte do sangue encefálico,

Cefaleia

Afeta cerca de 90% dos pacientes com TVC[2,8,10,11] e é positivamente relacionada com a gravidade da doença. Sua causa provável é a HIC e/ou o envolvimento local de fibras sensíveis à dor da dura-máter por distensão da parede do seio, inflamação local ou pela presença de hemorragia cerebral cortical.[11,16,18,20] Geralmente, é persistente e, em mais de 60% dos casos, a cefaleia é unilateral ou localizada. Apresenta-se de forma variável (tipo trovoada, em queimação, latejante, em facada, explosiva, em aperto e outras).[16,18,22] Não há associação entre localização da cefaleia e local da trombose, exceto nos casos de trombose do seio sigmoide ou de ambos os seios (sigmoide e transverso), em que a maioria dos pacientes refere dor em região occipital e na nuca. A cefaleia usualmente está agregada a outros sintomas (convulsões, alteração da consciência, déficits neurológicos focais) e, em 14% a 40% dos casos de TVC, ela surge de forma isolada. Menos frequentemente, verifica-se ausência de cefaleia, ausência esta mais comum em homens, idosos, pacientes com câncer e em casos de trombose de veia cortical isolada. Nesses casos, é mais comum haver convulsões e déficits neurológicos, enquanto papiledema é rara.[11,15,16,20]

A 3ª edição da Classificação Internacional de Cefaleias (ICHD-3) apresenta os seguintes critérios diagnósticos para a cefaleia atribuída à TVC:[22]

a. Qualquer cefaleia nova, preenchendo o critério C;

b. Diagnóstico de uma TVC;

c. Evidência de causalidade demonstrada por ambos os seguintes:

1. A cefaleia apareceu em estreita relação temporal com os outros sintomas e/ou sinais clínicos de TVC, ou conduziu à descoberta de uma TVC;

2. Presença de um ou de ambos os seguintes:

a) Cefaleia agravou-se significativamente em paralelo a sinais clínicos e radiológicos de extensão da TVC;

b) A cefaleia melhorou significativamente ou desapareceu após melhora da TVC.

d. Não mais bem explicada por outro diagnóstico da ICHD-3 beta.

Em decorrência da inespecificidade desta queixa na TVC, qualquer cefaleia recente e persistente deve levantar suspeita, especialmente se houver patologia pró-trombótica subjacente.[18,22] Embora mais frequentemente a dor de cabeça seja difusa, severa e progressiva, ela pode se apresentar de outras formas, como descrito a seguir.

Cefaleia tipo trovoada (*thunderclap headache*)

Dor de início súbito, de forte intensidade, que atinge o pico máximo em 1 minuto. De 5% a 13% dos pacientes com TVC podem ter este tipo de cefaleia, a qual deve fazer diagnóstico diferencial, entre outras doenças, com a hemorragia subaracnóidea (HSA). Na TVC, a *thunderclap headache* pode vir ou não associada à HSA.[16,18,20]

Cefaleia tipo migrânea

A cefaleia relacionada à TVC pode mimetizar uma crise de enxaqueca, sendo pulsátil, unilateral, piorada com atividade física, com fotofobia, com ou sem aura. Uma crise de cefaleia similar à migrânea, mas que dure mais do que 72 horas, ou que não responda a triptanos, ou esteja associada a outras manifestações atípicas, pode ser secundária à TVC.[16,18]

Cefaleia em salvas (*cluster headache*)

Cefaleia unilateral, súbita, peri ou retrorbitária ou frontal ou temporal, de grande

Capítulo 8 — Trombose de Seios Venosos – Diagnóstico e Conduta

intensidade, com sintomas autonômicos ipsilaterais à dor (lacrimejamento e/ou hiperemia conjuntival e/ou obstrução nasal e/ou rinorreia e/ou síndrome de Claude-Bernard-Horner parcial) e frequentemente associada à ansiedade. Em geral, é recorrente e com duração entre 15 e 180 minutos. Também pode ser decorrente de TVC.[16,18]

Cefaleia pós-punção de líquido cefalorraquidiano

A característica desta cefaleia é aparecer ou piorar quando a pessoa passa da posição deitada para a posição ortostática e ser aliviada ou desaparecer quando a pessoa permanece em decúbito dorsal. Após punção lombar (PL), se a cefaleia é persistente ou progressivamente pior ou se novos sintomas aparecem, deve-se aventar a possibilidade de TVC.[8,10] Rodrigues,[23] discorrendo sobre o ISCVT – estudo tipo coorte prospectivo –, esclareceu a associação causal entre a PL e a TVC, elucidada por meio da mensuração da velocidade média de fluxo no seio reto por doppler transcraniano no fim da PL e após 30 minutos e 6 horas desse procedimento. Houve redução significativa e mantida a velocidade média de fluxo do seio reto. Daí se concluiu que a PL induz modificações dinâmicas no fluxo venoso cerebral durante e após sua realização (a redução se mantinha por mais de 6 horas), ocorrendo diminuição da velocidade de fluxo venoso em veias ou seios durais. Dessa forma, ao gerar estase sanguínea venosa, seria um fator de risco para TVC. Na maioria dos casos de TVC descritos em relação temporal com a realização de PL, houve presença de outros fatores de risco, como neoplasia, tratamento com corticosteroides, uso de anticoncepcionais, entre outros. Sendo assim, a PL pode ter sido um dos precipitantes da TVC, por meio de um dos mecanismos de Virchow (estase sanguínea) documentado. Consequentemente, se um doente desenvolve uma TVC em seguida à realização de PL,

devem ser investigados outros fatores de risco que possam contribuir adicionalmente para a TVC. Sugere-se possível correlação entre a magnitude da redução da pressão intracraniana (PIC) induzida pela PL e a diminuição da velocidade média do seio reto, porém são necessários mais estudos.[11,17,23]

Convulsões

Convulsões ocorrem em cerca de 40% dos pacientes com TVC. O tipo mais comum de crise convulsiva nos casos de TVC é a generalizada, seguida da focal e, em alguns pacientes, ambos os tipos de crises. Estudos observaram a existência de preditores de convulsões precoces (que ocorrem do início dos sintomas clínicos a 14 dias após o diagnóstico de TVC e antes de qualquer droga antiepiléptica ser iniciada): alteração da consciência (escala de coma de Glasgow < 8); déficit focal; infarto hemorrágico; envolvimento do lobo frontal; trombose do SSS; e altos níveis séricos de D-dímero. Já outros autores encontraram que distúrbios do movimento, hemorragia intracraniana e trombose de veia cortical foram os mais importantes fatores de risco para convulsão precoce. O que se sabe, de fato, é que lesões supratentoriais aumentam o risco para o aparecimento de convulsões, sendo que estas ocorrem principalmente na apresentação clínica inicial ou nas primeiras 2 semanas.[4,16,20,24]

Déficits neurológicos focais

Lesões neurológicas focais são mais comuns em casos de TVC não inflamatória, e síndrome do seio cavernoso é mais comum em TVC relacionada a infecções. Déficits motores são os sinais neurológicos mais comuns e ocorrem principalmente com casos de trombose de seio sagital superior, de veias corticais e do sistema venoso cerebral profundo. Afasia é o segundo sinal neurológico mais comumente observado nos pacientes

75

com TVC, seguido por envolvimento de nervos cranianos (isoladamente ou múltiplos).[16]

Sintomas neuro-oftalmológicos

Papiledema, diminuição da acuidade visual, alterações do campo visual podem todos ocorrer em pacientes com TVC. O papiledema é mais encontrado nos casos de cefaleia crônica e com hemorragia cortical. Baixa acuidade visual pode acontecer por HIC ou lesões focais (infarto ou hemorragia) e defeitos no campo visual podem fazer parte de uma síndrome migrânea-*like* (com fotopsias, escótomas e/ou borramento visual) ou ser decorrente de lesões vasculares (p. ex., infarto occipital) induzidas por TVC.[16]

Alteração da consciência

Alteração da consciência ocorre em 20% a 30% dos pacientes com TVC e é um indicador de mau prognóstico. Estudos demonstram que torpor é mais frequente do que leve alteração da consciência, e esta é mais comum do que o coma. Além disso, sugere-se que prejuízo na consciência ocorra mais em TVC do sistema venoso cerebral profundo do que de veias corticais. Nos casos de oclusão de uma veia interna profunda ou do seio reto, por exemplo, as estruturas diencefálicas responsáveis pela vigília são diretamente afetadas, levando à perda precoce da consciência.[16]

Outras manifestações

Podem estar presentes sintomas psicológicos (p. ex., abulia em caso de infarto talâmico bilateral decorrente da TVC), amnésia global transitória, síncopes recorrentes, tontura, perda auditiva unilateral, alexia, morte súbita e TVC envolvendo o cerebelo (condição com taxa de mortalidade alta). Nos casos de manifestações incomuns, mas em que o paciente tenha cursado com cefaleia ou em que haja fatores de risco para trombose venosa, TVC deve ser incluída no diagnóstico diferencial.[16]

Investigação

Neuroimagem

Os sinais radiológicos da TVC podem ser diretos – por visualização do próprio trombo – ou indiretos, ilustrando achados relacionados ao distúrbio do fluxo venoso, como: edema; apagamento dos sulcos corticais; perda da diferenciação das substâncias branca e cinzenta; infartos ou hemorragias. As diferentes técnicas de imagem são: tomografia computadorizada (TC) de crânio sem e com contraste; ressonância nuclear magnética (RNM) de encéfalo sem e com contraste; angiotomografia (angioTC); angiorressonância (angioRM) sem e com contraste; angiografia digital cerebral; e ultrassom venoso com doppler transcraniano (DTC).[12,15]

Tomografia computadorizada de crânio sem contraste

Geralmente é o primeiro exame a ser realizado, por ser o de mais fácil acesso, mais rápido e de mais baixo custo. Porém, na fase aguda da TVC, a TC é normal em aproximadamente 38% dos casos.[12,15,23]

O sinal direto (demonstração do trombo), quando ocorre, é visualizado como lesão hiperdensa no canal venoso, produzindo um triângulo denso (sinal do seio hiperdenso) ou uma hiperdensidade linear ou curvilínea no sítio de uma veia cortical ou profunda (sinal da corda ou do cordão), que representa um trombo agudo intravascular. O sinal do seio hiperdenso (Figura 8.2) ocorre em torno de 25% dos pacientes, e o sinal da corda, em apenas 5% dos casos. Eles são mais frequentemente identificados nas primeiras 2 semanas dos sintomas, tornando-se depois isodensos e, em seguida, hipodensos. Além disso, outras condições também podem gerá-los: policitemia; desidratação; hemorragias; entre outras situações. Caso haja suspeita de algum desses sinais, deve-se dar prosseguimento à investigação com TC com contraste ou RNM ou a fase venosa de angioTC ou angioRM.[11,12,15,19,25]

Por vezes, somente sinais indiretos são notados em uma TC de crânio sem contraste. Pode haver edema cerebral e do giro, hemorragia e infarto. O sinal mais precoce de infarto venoso é o inchaço giral, tênue e, às vezes, somente observado pelo apagamento dos sulcos adjacentes. A diferenciação córtex-substância branca é relativamente preservada e, muitas vezes, acentuada com a presença de edema vasogênico, simulando uma massa subjacente. Em contraste, um infarto arterial apresenta-se com edema citotóxico com borramento da interface entre substâncias cinzenta e branca pelo edema distal ao ponto de oclusão.[19] A área hipodensa do infarto venoso respeita a distribuição venosa (p. ex., lesões hemisféricas parassagitais bilaterais na trombose de seio sagital superior, lesões em hemisfério cerebelar e têmporo-occipital ipsilateral na trombose do seio transverso, lesões talâmicas bilaterais em trombose venosa cerebral profunda) (Figura 8.2). A TVC progride para infarto venoso em aproximadamente 50% dos casos, e os sinais mais comumente encontrados são hipodensidade de tálamo e de cápsula interna (76%) e infarto hemorrágico (19%). O extenso edema do tálamo e da gânglia basal pode gerar hidrocefalia por compressão do forâmen de Monro ou do 3º ventrículo.[15] Hemorragia parenquimatosa ocorre em cerca de 30% a 40% dos pacientes com TVC. A aparência do sangramento é variável, mas geralmente é cortical ou de localização paramediana e não confinada a um território vascular arterial.[15,19,24] Oclusão da veia de Labbé pode ocasionar hematoma no lobo temporal, o qual pode, às vezes, ser confundido com sangramento aneurismático (Figura 8.3).[19,24] A presença de hemorragias intracerebrais bilaterais, infarto hemorrágico ou infarto fora dos limites de um território arterial são sinais úteis para se suspeitar de TVC.[11,23]

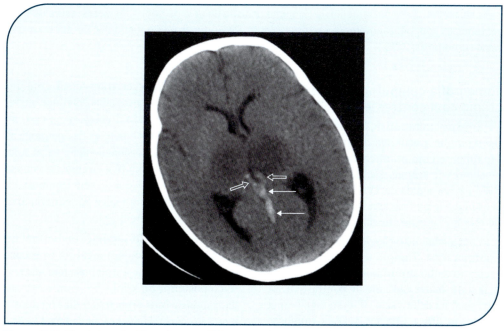

Figura 8.2. Sinal do seio hiperdenso - TC sem contraste mostrando hiperdensidade nas veias cerebrais internas (setas pretas), na veia de Galeno e no seio reto (setas brancas), com hipodensidade pouco definida em ambos os tálamos, sugerindo TVC profunda. (Fonte: Reprodução de Vyas S, Singh P, Kumar R, Singhi PD, Khandelwal N, 2012.

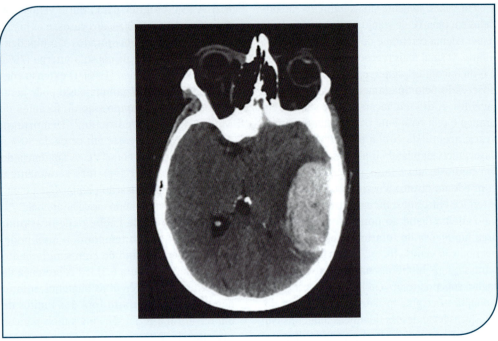

Figura 8.3. Extenso hematoma intraparenquimatoso (HIP) em lobo temporal esquerdo de uma paciente de 52 anos de idade que, clinicamente, apresentava afasia global e hemiparesia à direita (seta vermelha). Essa paciente havia tido uma oclusão da veia de Labbé. Às vezes, estes HIP são confundidos com um sangramento arterial. (Fonte: Reprodução de Coutinho JM. Cerebral venous sinus thrombosis, 2015.)

Tomografia computadorizada de crânio com contraste

Em sua metanálise, Xu et al.[26] argumentam que a acurácia diagnóstica da TC, atualmente com a aplicação de múltiplos detectores de *scanners*, é maior do que a da RNM na fase aguda da TVC (a TC teria maior sensibilidade na fase aguda, enquanto a RM deteria maior especificidade).[26]

Com a administração de contraste, ilustra-se uma área triangular central que não realça (trombo propriamente dito) envolta pela dura-máter captante de contraste. Esse é o "sinal do delta vazio" (Figura 8.4), o qual ocorre em 20% a 30% dos casos de trombose do seio e raramente nos casos de trombose de veia cortical isolada.[15,27]

Os seios cerebrais são estruturas grandes, avalvulares, parcialmente septadas e triangulares em sua secção transversal, com um plexo de canais venosos adjacentes que atuam como colaterais para drenagem em caso de trombose. Uma das hipóteses fisiopatológicas para a existência do sinal do delta vazio seria o fato de haver uma rica circulação venosa colateral dural ao redor do seio trombosado, o que produziria um realce ao redor da área central de baixa atenuação.[27]

A frequência do surgimento do sinal do delta vazio varia com o local da trombose (pode ser ausente se a trombose não afetar o terço posterior do seio),[11,15,27] com o estágio da trombose (nos primeiros 5 dias ou após 2 meses do curso da doença, pode haver realce, desaparecendo o sinal do delta; na fase aguda por causa dos coágulos frescos que exibem atenuação aumentada, e na fase crônica porque há vários canais de recanalização dentro

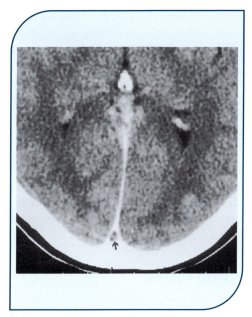

Figura 8.4. "Sinal do delta vazio" em um caso de trombose de seio sagital superior (SSS). TC com contraste revela trombo hipodenso (seta) dentro do SSS, contornado por um realce triangular. (Fonte: Reprodução de EJY. L. The Empty Delta Sign, 2002.)

(padrão-ouro). Contrapondo-se à angioRM, a angioTC é mais rápida nas aquisições das imagens, além de não apresentar contra indicações quanto ao uso de marca-passo e de dispositivos ferromagnéticos e de ter resolução maior ou comparável de imagens, sem nenhum artefato relacionado ao fluxo do contraste na aquisição venosa. Para uma AngioTC fase venosa (ATV), primeiramente, imagens bidimensionais com a técnica de MPR são usadas para visualizar os seios venosos durais e as veias cerebrais. Séries de projeções bidimensionais de intensidade máxima são criadas e salvas. Opcionalmente, pode haver projeções de imagens com o uso do 3D (visão tridimensional). A reconstrução tridimensional da angioTC pode facilitar a visualização do seio trombosado. A angioTC pode revelar trombose dos seios principais até a veia jugular interna. Limitações desta técnica incluem exposição à radiação ionizante, reações adversas ao contraste iodado e observação limitada de estruturas da base do crânio em exibição 3D e de trombose venosa cortical e profunda.[11,15,23]

do trombo organizado), com o tempo da TC e com os parâmetros técnicos utilizados (é importante configurações de nível e janela mais amplas do que as rotineiramente utilizadas, podendo ser necessárias vistas ortogonais e/ou reconstruções multiplanares). No caso de existir uma variante anatômica da confluência dos seios, a bifurcação assimétrica pode se assemelhar a um trombo dentro do seio, produzindo um pseudossinal do delta vazio. Também pode haver o pseudodelta nos casos de hematoma inter-hemisférico parafalcino posterior, empiema subdural, HSA ao redor do seio, entre outras situações clínicas.[15,27]

AngioTC

É um método confiável, com sensibilidade de 95% com imagens reformatadas multiplanares (MPR), menos invasivo e mais barato quando comparado com angiografia digital

Ressonância nuclear magnética de encéfalo sem e com contraste

Em situações clínicas agudas em que a TC de crânio não seja reveladora, ou nos casos sugestivos de TVC em fases subaguda ou crônica, a RNM – preferencialmente em equipamento de 3.0 tesla e com técnicas em 3D – deve ser realizada, se possível associada à angioRM.[26]

A investigação da trombose venosa cerebral deve ser iniciada pelo estudo do parênquima por meio das técnicas convencionais de RNM, com protocolo incluindo sequências ponderadas em T1 e T2 em no mínimo dois planos ortogonais entre si, a fim de evitar possíveis artefatos.

Apesar de alguns estudos referenciarem a RM como um exame mais sensível e capaz de fornecer detalhes anatômicos superiores em relação à TC, ela também apresenta limitações, como na diferenciação de sinal quando existe fluxo lentificado e o trombo propriamente dito. Além disso, o trombo apresenta-se de diversos aspectos ao longo do tempo, podendo haver resultados falso-negativos tanto nos casos hiperagudos como nos casos crônicos.

Na fase aguda da trombose (nos primeiros 7 dias do quadro clínico), a RNM de encéfalo sem contraste tem alteração muito discreta na intensidade do sinal, que pode mimetizar um *flow-void* normal no T2. O trombo é frequentemente isointenso em T1 e hipointenso em T2, relacionando-se com a fase de desoxi-hemoglobina paramagnética dentro das hemácias presas dentro do trombo. Nesta mesma fase, a sequência T2Flair detecta o trombo como hiperintensidade, e a T2* como um sinal hipointenso associado com o efeito de susceptibilidade magnética. Na fase subaguda precoce, já havendo meta-hemoglobina intracelular, o trombo aparece como hipersinal no T1 e hiposinal no T2. Segue-se a ocorrência de meta-hemoglobina extracelular, na evolução do trombo hialinizado, havendo a fase subaguda tardia, com hipersinal em ambos T1 e T2. Já na fase crônica (> 15 dias), a intensidade de sinal é tipicamente isointensa em T1 e hiperintensa em T2, provavelmente relacionando-se ao tecido conjuntivo vascularizado do trombo crônico.[11,15]

Pode haver, em 41% dos casos de seios trombosados, hiperintensidade na sequência ponderada em difusão com correspondente hipointensidade no mapa de ADC (coeficiente de difusão aparente). Observam-se maior duração dos sintomas clínicos e menor frequência de completa recanalização nos casos com restrição à difusão do trombo.[15]

Sinais indiretos de TVC na RNM são superiormente caracterizados, com anormalidades parenquimatosas mais bem descritas do que na TC. Ainda assim, em cerca de 30% dos casos, não há nenhuma anormalidade em T1 e T2.

Infarto venoso

A fisiopatologia do envolvimento parenquimatoso cerebral na oclusão venosa difere daquela da oclusão arterial. O mecanismo do infarto venoso é a obstrução da drenagem venosa com aumento da pressão venosa na região afetada do cérebro. TVC progride para infarto venoso em aproximadamente 50% dos casos. Nos infartos venosos, é mais comum haver um grau de edema maior e mais complicações hemorrágicas do que nos infartos arteriais. As mudanças parenquimatosas podem ser secundárias a edema citotóxico, edema vasogênico ou hemorragia intracraniana.[15]

QUADRO 8.1	RESUMO DOS ACHADOS DA TVC NA RM	
RM de encéfalo sem contraste na TVC	Sequência ponderada em T1	Sequência ponderada em T2
Fase aguda	Isointenso	Hipointenso
Fase subaguda precoce	Hiperintenso	Hipointenso
Fase subaguda tardia	Hiperintenso	Hiperintenso
Fase crônica	Isointenso	Hiperintenso

Fonte: Desenvolvido pela autoria.

Edema cortical e/ou subcortical

Num infarto venoso, pode haver edema citotóxico e edema vasogênico ao mesmo tempo. Radiologicamente falando, o edema citotóxico tende a afetar primeiramente os neurônios (células mais sensíveis a variações de O_2, ATP e nutrientes) e, por conseguinte, o córtex cerebral inicialmente. Depois, o edema se espalha e compromete as demais células encefálicas. Por sua vez, o edema vasogênico tem como alteração o aumento da permeabilidade vascular, que ocorre tanto no nível do córtex como no da substância branca, porém "poupa relativamente o córtex", porque neste há rede de fibras mais compactadas e, portanto, de mais difícil distensão. Na sequência ponderada em difusão da RNM, o edema citotóxico apresenta-se com restrição à difusão e com hipossinal no mapa de ADC. Em contrapartida, o edema vasogênico (relacionado à congestão venosa) é mais bem identificado nas sequências T2 e Flair, apresentando-se como hiperintensidade subcortical e de substância branca periventricular, poupando o córtex cerebral, e com isso ou hipersinal no mapa de ADC.[19] Edema talâmico é a marca da imagem da trombose venosa profunda (p. ex., da veia cerebral interna, da veia de Galeno, ou do seio reto), demonstrado por hipersinal no T2 e no Flair. Isso pode se estender nas regiões do caudado e da substância branca profunda. Hemorragia é notada em 19% dos pacientes e é tipicamente localizada no tálamo.[15]

Hemorragia

Sangramento pode acontecer decorrente de lesão da parede das veias, com ruptura da barreira hematoencefálica (BHE) pela hipertensão intravascular no território ocluído, gerando desde hemorragias petequiais à hemorragia intraparenquimatosa (HIP).

Na RNM, a sequência gradiente echo (GRE) ponderada em T2* apresenta maior sensibilidade em relação às sequências SE (sequências T1 e T2 *spin echo*) convencionais e Flair para detecção de hemorragia intracraniana, a qual, na TVC, é frequentemente cortical ou de localização paramediana e não confinada a um território vascular arterial.[14,15]

Ressonância nuclear magnética de encéfalo com contraste

Sinais diretos

Assim como na RNM sem contraste, pode haver trombo hiperintenso em T1 ou perda do *flow void* em T2 dentro do seio dural trombosado. A sequência gradiente *echo* (GRE) pode demonstrar susceptibilidade à hipointensidade dentro do seio venoso trombosado.[19]

Sinais indiretos

No T1 com contraste, sinais de congestão venosa e circulação colateral são observados como realce intravascular após a administração endovenosa do meio de contraste paramagnético. Há também realce do plexo ependimário e das veias medulares que correm perpendicularmente à parede dos ventrículos laterais e realce dural (Figuras 8.5 e 8.6) adjacente às lesões do parênquima (infarto ou hematoma). O realce dural é explicado pelo fato de a dura-máter ter veias no seu interior, que, com a trombose venosa e a lentificação do fluxo sanguíneo, realçam pela congestão venosa no território afetado.[15,24,28]

AngioRM cerebral com fase venosa, sem e com contraste

A angioRM com fase venosa junto à RNM, ambos os exames com contraste, têm sido os métodos de escolha para diagnóstico e seguimento de TVC por serem mais sensíveis em detectar trombos do que a TC. A angioRM é um método não invasivo que permite a visualização dos sistemas venosos superficial e profundo.[15,23,24,26] Esse método de imagem pode ser realizado sem e com contraste. A angioRM sem o uso do gadolínio, pode ser feita com a técnica TOF (*time-of-flight*) ou

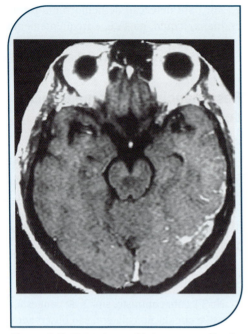

Figura 8.5. RNM de encéfalo com contraste, sequência ponderada em T1, plano axial, demonstrando realce dural e sinais de congestão venosa. (Fonte: Reprodução de Ferreira CS, Pellini M, Boasquevisue E SL, 2006.[28])

com fenômenos de fluxo para geração de contraste, podendo haver artefatos. Com o uso do gadolínio com reconstrução 3DT1 pós--contraste, há maior sensibilidade, inclusive com melhor demonstração de trombos em pequenas veias. Portanto, o uso do gadolínio é superior ao do TOF e pode oferecer a melhor avaliação usando RNM.[11,15] Mas a angioRM também apresenta limitações, visto que variantes anatômicas do sistema venoso normal podem mimetizar trombose (Figura 8.7). Elas podem ser subdivididas entre variantes que mimetizam oclusão (atresia ou hipoplasia de seio), drenagem de seio assimétrica (seios occipitais, duplicação de seio) e falhas de enchimento em seio normal (granulações aracnoides, septo intrasseio). Granulações aracnoides geralmente têm intensidade de sinal similar àquela do LCR e aparecem como falhas de enchimento arredondadas focais com uma distribuição anatômica característica. Inclusive se estas são grandes e aparecem em seios dominantes ou somente no seio transverso, poderiam causar obstrução venosa e gerar sintomas de hipertensão venosa.[12,15]

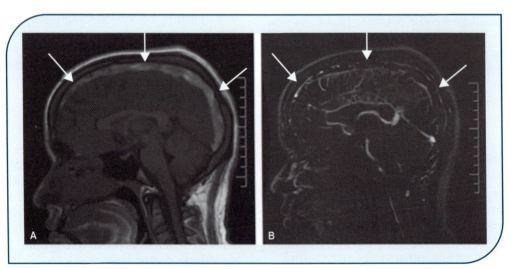

Figura 8.6. (a) RNM com sequência ponderada em T1, corte sagital, mostra um hipersinal no seio sagital superior (SSS), em virtude da fase de meta-hemoglobina no trombo. Na angioRM contrastada correspondente ao mesmo caso (b), há falha de enchimento no SSS. (Fonte: Reprodução de Coutinho JM, 2015.[24])

Apesar dessas restrições, as diretrizes da American Heart Association (AHA) e da European Federation of Neurological Societies (EFNS) recomendam RNM e angioRM na investigação de TVC, salvo quando não estão disponíveis, ocasião em que TC e angioTC tornam-se opções aceitáveis (Figura 8.8).[10,11,20]

Angiografia digital

Embora a angiografia cerebral já tenha sido vista como exame padrão-ouro, ela está sendo usada cada vez menos para avaliar TVC, uma vez que é um exame invasivo e que necessita de imagens pós-contraste com atraso, por causa da circulação lenta do sistema venoso. Além disso, a combinação de RNM (T1, T2, Flair, T2*) e venografia por RNM é tão sensível que, hoje em dia, a angiografia é tipicamente reservada para situações selecionadas, como quando o diagnóstico é incerto ou nos casos em que a trombólise é requerida ou, ainda, se outras técnicas de imagem cerebral estão indisponíveis. Em muitos casos de trombose venosa cortical isolada, por exemplo, faz-se a angiografia digital para confirmação diagnóstica (embora, atualmente, com a sequência T2* da RNM, haja melhor detecção nestes casos), demonstrando-se vias venosas colaterais, veias tortuosas ou lentificação da drenagem venosa local. Nos casos de HSA e TVC concomitantes, a angiografia deve ser considerada para descartar outras causas de ressangramento, como aneurisma distal e fístula arteriovenosa, antes que o tratamento com anticoagulação seja administrado. A angiografia mostrará, na fase venosa, falha de enchimento (parcial ou total) das veias ou dos seios envolvidos pela trombose. Também pode ser evidenciado aumento de colaterais tortuosas ao redor da veia trombosada, que se denomina "padrão pseudoflebítico". Do mesmo modo, a angiografia desempenha papel no diagnóstico definitivo de uma condição associada denominada "má formação arteriovenosa dural" (MAV) em paciente com trombose de seio venoso, ajudando no planejamento adequado do tratamento.[11,12,15,23]

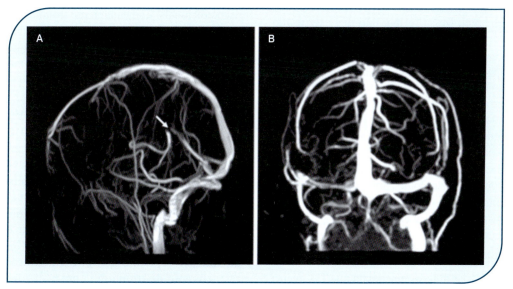

Figura 8.7. AngioRM com TOF: (A) Há, frequentemente, uma perda de sinal na junção do seio reto e da veia de Galeno, o que não deve ser confundido com trombo (seta). (B) Seio hipoplásico transverso direito, representando uma variante anatômica. (Fonte: Reprodução de Dmytriw AA, Song JSA, Yu E, Poon CS, 2018.[12])

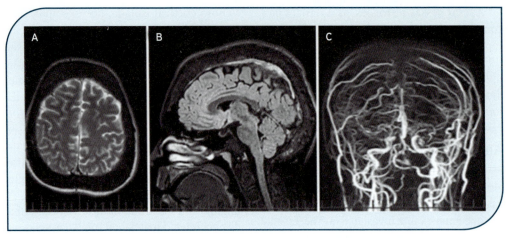

Figura 8.8. (a) RNM ponderada em T2, corte axial, demonstrando ausência de *flow void* no SSS, sugestiva de TVC. (b) RNM ponderada em T2 Flair, corte sagital, detectando TVC através de extenso trombo hiperintenso com ausência do *flow void* esperado e uma borda pituitária superior côncava comumente vista em situação de hipertensão intracraniana. Esses achados são confirmados na reconstrução em 3D da angioRM com gadolínio (c) que mostra falha de enchimento ao longo do SSS (seta) e circulação colateral proeminente. (Fonte: Reprodução de Dmytriw AA, Song JSA, Yu E, Poon CS, 2018.[12])

Doppler transcraniano (DTC - Figura 8.9)

É um exame não invasivo, mas pouco sensível. Dessa forma, não deve ser usado como técnica de rastreio de TVC. Apresenta especificidade de 80% em evidência indireta de TVC, podendo ser indicado para monitorização do progresso da doença. Sua menor utilização no estudo venoso justifica-se atualmente por não haver janelas acústicas bem definidas para a detecção de fluxos de baixa velocidade e pela variabilidade nos valores de velocidades das veias. A utilização do DTC codificado a cores e utilização de contraste pode otimizar o método citado para seu melhor aproveitamento na prática clínica.[1,12,23]

Investigação adicional

Vários autores concordam que TVC requer investigação plena desde o primeiro evento, ao contrário de outros casos de trombose em que se pode aguardar um segundo evento para investigação de trombofilias. Como a maioria dos doentes com TVC tem múltiplos fatores de risco, a identificação de um desses fatores não deve suspender a pesquisa de fatores de risco adicionais, nomeadamente trombofilia congênita ou adquirida, embora os resultados raramente modifiquem o manejo do paciente. Ademais, exames de rotina como hemograma e coagulograma devem ser realizados em todos os pacientes com TVC.[11,17,24]

A atual proposta de diretrizes de TVC de 2017, atualização das diretrizes de 2010 da EFNS e de 2011 da AHA e da American Stroke Society, usando metodologia baseada em evidências, não recomenda (porém com qualidade de evidência muito fraca) triagem para trombofilia, mencionando que esta não reduz a recorrência nem a morte e não melhora o prognóstico funcional. Um adendo refere, como boa prática clínica, rastreamento de trombofilia em pacientes com história pessoal ou familiar de trombose venosa, em paciente jovem com TVC e em caso de TVC sem a presença prévia de fator de risco transitório ou permanente. Sobre

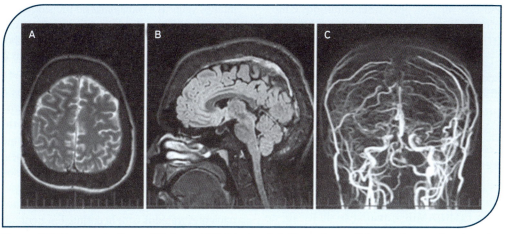

Figura 8.9. Na população pediátrica, o DTC à beira do leito pode ser útil para demonstrar trombo ecogênico dentro do SSS (seta), embora a RNM forneça avaliação superior quanto à extensão da trombose e às anormalidades parenquimatosas associadas. (Fonte: Reprodução de Dmytriw AA, Song JSA, Yu E, Poon CS, 2018.[12])

rastreamento para malignidades ocultas (incluindo doenças hematológicas malignas), não há recomendação para se realizar triagem de rotina nesses pacientes, pois essa medida não melhora prognóstico (qualidade de evidência muito baixa).[10,20]

Pesquisa de produtos de degradação da fibrina (D-dímero)

Valores de D-dímero não são fidedignos para guiar a investigação de TVC. O nível de D-dímero declina com o tempo do início dos sintomas, então seu eventual baixo nível sérico pode simplesmente ser a fase subaguda ou crônica da TVC. Em adição, aqueles pacientes com menor carga de trombo, com acometimento de um único seio, ou aqueles que se apresentam com cefaleia isolada podem ter níveis falso-negativos de D-dímero. Também se sabe que esse exame é mais sensível para casos de trombose venosa profunda do que de trombose de seio venoso cerebral, porém os estudos existentes sobre o assunto são observacionais e com resultados bastante variáveis. Conforme a atualização das diretrizes de TVC da EFNS em 2017, há recomendação, com qualidade de evidência fraca, de dosagem de D-dímero antes da neuroimagem em pacientes com suspeita de TVC, exceto naqueles com cefaleia isolada e em casos de duração prolongada dos sintomas (> 1 semana) antes do exame. Alguns autores sugerem que o D-dímero pode ser útil para descartar TVC em pacientes de baixo risco.[20,29] Para a maioria dos pacientes com uma TVC extensa e aguda, espera-se um nível de D-dímero > 0,5 mcg/mL, enquanto um valor sérico deste exame < 0,5 mcg/mL apresenta um alto valor preditivo negativo. Assim, em conclusão, encontra-se potencial para que o D-dímero possa ser usado como parte de um escore de probabilidade junto a outras condições, como apresentação clínica e fatores de risco para trombose, reduzindo a necessidade de novos exames de imagem em pacientes de baixo risco para TVC. Estudos maiores e de mais elevada qualidade ainda são necessários.[11,23,24,29,30]

Monitorização

Pacientes com TVC podem desenvolver complicações graves como HIC, perda visual, crises convulsivas, hemorragias e infecções.

Por esse motivo, devem ser admitidos e monitorizados em unidades de terapia intensiva (UTI) inicialmente.

As formas mais utilizadas para monitorização destes pacientes são a monitorização clínica (exame neurológico seriado) e da pressão intracraniana.

Neurocheck/exame neurológico seriado

Exames neurológicos seriados à beira do leito (como o *neurocheck* preconizado pelo CITIN/AMIB – avaliação da escala de Glasgow, pupilas, respiração e motricidade) são fundamentais para uma percepção rápida de piora clínica neurológica e identificação de complicações como sangramentos intracranianos, convulsões, hipertensão intracraniana, entre outros. O acompanhamento do *neurocheck* não dispensa exames neurológicos completos frequentes.

Pressão intracraniana (PIC)

A pressão intracraniana nos casos de TVC pode estar aumentada pela existência de grandes lesões hemorrágicas causando efeito de massa (infartos hemorrágicos), pela diminuição da absorção de LCR ou por edema cerebral. A PIC pode ser estimada por métodos não invasivos (p. ex., ultrassonografia (USG) da bainha do nervo óptico) ou medida de forma invasiva por meio da realização de punção ventricular com drenagem ventricular externa e implante de cateter de monitorização de PIC. Deve-se sempre pesar risco e benefício da realização de procedimentos invasivos em virtude da anticoagulação.

Tratamento

Anticoagulação

A heparinização plena é o tratamento de primeira linha para a TVC, resultando em melhores desfechos clínicos, mesmo em casos com infartos venosos e hematomas ou transformação hemorrágica,[10,31] estando justificada nestes casos, devido ao risco de crescimento do trombo, assim como para facilitar a recanalização e para evitar outros eventos tromboembólicos.

Há apenas dois estudos randomizados e controlados comparando terapia anticoagulante com placebo ou grupo controle aberto em pacientes com TVC confirmada por exame contrastado. Em conjunto, esses estudos incluem apenas 79 pacientes. Uma subsequente metanálise dos dois estudos mostrou uma redução de 13% no risco de morte ou dependência nos pacientes tratados com heparina. Em nenhum dos 18 pacientes com hemorragia intracraniana incluídos nos dois estudos e anticoagulado, houve piora do sangramento.[32]

Com base nesses dados, os consensos atuais afirmam que hemorragia intracraniana não representa uma contraindicação para anticoagulação em pacientes na fase aguda de TVC. Alguns autores sugerem que doses subterapêuticas (50% a 75% da dose plena) de heparinas de baixo peso molecular (HBPM) possam ser utilizadas em casos de hemorragias intracranianas muito extensas. Não há consenso sobre a superioridade de qualquer dos tipos de heparina. A primeira comparação indireta entre HBPM e heparina não fracionada para pacientes com TVC ocorreu no grupo de pacientes do estudo ISCVT e mostrou uma incidência mais baixa de incapacidade no grupo de HBPM na avaliação de 6 meses, sem diferença na sobrevida.[33]

Dois estudos randomizados e controlados compararam HBPM e heparina não fracionada. O primeiro mostrou uma taxa de mortalidade significativamente menor no grupo de HBPM (0% *versus* 18,8%), enquanto o segundo não mostrou diferença de mortalidade entre os dois grupos (3,8% *versus* 5,6%), nem no aparecimento de nova hemorragia intracraniana sintomática. Heparina não fracionada, com sua meia-vida mais curta e fácil reversibilidade, pode ser preferida em pacientes instáveis ou naqueles com necessidade de procedimentos invasivos.[34]

Essa conduta não deixa de ser controversa, pois infarto cerebral venoso com transformação hemorrágica ou HIC estão comumente presentes no momento do diagnóstico da TVC. Nessas situações, ou em pacientes com contraindicações maiores (p. ex., hemorragia significativa), devem ser pesados os riscos e benefícios da anticoagulação.[10]

Assim, a anticoagulação plena com heparina de baixo peso tem sido preferida à heparina convencional, salvo em pacientes com insuficiência renal ou em situações em que a reversão rápida da anticoagulação pode ser requerida (como nas pacientes gestantes com TVC e nos pacientes com indicação cirúrgica provável). De qualquer forma, ambas as terapêuticas reduzem o risco de fenômenos tromboembólicos e têm baixo risco de complicações hemorrágicas.[20,24] A Federação Europeia de Sociedades Neurológicas (2010) e a diretriz da Organização Europeia de AVC, endossada pela Academia Europeia de Neurologia (2017), recomendam a HBPM no manejo da TVC aguda.[12,20] A heparina de baixo peso é utilizada na dose de 1 mg/kg a cada 12 horas, e a heparina não fracionada é feita na dose de 80 UI/kg de ataque e 18 UI/Kg/h ajustado pelo tempo de tromboplastina parcial ativada (TTPa). Quando o paciente for considerado estável do ponto de vista clínico, cirúrgico e radiológico, um anticoagulante oral poderá ser iniciado em substituição à heparinização plena. Inibidores do fator Xa e da trombina não são indicados no momento, particularmente na fase aguda. O uso de anticoagulantes orais (antagonistas da vitamina K) costuma ser mantido por 3 a 12 meses. No caso de pacientes com TVC recorrente ou com alto risco trombótico, pode ser necessária anticoagulação permanente.[16,20,24,31]

Trombólise e tratamento endovascular (trombectomia)

O uso de trombolíticos locais (intrasinus) ou sistêmicos e/ou trombectomia fica reservado para os pacientes que apresentem deterioração clínica a despeito da anticoagulação adequada e após descartar outras causas possíveis de piora clínica.[16,20] Também está indicado nos casos de TVC com comprometimento de fossa posterior ou na presença de contraindicação para anticoagulação, como distúrbios hemorrágicos, trombocitopenia (< 100.000) ou hemorragia gastrointestinal recente.[35,36]

A realização dos procedimentos neurointervencionistas pode melhorar desfechos clínicos, mostrando bons resultados para esse grupo selecionado de pacientes.[35-37]

Trombólise farmacológica – administração de trombolítico intrasseio – pode ser feita em bólus e, nos casos de trombose venosa extensa, pode ser usada a infusão contínua do trombolítico mediante a colocação de um microcateter dentro do seio trombosado e a realização de angiografia de controle dentro de 12 a 24 horas do início da infusão do trombolítico, a fim de medir a resposta à trombólise local e determinar quando a interrupção da terapia é apropriada.[38]

Trombectomia mecânica por aspiração direta, por meio do uso de dispositivos endovasculares (como cateteres de aspiração distal, *stent retriever*) pode conseguir aspiração direta do trombo. As técnicas de trombectomia (farmacológica e mecânica) podem ser usadas sozinhas ou em conjunto. Não há evidências suficientes para determinar qual abordagem e/ou dispositivo fornece a restauração ideal do fluxo venoso na trombose venosa cerebral.[14,16,20,35-38]

Tratamento cirúrgico

A craniectomia descompressiva fica reservada para pacientes com TVC com grandes lesões parenquimatosas com herniação iminente. A intervenção cirúrgica pode resultar em bom resultado funcional, mesmo em casos graves.[16,20,24]

Ventriculostomia ou derivação ventrículo-peritoneal: nos casos de trombose venosa de grandes seios (seio sagital, seio transverso), ocorre alteração na drenagem de LCR, resultando em hidrocefalia comunicante com necessidade de terapia de drenagem cirúrgica.

Hipertensão intracraniana

O controle da PIC com punções lombares terapêuticas deve pesar bem o risco de sangramento associado à anticoagulação, mas pode ser realizado nos pacientes que cursem com piora da acuidade visual. Nos casos refratários, pode ser considerada a instalação de *shunt* lomboperitonial.

Da mesma forma, não parece haver evidência que justifique o uso de diuréticos e de inibidores da anidrase carbônica (acetazolamida) na intenção de reduzir a produção do LCR, por não haver melhora de desfechos. Na prática, pode-se cogitar o uso da acetazolamida nos casos de piora da acuidade visual ou de cefaleia refratária de forte intensidade.

Sobre os corticosteroides, consensos europeus de TVC não recomendam o seu uso, a menos que haja doença autoimune associada à TVC (p. ex., casos de doença de Behçet associados à TVC).[20]

Crises convulsivas

Apesar de haver poucas evidências, há recomendação do uso de anticonvulsivantes profiláticos na presença de TVC aguda com lesões supratentoriais e convulsões.[20]

Infecção

Em casos de infecção bacteriana, terapia antimicrobiana está indicada. Abscesso cerebral deve ser drenado cirurgicamente. Uso de esteroides não é recomendado. Infecções locais (p. ex., otites, mastoidites) ou sistêmicas (p. ex., sepse, meningite) podem complicar com trombose adjacente ou distal dos seios venosos cerebrais. O manejo de pacientes com suspeita de infecção e TVC deve incluir administração de antibióticos apropriados e drenagem cirúrgica das fontes de infecção (p. ex., empiemas subdurais ou coleções purulentas nos seios paranasais).[10]

Prognóstico

É considerado bom. A mortalidade relatada na literatura é de cerca de 8% (até 38% em algumas séries). Os principais fatores associados a pior prognóstico são: sexo masculino; idade > 37 anos; coma; distúrbios mentais; hemorragia intracraniana na admissão; trombose do sistema venoso cerebral profundo; infecção do sistema nervoso central; e câncer.[16,17]

A AHA e a ASA recomendam um acompanhamento com realização de angioTC ou angioRM cerebral em 3 a 6 meses em pacientes estáveis ou, antes, naqueles com sintomas persistentes ou evolutivos. Uma vez que uma das complicações após TVC é fístula pial, uma imagem multifásica pode ser considerada, embora haja poucas evidências a esse respeito.[12]

Referências

1. Rojo J, Gathof BS, Picker SM. Epidemiology, etiology and diagnosis of venous thrombosis. Eur J Med Res. 2004;9(3):95-103. Disponível em: http://www.www.daignet.de/site-content/diedaig/fachorgan/2004/ejomr-2005-vol.9/95.pdf.
2. Devasagayam S, Wyatt B, Leyden J, Kleinig T. Cerebral venous sinus thrombosis incidence is higher than previously thought: a retrospective population-based study. Stroke. 2016;47(9):2180-2.
3. Coutinho JM, Ferro JM, Canhão P, Barinagarrementeria F, Cantú C, Bousser MG, et al. Cerebral venous and sinus thrombosis in women. Stroke. 2009;40(7):2356-61.
4. Capecchi M, Abbattista M, Martinelli I. Cerebral venous sinus thrombosis. J Thromb Haemost. 2018;16(10):1918-31.
5. Xu F, Liu C, Huang X. Oral contraceptives caused venous sinus thrombosis complicated with cerebral artery infarction and secondary epileptic seizures: A case report and literature review. Med (United States). 2017;96(51).
6. Ferreira BF de A, Hirata CE, Gonçalves CR, Yamamoto JH, Rodriguez EEC, Prado LL do. Frosted branch angiitis and cerebral venous sinus thrombosis as an initial onset of neuro-Behçet's disease: a case report and review of the literature. J Med Case Rep. 2017;11(1):1-6.

7. Gonzalez JV, Barboza AG, Vazquez FJ, Gándara E. Prevalence and geographical variation of prothrombin G20210A mutation in patients with cerebral vein thrombosis: A Systematic review and meta-analysis. PLoS One. 2016;11(3):e0151607.

8. Johnsen HJ, Vorhaug A, Kvistad KA. Cerebral venous thrombosis-diagnosis and treatment. Tidsskr Nor Laegeforen. 2007;127(8):1069-73.

9. Bagot CN, Arya R. Virchow and his triad: A question of attribution. British Journal of Haematology. 2008;14:180-90.

10. Saposnik G, Barinagarrementeria F, Brown RD, Bushnell CD, Cucchiara B, Cushman M, et al. AHA/ASA Scientific Statement Diagnosis and Management of Cerebral Venous Thrombosis. Stroke. 2012;42(4):1158-92. Disponível em: http://www.ncbi.nlm.nih.gov/pubmed/21293023.

11. Bushnell C, Saposnik G. Evaluation and management of cerebral venous thrombosis. Continuum Lifelong Learning in Neurology. 2014;20:335-51.

12. Dmytriw AA, Song JSA, Yu E, Poon CS. Cerebral venous thrombosis: state of the art diagnosis and management. Neuroradiology. 2018;60:669-85.

13. Blomström-Lundqvist C, Scheinman M. Supraventricular arrhythmias. In: the AHA Guidelines and Scientific Statements Handbook; 2009. p. 255-69.

14. Lui CC, Chen ST, Lee TY, Tsai CC. Cerebral venous thrombosis –diagnosis and treatment. Proc XIV Symp Neuroradiol. 2012;(born 1978):366-7.

15. Chiewvit P, Piyapittayanan S, Poungvarin N. Cerebral venous thrombosis: diagnosis dilemma. Neurol Int. 2011;3(3):13.

16. Luo Y, Tian X, Wang X. Diagnosis and treatment of cerebral venous thrombosis: A review. Frontiers in Aging Neuroscience. 2018;10.

17. Ferro JM, Canhão P, Stam J, Bousser MG, Barinagarrementeria F. Prognosis of cerebral vein and dural sinus thrombosis: results of the International Study on Cerebral Vein and Dural Sinus Thrombosis (ISCVT). Stroke. 2004;35(3):664-70.

18. Agostoni E. Headache in cerebral venous thrombosis. Neurological Sciences. 2004;25.

19. Lu A, Shen PY, Dahlin BC, Nidecker AE, Nundkumar A, Lee PS. Cerebral venous thrombosis and infarct: review of imaging manifestations. Appl Radiol. 2016;45(3):9-17.

20. Aguiar de Sousa D, Canhão P, Dentali F, Stam J, Coutinho JM, di Minno M, et al. European Stroke Organization guideline for the diagnosis and treatment of cerebral venous thrombosis – endorsed by the European Academy of Neurology. Eur J Neurol. 2017;24(10):1203-13.

21. Yoshida S, Shidoh M. The empty delta sign. Neurology. 2003;60(1):146.

22. Headache Classification Committee of the International Headache Society (IHS) The International Classification of Headache Disorders. 3. edition. Cephalalgia. 2018;38(1):1-211.

23. Rodrigues P. Doença trombótica das veias e seios venosos cerebrais. 2009;372. Disponível em: http://repositorio.ul.pt/bitstream/10451/1134/2/20779_ulsd057555_tese.pdf.

24. Coutinho JM. Cerebral venous sinus thrombosis. J Thromb Haemost. 2015;13(1):S238-44.

25. Vyas S, Singh P, Kumar R, Singhi PD, Khandelwal N. Cord sign in deep cerebral venous thrombosis. J Emerg Med. 2012;42(1):60-1.

26. Xu W, Gao L, Li T, Ramdoyal ND, Zhang J, Shao A. The performance of CT versus MRI in the differential diagnosis of cerebral venous thrombosis. Thromb Haemost. 2018;118(6):1067-77.

27. Emil J Y Lee . The Empty Delta Sign. Radiology. 2002;224:788-9.

28. Ferreira CS, Pellini M, Boasquevisue ESL. Alterações parenquimatosas na trombose venosa cerebral: aspectos da ressonância magnética e da angiorressonância. Radiol Bras. 2006;39(5):315-21.

29. Alons IME, Jellema K, Wermer MJH, Algra A. D-dimer for the exclusion of cerebral venous thrombosis: a meta-analysis of low risk patients with isolated headache. BMC Neurol. 2015;15(1):1-7. http://dx.doi.org/10.1186/s12883-015-0389-y.

30. Smith E, Kumar V. BET 1: Does a normal D-dimer rule out cerebral venous sinus thrombosis (CVST)? Emerg Med J. 2018;35(6):396-7.

31. Coutinho J, de Bruijn S, Stam J. Anticoagulation for cerebral venous sinus thrombosis (Review). Cochrane Database Syst Rev. 2011;(8):CD002005.

32. Einhäupl KM, Villringer A, Mehraein S, Garner C, Pellkofer M, Haberl RL, et al. Heparin treatment in sinus venous thrombosis. Lancet. 1991;338(8767):597-600.

33. Coutinho JM, Ferro JM, Canhão P, Barinagarrementeria F, Bousser MG, Stam J. Unfractionated or low-molecular weight heparin for the treatment of cerebral venous thrombosis. Stroke. 2010;41(11):2575-80.

34. Afshary D, Moradian N, Nasiri F, Razazian N, Bostani A, Sariaslani P, et al. The efficacy and safety of low-molecular-weight heparin and unfractionated heparin in the treatment of cerebral venous sinus thrombosis. Neurosciences. 2015;20(4):357-61. Disponível em: http://www.embase.com/search/results?subaction=viewrecord&from=export&id=L606630368%0Ahttp://dx.doi.org/10.17712/nsj.2015.4.20150375.

35. Siddiqui FM, Dandapat S, Banerjee C, Zuurbier SM, Johnson M, Stam J, et al. Mechanical thrombectomy in cerebral venous thrombosis. In: Stroke; 2015.1263-8 p.
36. Haghighi AB, Mahmoodi M, Edgell RC, Cruz-Flores S, Ghanaati H, Jamshidi M, et al. Mechanical thrombectomy for cerebral venous sinus thrombosis: A comprehensive literature review. Clin Appl Thromb. 2014;20(5):507-15.
37. Ilyas A, Chen CJ, Raper DM, Ding D, Buell T, Mastorakos P, et al. Endovascular mechanical thrombectomy for cerebral venous sinus thrombosis: a systematic review. Journal of NeuroInterventional Surgery. 2017;9:1086-92.
38. Rahman M, Velat GJ, Hoh BL, Mocco J. Direct thrombolysis for cerebral venous sinus thrombosis. Neurosurg Focus. 2009;E7.

9

Qual é o Espaço da Craniectomia Descompressiva no Acidente Vascular Cerebral Isquêmico?

Gustavo Cartaxo Patriota | Fernanda Chohfi Atallah

Eventos vasculares isquêmicos encefálicos extensos acometendo território da artéria cerebral média, carótida ou cerebelar podem cursar com hipertensão intracraniana. Nessas situações, a piora neurológica está relacionada a edema com efeito expansivo denominado edema maligno. A hipertensão intracraniana (HIC) está presente em 10% dos eventos vasculares isquêmicos encefálicos e ocorre geralmente nas primeiras 24 horas do *ictus* neurológico, apesar de o pico do edema acontecer entre o 3º e 5º dias do *ictus*. Fenômenos de reperfusão podem estar associados à precocidade desse evento.[1]

A frequência de indicação de craniectomia descompressiva para o tratamento do infarto maligno da artéria cerebral média aumentou nos últimos anos, chegando a 0,14% de todos os pacientes hospitalizados por evento vascular encefálico isquêmico.[2] O reconhecimento precoce dos pacientes que apresentam potencial evolutivo para o edema maligno e a indicação rápida da craniectomia descompressiva ainda são desafios da prática clínica. Auxiliar a entender os pacientes que se beneficiam do tratamento é o objetivo deste capítulo.

Fisiopatologia molecular do edema encefálico na isquemia focal

O entendimento fisiopatológico da isquemia encefálica focal com ou sem reperfusão auxilia na prevenção de lesões secundárias mediante terapêutica precoce e oportuna, como a craniectomia descompressiva.

Em 1896, Ernest Starling estabeleceu o princípio básico envolvido na formação do edema. De acordo com Starling, a formação do edema depende da pressão hidrostática capilar (Pc), da pressão hidrostática do líquido intersticial (Pi), da pressão osmótica do plasma (μ_c), da pressão osmótica intersticial (μ_i) e do coeficiente de filtração (K).[3]

$$J_v = K_o \, (\mu_c\text{-}\mu_i) + K_h \, (\text{Pc-Pi})$$

No encéfalo normal, a pressão osmótica apresenta uma importância maior do que a pressão hidrostática em virtude da existência das *tight junctions* entre as células endoteliais que minimizam a transferência de fluido através dos capilares.

Em condições patológicas, há comprometimento das *tight junctions*. Tanto a pressão hidrostática como a osmótica apresentam importância na transferência dos fluidos. A permeabilidade da barreira hematoencefálica através dos canais iônicos presentes entre as células capilares endoteliais é um fator determinante na formação do edema.

A disfunção vascular encefálica após o evento de isquemia e reperfusão resulta na alteração progressiva da permeabilidade da barreira hematoencefálica, ocasionando a formação de edema iônico e vasogênico e a transformação hemorrágica. O edema iônico resulta do edema citotóxico de células endoteliais em virtude da expressão de canais de cátions nos lados luminal e abluminal, permitindo que o Na+ do compartimento intravascular atravesse a parede do capilar para o espaço extracelular. O edema vasogênico resulta da degradação das *tights junctions* entre as células endoteliais, originando capilares "fenestrados" que permitem o extravasamento do fluido proteico. A morte do neurônio é a consequência final do edema citotóxico (3º ao 5º dia). A morte das células endoteliais resulta na perda completa da integridade capilar e no extravasamento de sangue (conversão hemorrágica)[4] (Figura 9.1).

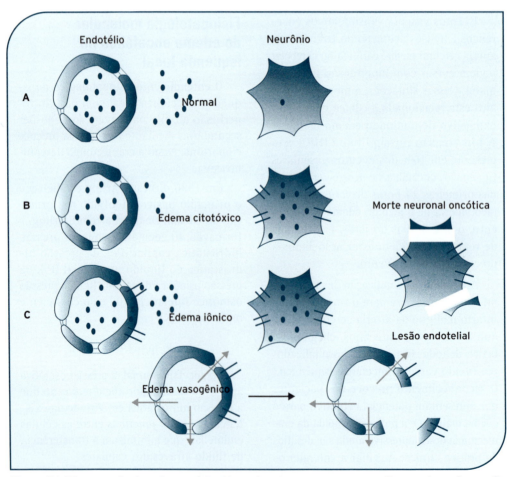

Figura 9.1. Diagrama ilustrando os vários tipos de edema e sua progressão para transformação hemorrágica.(Fonte: Adaptada de Lancet Neurol, 2007.)

O aumento do espaço extracelular (normalmente 12% a 19% do volume encéfalo) ocorre a partir do comprometimento dos capilares que formam a barreira hematoencefálica, havendo prejuízo na retenção dos constituintes intravasculares (Na+, água, proteínas séricas e sangue).[4]

Hipertensão intracraniana na isquemia encefálica focal extensa e considerações hemodinâmicas

Inchaço (*swelling*) é o aumento de volume tecidual por edema ou sangue. O inchaço ocasiona distorções teciduais e aumento da pressão intracraniana (PIC), sendo necessária, para sua progressão, a presença de fluxo sanguíneo residual ou de reperfusão.[4] O aumento do volume tecidual pode ocorrer nos espaços intracelular, intersticial ou intravascular:

Intracelular

O edema citotóxico aumenta o volume das células com consequente aumento tecidual. Nesta situação, há aumento do volume tecidual encefálico intracelular.

Intersticial

A degradação das *tights junctions* dos capilares permite o extravasamento do fluido proteico e o aumento do espaço intersticial. A destruição das células endoteliais resulta no extravasamento de sangue para o interstício contribuindo para o *swelling*. Nesta situação, há aumento do volume tecidual encefálico intersticial por fluido e sangue[4] (Figuras 9.2 e 9.3).

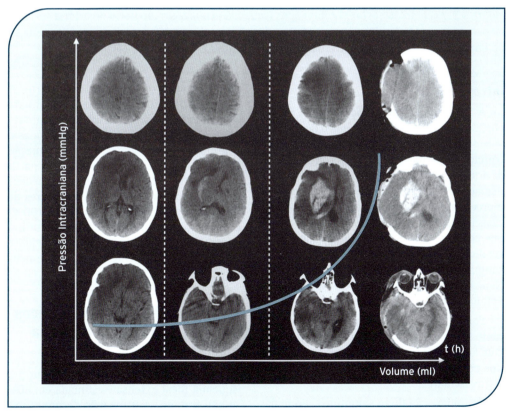

Figura 9.2. Isquemia extensa em território de artéria cerebral média direita com transformação hemorrágica associada. (Fonte: Acervo da autoria.)

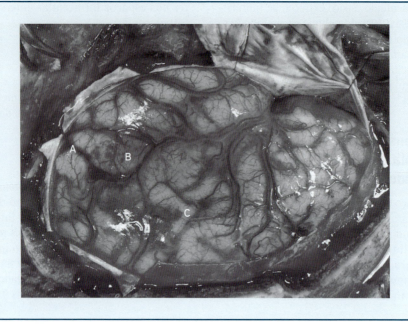

Figura 9.3. Aspecto do córtex cerebral após isquemia extensa em território de artéria cerebral média esquerda. (**A**) Trombo arterial. (**B**) Petéquias hemorrágicas. (**C**) Área de palidez por redução do fluxo sanguíneo encefálico. (Fonte: Acervo da autoria.)

Intravascular

A isquemia encefálica focal extensa proporciona um padrão hemodinâmico de hipervolemia encefálica. Como o pH periarteriolar é o principal controlador da capacidade contrátil da arteríola pré-capilar, a acidose causa vasodilatação do sistema de resistência arteriolar e preenchimento secundário do sistema de capacitância (microcirculação, vênulas e veias que contêm 70% do volume sanguíneo encefálico). O aumento progressivo do volume sanguíneo encefálico pode gerar *swelling*. Nesta situação, há vasodilatação e aumento do volume sanguíneo encefálico intravascular.[5]

Portanto, a HIC na isquemia focal extensa pode se apresentar de forma heterogênea com aumento do volume tecidual em virtude dos componentes celulares, intersticiais e intravasculares.

Os limiares de fluxo sanguíneo cerebral influenciam o tamanho da área isquêmica, sendo o tempo um fator determinante na transformação de isquemia em infarto. A redução do fluxo sanguíneo cerebral para valores entre 20 mL e 10 mL/100 g/minuto ocasiona disfunção elétrica tecidual, mas o neurônio continua viável, em uma situação denominada penumbra isquêmica. A partir de 3 horas, o tecido em penumbra isquêmica pode evoluir para infarto. Em limiares de fluxo sanguíneo abaixo de 10 mL/100 g/minuto, o metabolismo basal diminui, a anaerobiose se acelera, há grande acidose tecidual e, consequentemente, morte neuronal[6] (Figuras 9.4 e 9.5).

Preditores clínicos e radiológicos do edema maligno na isquemia focal extensa

A mortalidade do edema maligno na isquemia focal extensa é estimada em 80% se não tratado. A utilização de preditores clínicos e radiológicos auxilia na prevenção de lesões secundárias.

Capítulo 9

Qual é o Espaço da Craniectomia Descompressiva no Acidente Vascular Cerebral Isquêmico?

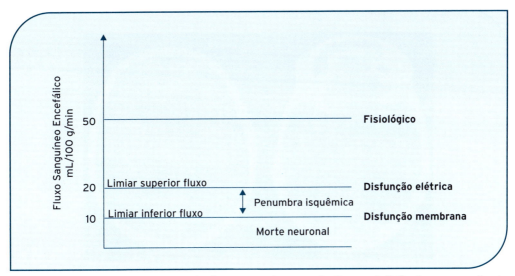

Figura 9.4. Exposição dos limiares de fluxo sanguíneo cerebral e sua influência no conceito de penumbra isquêmica. (Fonte: Adaptada de Stroke, 1977.)

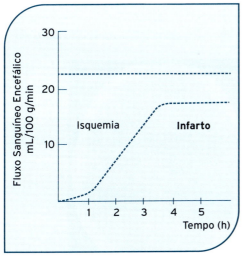

Figura 9.5. Influência do tempo durante o evento de hipofluxo sanguíneo encefálico e a diferenciação de tecido isquêmico em infarto. (Fonte: Adaptada de Stroke, 1977.)

Entre os preditores clínicos, a escala NIHSS, do National Institutes of Health, realizada nas primeiras 6 horas do *ictus* com valores > 15 (hemisfério direito) e > 20 (hemisfério esquerdo) e associada a náuseas e vômitos, apresenta maior significância estatística em predizer o edema maligno. A hipodensidade no território de artéria cerebral média maior que 50% é o preditor radiológico mais robusto[7] (Figura 9.6).

O ASPECTS (*Alberta Stroke Programme Early CT Score*) é um sistema de pontuação confiável, capaz de permitir a detecção tomográfica precoce do infarto no território da artéria cerebral média, ainda nas primeiras horas de instalação do infarto (Figura 9.7). A tomografia computadorizada (TC) não contrastada é interpretada em duas topografias: no nível dos núcleos da base/tálamo; e imediatamente rostral aos núcleos da base. O córtex irrigado pela artéria cerebral média é avaliado em sete pontos (córtex insular, M1, M2, M3, M4, M5 e M6). As estruturas subcorticais são distribuídas em três pontos (núcleo caudado, núcleo lentiforme e cápsula interna). A pontuação é iniciada com 10 pontos, subtraindo-se 1 ponto por cada área que apresenta alteração isquêmica precoce com hipoatenuação do parênquima.[8]

O *Edema score* (Enhanced Detection of Edema in Malignant Anterior Circulation Stroke), publicado em 2017, foi desenvolvido utilizando-se os seguintes preditores

95

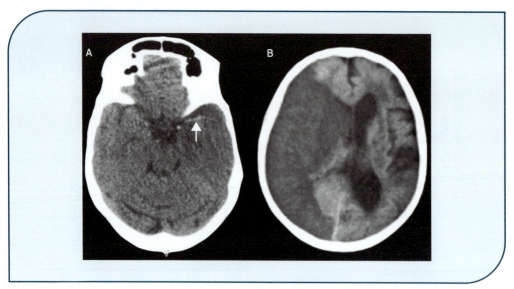

Figura 9.6. (**A**) Sinal da hiperdensidade da artéria cerebral média esquerda. (**B**) Hipodensidade em todo o território da artéria cerebral média direita. (Fonte: Acervo da autoria.)

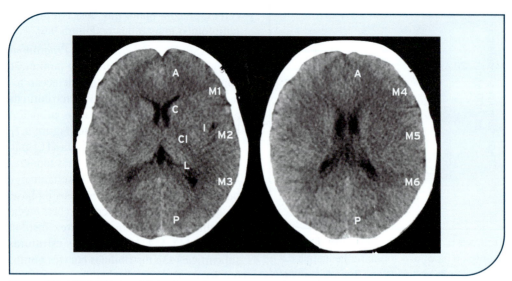

Figura 9.7. *ASPECTS*, território da artéria cerebral média dividido em 10 regiões. (Fonte: Acervo da autoria.)

independentes: apagamento cisternas da base; glicemia ≥ 150; ausência de trombólise (ativador do plasminogênio tecidual) ou trombectomia; desvio do septo pelúcido; e história prévia de acidente vascular cerebral (AVC).[9] O valor preditivo positivo do escore foi de 93% com especificidade de 99% em predizer edema maligno nos pacientes que obtiveram pontuação ≥ 7.[9] A pontuação de cada variável está detalhada na Figura 9.8.

Variáveis	Pontuação *Edema score*
Apagamento cisternas da base	
Sim	3
Não	0
Desvio septo pelúcido	
0	0
0-3	1
3-6	2
6-9	4
> 9 mm	7
Glicemia	
< 150	0
≥ 150	2
Acidente vascular cerebral prévio	
Não	1
Sim	0
Intervenção (trombólise ou trombectomia)	
Não	1
Sim	0

Figura 9.8. *Edema score*, quadro evidenciando variáveis envolvidas na construção da escala e sua pontuação. (Fonte: Adaptada de Stroke, 2017.)

Lesões isquêmicas extensas em hemisférios cerebelares cursam com compressão do IV ventrículo, herniação ascendente com apagamento da cisterna quadrigeminal e hidrocefalia supratentorial obstrutiva. A diminuição do nível de consciência avaliado pela escala de coma de Glasgow é a ferramenta mais aplicada para monitorar esses pacientes e predizer piora clínica.

Craniectomia descompressiva

A adequada seleção dos pacientes para craniectomia descompressiva é um dos fatores mais importantes para o benefício prognóstico. Os preditores clínicos e radiológicos discutidos previamente são muito úteis associados aos critérios metodológicos de estudos aplicados a pacientes submetidos à craniectomia descompressiva.

Isquemia extensa território artéria cerebral média

Apesar de a decisão sobre craniectomia descompressiva partir de uma avaliação caso a caso, o procedimento, quando realizado utilizando os critérios metodológicos dos estudos randomizados, cursa com redução da mortalidade (NNT = 2) e bom prognóstico funcional (NNT = 4). Os estudos randomizados sugerem tempo de realização do procedimento dentro de 48 horas do *ictus*[10,11] (Figura 9.9).

- Critérios de indicação: idade de 18 a 60 anos; NIHSS > 15; TC de crânio com hipodensidade maior do que dois terços do território da artéria cerebral média; dentro de 48 horas do início sintomas. Para pacientes com idades entre 60 e 80 anos, a hemicraniectomia continua sendo um procedimento que diminui mortalidade;

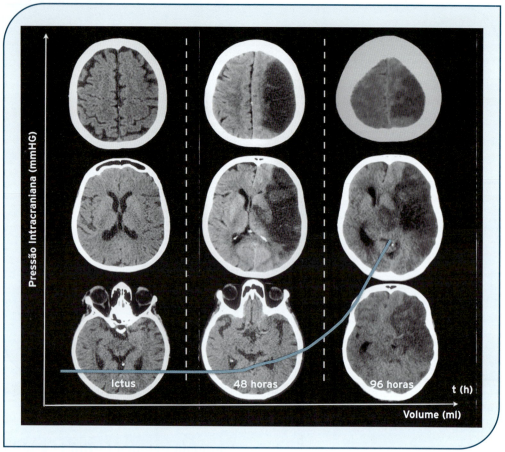

Figura 9.9. Isquemia extensa em território de artéria cerebral média esquerda evoluindo com infarto maligno e sinais de hipertensão intracraniana (desvio do septo pelúcido, compressão da cisterna quadrigeminal e apagamento de sulcos corticais). (Fonte: Acervo da autoria.)

no entanto, só deve ser realizada se a probabilidade de viver com incapacidade grave estiver dentro dos objetivos de tratamento.

- **Critérios de exclusão:** déficit neurológico incapacitante prévio; transformação hemorrágica significativa; coagulopatia; presença de pupilas médio-fixas ao exame neurológico.

Estão descritas a seguir as conclusões dos principais estudos randomizados que compararam craniectomia com tratamento clínico (Figura 9.10).

- **Decimal:** craniectomia descompressiva precoce (em até 24 horas) melhora a sobrevida em pacientes jovens (18 a 55 anos) com infarto maligno extenso em território de artéria cerebral média. Nenhum dos pacientes do grupo cirúrgico ficou acamado ou evoluiu com incapacidade persistente grave. Pacientes jovens apresentaram melhor prognóstico com a cirurgia, porém nenhum apresentou recuperação completa (mRS ≤ 1).[12]
- **Destiny:** craniectomia descompressiva precoce para infarto maligno reduz mortalidade em pacientes com idade entre 18 e 60 anos se realizada entre 12 e 36 horas do início dos sintomas.[13]
- **Hamlet:** craniectomia descompressiva em até 96 horas o infarto maligno reduz

Capítulo 9

Qual é o Espaço da Craniectomia Descompressiva no
Acidente Vascular Cerebral Isquêmico?

	Decimal	Destino	Hamlet	HeADDFIRST
Evidência	Classe I	Classe I	Classe I	Classe I
Randomização	cirurgia *versus* tratamento clínico	cirurgia *versus* tratamento clínico	cirurgia *versus* tratamento clínico	cirurgia *versus* tratamento clínico
Número Pacientes	38	32	64	25
Follow-up	12 meses	12 meses	12 meses	12 meses
Número de centros	13	6	6	1
Idade	18-55	18-60	18-60	18-75
Tempo	ΔT < 24 horas	12 < ΔT < 36 horas	ΔT < 96 horas	ΔT < 96 horas
NIHSS	≥ 16	> 18 ND; > 20 D		
Imagem	TC > ⧾ ACM DWI > 145 mL	TC ≥ 2/3 ACM	TC > 2/3 ACM	TC ≥ 1/2 ACM desvio septal > 7,5 mm ou desvio pineal > 4 mm

Figura 9.10. Comparativo com estudos sobre craniectomia descompressiva para o evento vascular encefálico isquêmico extenso. NIHSS: National Institutes of Health Stroke Score; TC: tomografia computadorizada; ACM: artéria cerebral média. (Fonte: Adaptada de Lancet Neurol, 2007.)

mortalidade, porém não altera desfecho funcional comparado ao tratamento clínico. A conclusão sobre a escala de Rankin não obteve significância estatística.[14,15]

- HeADDFIRST: não houve diferença de mortalidade em 6 meses entre cirurgia e tratamento clínico.[16]

Os alemães elaboraram o **Destiny II** que randomizou 112 pacientes com idade entre 60 e 80 anos com infarto maior do que dois terços da área da artéria cerebral média (ACM) e com NIHSS maior do que 14, quando o hemisfério não dominante estava envolvido, e NIHSS maior do que 19, quando o hemisfério dominante encontrava-se afetado. A cirurgia foi realizada em até 48 horas, a mortalidade foi de 43% no grupo intervenção e de 76% no grupo tratamento clínico. Somente 10%

dos pacientes que sofreram intervenção apresentavam mRS menor do que 3 após 1 ano.[17]

A técnica neurocirúrgica empregada na realização da craniectomia descompressiva supratentorial consiste em uma ampla craniectomia frontotemporoparietal associada à expansão dural com tamanho suficiente para acomodar o território da ACM. Diâmetro anteroposterior de 12 cm acomoda um volume de aproximadamente 100 mL, enquanto diâmetro de 15 cm está associado a um aumento de volume acima de 200 mL.[18] É sugerida uma craniectomia com diâmetro anteroposterior de 14 a 15 cm e diâmetro do vértix à base temporal de 10 a 12 cm. Durotomia e duroplastia expansiva devem ser realizadas em associação à retirada de tecido ósseo, para permitir a livre migração do parênquima cerebral para além dos limites do crânio. A expansão dural pode ser realizada com pericrânio ou pela membrana artificial dura-máter. O objetivo primário da craniectomia descompressiva é melhorar a pressão de perfusão cerebral, além de prevenir herniação uncal e colapso de cisternas basais e do IV ventrículo (Figuras 9.11 e 9.12).

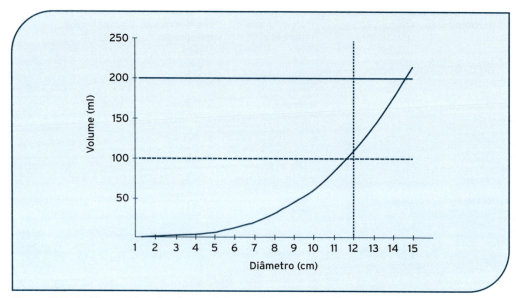

Figura 9.11. Gráfico evidenciando o volume acrescentado após a realização da craniectomia descompressiva. (Fonte: Adaptada de Neurosurg Focus, 1997.)

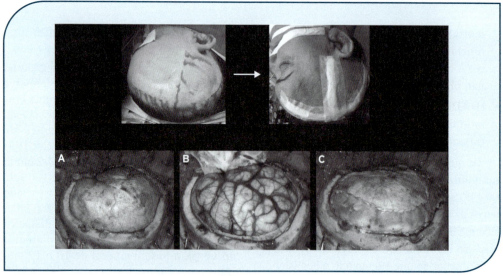

Figura 9.12. Considerações técnicas da craniectomia descompressiva. Após incisão cutânea em "T", observa-se, em (**A**), ampla craniectomia descompressiva com diâmetro anteroposterior englobando a bossa craniana frontal e parietal; em (**B**), abertura da dura-máter e exposição do córtex cerebral; em (**C**), expansão da dura-máter com pericrânio. (Fonte: Acervo da autoria.)

Isquemia cerebelar extensa

A craniectomia suboccipital com expansão da dura-máter deve ser realizada em pacientes com infartos cerebelares que apresentam piora neurológica (em especial, nível de consciência) associada a sinais de hipertensão intracraniana na fossa posterior e/ou hidrocefalia obstrutiva por compressão do IV ventrículo.[19]

- Critérios de indicação: diminuição do nível de consciência avaliada pela escala coma Glasgow; sinais de hipertensão intracraniana na fossa posterior (compressão IV ventrículo; apagamento das cisternas da base e hidrocefalia obstrutiva).

A técnica neurocirúrgica empregada na hipertensão intracraniana da fossa posterior consiste em duas etapas: implante de derivação ventricular externa e; craniectomia descompressiva de fossa posterior. A derivação ventricular externa visa o controle do sistema ventricular para prevenir ou tratar o surgimento da hidrocefalia obstrutiva. A drenagem transoperatória de 15 mL a 20 mL de líquido cefalorraquidiano (LCR) facilita a abertura da fossa posterior. A descompressão da fossa posterior tem os processos mastóideos como limites bilaterais e o seio transverso como limite superior. A realização de durotomia em "Y", com duroplastia pericrânio ou membrana dura-máter artificial, auxilia na expansão e acomodação do tecido infartado. O objetivo da craniectomia descompressiva de fossa posterior é a abertura do IV ventrículo e da cisterna quadrigeminal. A persistência da derivação ventricular externa é variável (7 a 10 dias) e depende do controle da hidrocefalia obstrutiva (Figuras 9.13 e 9.14).

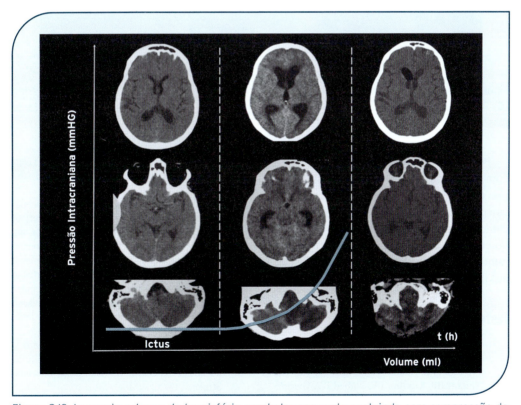

Figura 9.13. Isquemia extensa do hemisfério cerebelar esquerdo evoluindo com compressão do IV ventrículo, herniação ascendente, compressão das cisternas da base e hidrocefalia obstrutiva. (Fonte: Acervo da autoria.)

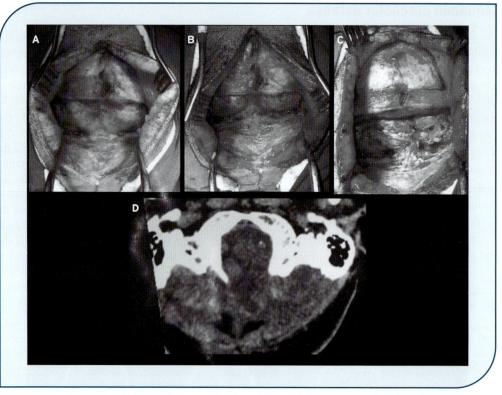

Figura 9.14. (**A**) Exposição da fossa posterior. (**B**) Craniectomia descompressiva de fossa posterior. (**C**) Duroplastia com pericrânio. (**D**) Aspecto tomográfico da craniectomia descompressiva de fossa posterior. (Fonte: Acervo da autoria.)

Portanto, a craniectomia descompressiva com expansão dural deve ser considerada precocemente nos pacientes com eventos vasculares isquêmicos extensos com preditores clínicos e radiológicos favoráveis à formação do edema maligno. Seguir os critérios dos estudos randomizados, classe I de evidência, auxilia na melhor seleção dos pacientes.

Referências

1. Aiyagari V, Diringer MN. Management of large hemispheric strokes in the neurological intensive care unit. Neurologist. 2002;8(3):152-62.
2. Walcott BP, Kuklina EV, Nahed BV, George MG, KahleKT, Simard JM, et al. Craniectomy for malignant cerebral infarction: prevalence and outcomes in US hospitals. PLoS One. 2011;6:e29193.
3. Starling EH. On the absorption of fluids from connective tissue spaces. J Physiol. 1896;19:312-26.
4. Simard JM, Kent TA, Chen M, Tarasov KV, Gerzanich V. Brain oedema in focal ischaemia: molecular pathophysiology and theoretical implications. Lancet Neurol. 2007;6(3):258-68.
5. Stávale MA, Patriota GC. Síndrome da reperfusão encefálica e as hipóteses bioquímica e hemodinâmica do fenômeno da hipoperfusão pós-hiperemia. Stávale MA (ed.). Hemodinâmica encefálica: fisiopatologia em neurointensivismo e neuroanestesia. Livraria Santos Editora Ltda. 2013:35-45.
6. Astrup J, Symon L, Branston NM, Lassen NA. Cortical evoked potential and extracellular K+ and H+ at critical levels of brain ischemia. Stroke. 1977;8(1):51-7.
7. Krieger DW, Demchuk AM, Kasner SE, Jauss M, Hantson L. Early clinical and radiological predictors of fatal brain swelling in ischemic stroke. Stroke. 1999;30(2):287-92.

8. Barber PA, Demchuk AM, Zhang J, Buchan AM. Validity and reliability of a quantitative computed tomography score in predicting outcome of hyperacute stroke before thrombolytic therapy. ASPECTS Study Group. Alberta Stroke Programme Early CT Score. Lancet. 2000;355(9216):1670-4.

9. Ong CJ, Gluckstein J, Laurido-Soto O, Yan Y, Dhar R, Lee JM. Enhanced detection of edema in malignant anterior circulation stroke (EDEMA) Score: A Risk Prediction Tool. Stroke. 2017;48(7):1969-72.

10. Vahedi K, Hofmeijer J, Juettler E, Vicaut E, George B, Algra A, et al. Decimal, Destiny, and Hamlet investigators. Early decompressive surgery in malignant infarction of the middle cerebral artery: a pooled analysis of three randomised controlled trials. Lancet Neurol. 2007;6(3):215-22.

11. Beez T, Steiger HJ. Impact of randomized controlled trials on neurosurgical practice in decompressive craniectomy for ischemic stroke. Neurosurg Rev. 2018.

12. Vahedi K, Vicaut E, Mateo J, Kurtz A, Orabi M, Guichard JP, et al. Decimal Investigators. Sequential-design, multicenter, randomized, controlled trial of early decompressive craniectomy in malignant middle cerebral artery infarction (Decimal Trial). Stroke. 2007;38(9):2506-17.

13. Jüttler E, Schwab S, Schmiedek P, Unterberg A, Hennerici M, Woitzik J, et al. Destiny Study Group. Decompressive surgery for the treatment of malignant infarction of the middle cerebral artery (Destiny): a randomized, controlled trial. Stroke. 2007;38(9):2518-25.

14. Hofmeijer J, Kappelle LJ, Algra A, Amelink GJ, van Gijn J, van der Worp HB. Hamlet investigators. Surgical decompression for space-occupying cerebral infarction (the hemicraniectomy after middle cerebral artery infarction with life-threatening edema trial [HAMLET]): a multicentre, open, randomised trial. Lancet Neurol. 2009;8(4):326-33.

15. Geurts M, van der Worp HB, Kappelle LJ, Amelink GJ, Algra A, Hofmeijer J, HAMLET Steering Committee. Surgical decompression for space-occupying cerebral infarction: outcomes at 3 years in the randomized Hamlet trial. Stroke. 2013;44(9):2506-8.

16. Frank JI, Schumm LP, Wroblewski K, Chyatte D, Rosengart AJ, Kordeck C, et al., HeADDFIRST Trialists. Hemicraniectomy and durotomy upon deterioration from infarction-related swelling trial: randomized pilot clinical trial. Stroke. 2014;45(3):781-7.

17. Jüttler E, Unterberg A, Woitzik J, Bösel J, Amiri H, Sakowitz OW, et al. Destiny II Investigators. Hemicraniectomy in older patients with extensive middle-cerebral-artery stroke. N Engl J Med. 2014;370(12):1091-100.

18. Wirtz CR, Steiner T, Aschoff A, Schwab S, Schnippering H, Steiner HH, et al. Hemicraniectomy with dural augmentation in medically uncontrollable hemispheric infarction. Neurosurg Focus. 1997;2(5):E3.

19. Wijdicks EF, Sheth KN, Carter BS, Greer DM, Kasner SE, Kimberly WT, et al. American Heart Association Stroke Council. Recommendations for the management of cerebral and cerebellar infarction with swelling: a statement for healthcare professionals from the American Heart Association/American Stroke Association. Stroke. 2014;45(4):1222-38.

10

Abordagem Inicial do Acidente Vascular Cerebral Hemorrágico

Ricardo Turon
Pedro Henrique Rigotti Soares

Introdução

A hemorragia intraparenquimatosa cerebral ou acidente vascular cerebral hemorrágico (AVCh) tem como causa o sangramento espontâneo para o interior do cérebro ou mesmo para o sistema ventricular. Apesar de corresponder somente a 10% a 15% dos casos de AVC, o subtipo hemorrágico é o que confere o pior prognóstico dentre os AVC, associado a um alto risco de morte ou a uma incapacidade a longo prazo.[1,2] A hipertensão arterial crônica é o principal fator de risco para o desenvolvimento da HIC, sendo duas vezes mais comum em pacientes com AVC hemorrágicos profundos do que naqueles com AVC hemorrágicos lobares. Na população mais idosa, a angiopatia amiloide também é uma causa comum de HIC. Outras etiologias incluem: malformações arteriovenosas; trombose venosa cerebral; neoplasias intracranianas; transformações hemorrágicas do AVC isquêmico (AVCi); e coagulopatias. O uso de anticoagulantes orais e medicações antitrombóticas é uma etiologia importante de hemorragia intraparenquimatosa cerebral e tem recebido cada vez mais enfoque no manejo do AVCh.[1-3]

A hemorragia intraparenquimatosa cerebral é considerada uma emergência neurológica aguda resultante do alto risco de lesões secundárias. A abordagem e o tratamento da hemorragia intraparenquimatosa cerebral são controversos em diversos aspectos. Quando comparado ao AVCi e à hemorragia subaracnóidea, os benefícios do tratamento do AVCh carecem de maior evidência científica, resultando em uma grande variabilidade no cuidado dos pacientes acometidos por esse quadro. Apesar disso, uma abordagem inicial agressiva, com diagnóstico precoce e manejo organizado, hierarquizado e assertivo, é recomendada e está presente nas diretrizes atuais do manejo da hemorragia intraparenquimatosa cerebral.[1-4]

A primeira hora ou *"golden hour"* no manejo do AVCh se caracteriza pela abordagem sistemática que inclui estabilização do paciente (via aérea, ventilação e circulação – ABC), diagnóstico preciso por imagem, controle pressórico, correção de coagulopatia e necessidade de intervenção cirúrgica precoce. A antecipação de possíveis necessidades específicas do paciente também estão contidas nesta abordagem, como tratamento específico da causa da hemorragia intraparenquimatosa cerebral, avaliação do risco de expansão precoce do hematoma, necessidade de monitorização da pressão intracraniana (PIC) e outros dispositivos[1,4,5] (Quadro 10.1).

CMIB

DOENÇAS CEREBROVASCULARES

| QUADRO 10.1 | ABORDAGEM INICIAL DO PACIENTE COM AVCH |

- *Checklist* para, preferencialmente, a 1ª hora na abordagem da hemorragia intraparenquimatosa cerebral
  - Hemograma completo com plaquetas, TAP, PTT e INR
  - Tomografia computadorizada de crânio: tamanho do hematoma, localização e presença de hemorragia intraventricular
  - Escala de coma de Glasgow
  - Calcular o ICH escore
- Intervenções
  - Reversão de coagulopatia (INR > 1,3)
  - Redução de pressão arterial (PA sistólica entre 130 e 140 mmHg)
  - Abordagem cirúrgica quando indicado
  - Manejo de via aérea e ventilação

AVCh: acidente vascular cerebral hemorrágico; ICH: hemorragia intracerebral; PA: pressão arterial.

Fonte: Desenvolvido pela autoria.

Diagnóstico e manejo inicial

O paciente com AVCh geralmente se apresenta à emergência com um déficit neurológico focal de início agudo e, muitas vezes, indistinguível do paciente com AVCi.[1-4] Cefaleia intensa, crise hipertensiva e sinais de deterioração neurológica com redução do nível de consciência ocorrem mais comumente no AVCh; entretanto, o diagnóstico só pode ser firmado após exame de imagem. A abordagem inicial mais preconizada é o ABC, comum aos pacientes de AVCi, que é essencial para garantir a patência das vias aéreas e a manutenção da estabilidade hemodinâmica para que tenha condições clínicas de realizar o exame de imagem sem atrasos. Somente após a diferenciação entre AVCi e AVCh, será proposto um tratamento específico, debatido a seguir no tópico de intervenções primárias.[1,2,6]

A TC sem contraste apresenta altas sensibilidade e especificidade suficientes para excluir ou estabelecer o diagnóstico de sangramento agudo com segurança. Portanto, o uso de ressonância nuclear magnética (RNM) não é obrigatório nesse contexto em virtude da logística, do maior tempo para sua realização e do maior custo quando comparado à TC, mesmo apresentando sensibilidade igual à da TC para detecção de sangramento.[4,6-8]

Importância da realização do exame por imagem

No exame de TC, é importante caracterizar a localização e o volume do hematoma, a presença ou não de sangramento intraventricular e de hidrocefalia. Essas informações serão úteis na determinação da etiologia, do prognóstico e da decisão terapêutica.[8,9] A ocorrência de hematomas nas regiões do tálamo, dos núcleos da base, do tronco cerebral e do cerebelo está mais relacionada com a etiologia hipertensiva, enquanto sangramentos decorrentes de malformações arteriovenosas e de angiopatia amiloide costumam ser mais corticais e lobares.[8-10]

O volume do hematoma, por sua vez, alcança maior importância prognóstica.[11] Ele deve ser calculado pela fórmula representada como $A \times B \times C/2$, onde (Figura 10.1):

A. é obtido pelo maior diâmetro medido em um corte que será a referência;

B. maior diâmetro perpendicular a linha (A);

C. número de cortes × espessura;

*Obs.: O corte é pontuado como 1 apenas se for > 75% da aérea estabelecida no corte referência. Entre 25% e 75% será pontuado com 0,5. Áreas menores do que 25% não são levados em consideração.

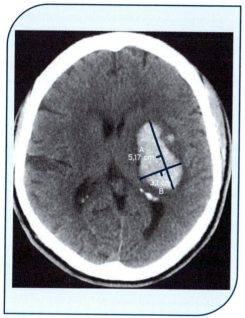

Figura 10.1. Demonstração das medidas realizadas na TC de crânio. (Fonte: Reprodução/adaptada de McGurgan IJ, et al., 2021.)

Escore ICH

O escore ICH (do inglês, *Intracerebral Hemorrhage*) é validado como uma boa ferramenta prognóstica[12-14] e corresponde à ferramenta mais utilizada atualmente. A pontuação vai de 0 a 6, sendo as pontuações maiores correlacionadas com maior mortalidade em 30 dias, como se pode observar na Figura 10.2.

O escore é calculado pelo somatório da pontuação dos itens a seguir:

1) Escala de coma de Glasgow:

    3-4: 2 pontos | 5-12: 1 ponto | 13-15: zero

2) Volume do hematoma:

    maior ou igual a 30 mL: 1 ponto | menor que 30 mL: zero

3) Presença de hemorragia intraventricular:

    Sim: 1 ponto | Não: zero

4) Localização infratentorial:

    Sim: 1 ponto | Não: zero

5) Idade:

    maior ou igual a 80: 1 ponto | menor que 80: zero

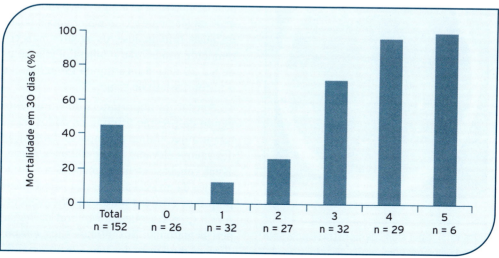

Figura 10.2. Mortalidade em 30 dias conforme ICH escore. (Fonte: Adaptada de Hemphill et al., 2001.)

Estudo com contraste

A TC sem contraste é suficiente para as tomadas de decisões iniciais do paciente com hematoma intracerebral, porém complementar o estudo inicial com angiotomografia pode acrescentar duas informações interessantes: 1) diagnóstico etiológico de alguma anomalia vascular; 2) predizer expansão do hematoma. Esta última ganha importância em virtude de vários desses pacientes evoluírem com deterioração neurológica por expansão do hematoma ainda nas primeiras 24 horas.[15] A angiotomografia realizada junto com a TC inicial pode detectar um extravasamento de contraste dentro do hematoma chamado de *spot sign* (Figura 10.3) – definido pela presença de um ou mais focos de realce por contraste de 1 a 2 mm – que é preditor dessa expansão (53% de sensibilidade e 88% de especificidade).[15-17]

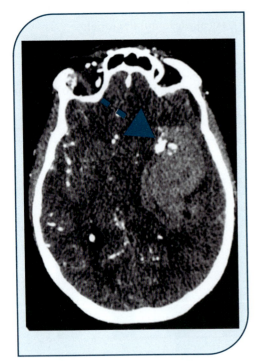

Figura 10.3. "*Spot sign*" demonstrada pela seta tracejada em angiotomografia de crânio. (Fonte: Reprodução/adaptada de Jain *et al.*, 2021.)

Intervenções primárias

Após o diagnóstico da hemorragia intraparenquimatosa cerebral, algumas medidas precisam ser tomadas dentro de um plano terapêutico como o controle da pressão arterial, a correção de coagulopatias e a avaliação da necessidade de drenagem cirúrgica de urgência. Independentemente do aspecto clínico do paciente, as questões tratáveis do AVCh necessitam ser resolvidas precocemente. A presença de coagulopatia aumenta a chance da ocorrência de expansão do hematoma, além de ter o potencial de aumentar a sua extensão. A expansão do hematoma é uma complicação comum (mesmo naqueles sem discrasia sanguínea ou sem uso de antitrombóticos), associada a um pior prognóstico e geralmente acontece nas primeiras 24 horas.[12-14]

Pressão arterial

A presença de PA elevada é extremamente comum nos pacientes com AVCh. O manejo da pressão arterial deve ser iniciado o mais rápido possível e de preferência em ambiente de unidade de terapia intensiva (UTI), pela necessidade de monitorização das doses dos anti-hipertensivos e da PA. Deve-se escolher um agente anti-hipertensivo intravenoso, pela facilidade de se atingir o alvo pressórico mais rapidamente e com maior possibilidade de ajuste fino da dose. Os agentes mais comumente usados são o labetalol (em bólus de 5 a 20 mg), a nicardipina (5 mg/hora) e o nitroprussiato de sódio.

Apesar da importância do tratamento agudo da pressão arterial, os dados na literatura que tratam do impacto da redução dos valores elevados são conflitantes. Mesmo assim, com base na literatura atual, a redução drástica da pressão arterial não parece trazer prejuízos clínicos para os pacientes com AVCh (p. ex., isquemia cerebral na região peri-hematoma). Nos últimos anos, ensaios clínicos randomizados não mostraram diferença no que diz respeito a desfechos clínicos

Capítulo 10 — Abordagem Inicial do Acidente Vascular Cerebral Hemorrágico

importantes como mortalidade, incapacidade funcional ou expansão do hematoma quando comparados a dois alvos de pressão arterial sistólica: PAS < 140 mmHg e PAS < 180 mmHg. Algumas diretrizes internacionais ainda recomendam um alvo mais rigoroso de 140 mmHg; no entanto, diante das novas evidências,[1-5] é sugerido um alvo entre 130 e 140 mmHg.

Reversão da anticoagulação

Com o envelhecimento da população, o uso de drogas antitrombóticas aumentou significativamente nos últimos anos. As indicações e as medicações são variadas. Deste modo, há uma diversidade na abordagem do paciente com AVCh com relação à reversão da ação dos anticoagulantes e de antiagregantes. A hemorragia intraparenquimatosa cerebral que ocorre em pacientes em uso de anticoagulante deve ser sempre considerada de alto risco. O uso contínuo dessa medicação é mais determinante para a chance de intervenção cirúrgica do que o tamanho e do que a localização do hematoma em si. Além da história clínica com a lista de medicações de uso contínuo e de quando foi a última dose, é recomendado solicitar hemograma completo com contagem de plaquetas, PTT e INR (Quadro 10.2).

Plasma fresco concentrado

Usado frequentemente para correção de coagulopatias causadas pelo uso de varfarina. Contém os fatores I, II, V, VII, IX, X, XI, XIII e antitrombina. Requer grandes volumes (15 a 20 mL/kg) para reversão completa da anticoagulação, aumentando o risco de hipervolemia e de edema agudo de pulmão. Como é um hemoderivado, apresenta os mesmos riscos que os demais hemoderivados.

Complexo protrombínico concentrado

É constituído pelos fatores II, VII, IX e X com concentrações maiores do que no PFC, mas em menor volume. Quando em concentrações suficientes desses fatores, utiliza-se o termo "4-fatores". Corrige o INR em minutos e com pequena chance de complicação cardiovascular. A dose deve ser ajustada pelo valor do INR. Recomenda-se o uso concomitante de vitamina K 10 mg por via intravenosa (IV), com o intuito de manter o efeito reversor

QUADRO 10.2	RESUMO DAS MEDICAÇÕES MAIS UTILIZADAS E A REVERSÃO INDICADA	
Droga antitrombótica	**Reversão indicada**	**Comentários**
Antagonistas Vitamina K	PFC, Vitamina K, CPC, FVIIa	Indicado quando INR > 1,3
Heparina	Sulfato de protamina	HNF: se última dose < 4 horas; HBPM: última dose < 8 horas
Antiagregantes	Transfusão de plaquetas, DDAVP	Indicado se procedimento cirúrgico
Anticoagulantes diretos	Idarucizumab, CPC	

CPC: complexo protrombínico concentrado; FVIIa: fator VII recombinante; PFC: plasma fresco concentrado.
Fonte: Desenvolvido pela autoria.

por maior tempo. Indicado quando em uso de anticoagulantes antagonistas de vitamina K e anticoagulantes diretos.

Transfusão de plaquetas

É recomendada para os pacientes que serão submetidos a procedimentos neurocirúrgicos e estão em uso de antiagregantes. Estudos não conseguiram demonstrar melhoria nos desfechos clínicos com uso da transfusão de plaquetas de forma rotineira, inclusive com piora clínica e aumento da mortalidade.

Outros

DDAVP: dose única 0,4 mg/kg IV.

- Idarucizumab: anticorpo monoclonal que se liga ao sítio de ligação do dabigatran. Indicado para aqueles em uso deste anticoagulante.
- Carvão ativado: dose de 50 mg. Se a hemorragia intraparenquimatosa cerebral ocorrer em até 2 horas da última dose.

Abordagem cirúrgica

O paciente com hematoma intracerebral sempre deve ser avaliado pela equipe de neurocirurgia. Podemos dividir os pacientes em dois grupos com acometimento diferentes: hematoma supratentorial; e hematoma infratentorial. O primeiro grupo não apresenta indicação precisa para evacuação do hematoma de acordo com as evidências atuais, desencadeando intenso debate e individualização na prática clínica. O último grupo apresenta indicação mais clara e inequívoca de cirurgia.

Hematoma supratentorial

O primeiro grande estudo STICH não demonstrou que a evacuação precoce teve impacto na mortalidade e em desfecho funcional a longo prazo. A análise de subgrupo de hematomas lobares até 1cm de distância parecia ter um efeito benéfico; contudo, esse resultado não foi confirmado posteriormente no STICH II. Portanto, não há indicação de abordagem cirúrgica do hematoma de rotina para os pacientes com hematoma supratentorial, sendo esses pacientes geralmente operados com craniectomia descompressiva ou de drenagem do hematoma apenas em casos individualizados de deterioração neurológica, sinais de hipertensão intracraniana ou herniação iminente.

Hematoma infratentorial

Pacientes com hematoma cerebelar > 3 cm de diâmetro, compressão do tronco encefálico ou hidrocefalia parecem se beneficiar de drenagem do hematoma.[18] É importante ressaltar que não há recomendação para drenagem ventricular isolada nesses pacientes no lugar da evacuação precoce do hematoma.[4]

Monitorização neurológica e intervenções secundárias

Internação em terapia intensiva e minimização de danos secundários

Pacientes com hematoma intracerebral necessitam de monitorização neurológica por equipe multidisciplinar treinada para detecção e manejo precoce de deterioração neurológica, de sinais de hipertensão intracraniana, de edema cerebral, de hidrocefalia e de prevenção de danos neurológicos secundários. Evitando febre, hiperglicemia, hipoglicemia e hipoxia.[1-6] A internação em unidade neurointensiva é comprovadamente benéfica para esses pacientes, inclusive com impacto em diminuição de mortalidade.[5-8]

Monitorização da pressão intracraniana

A monitorização invasiva da PIC nos pacientes com hematoma intracerebral segue as mesmas recomendações dos pacientes com trauma cranioencefálico (TCE) grave:

- Glasgow menor ou igual a 8, hematomas volumosos com efeito de massa ou hidrocefalia. A meta é manter PIC menor do que 20 mmHg com a manutenção da Pressão de perfusão cerebral (PPC) em torno de 60 mmHg.

Profilaxia de trombose venosa profunda

A profilaxia de trombose venosa profunda (TVP) deve ser iniciada impreterivelmente na admissão. A princípio, é recomendado o uso de compressão pneumática intermitente. Após 24 a 96 horas do *ictus* com comprovação de parada de expansão do hematoma, pode-se iniciar enoxaparina em dose profilática.[4]

Tratamento e profilaxia de crise epiléptica

Alguns estudos com fenitoína profilática mostraram piores desfechos funcionais, sendo o uso rotineiro de medicação antiepiléptica profilática desaconselhado, reservando-se tratamento apenas aos pacientes com crise clinicamente presenciada. A monitorização contínua com eletroencefalograma (EEG) em pacientes com alteração do nível de consciência inexplicado é recomendável e as crises eletrográficas nesses pacientes também devem ser tratadas.[1-5]

Referências

1. Kurian C, Kaur K, Kaur G, Sahni R. Assessment of the patient with intracerebral hemorrhage: A review of the literature. Cardiol Rev. 2021;29(1):20-25.
2. Schrag M, Kirshner H. Management of intracerebral hemorrhage: JACC Focus Seminar. J Am Coll Cardiol. 2020;75(15):1819-31.
3. O'Donnell MJ, Chin SL, Rangarajan S, et al. Global and regional effects of potentially modifiable risk factors associated with acute stroke in 32 countries (the INTERSTROKE study): a casecontrol study. Lancet. 2016;388:761-75.
4. Greenberg SM, Ziai WC, Cordonnier C, et al. 2022 Guideline for the management of patients with spontaneous intracerebral hemorrhage: a Guideline From the American Heart Association/American Stroke Association. Stroke. 2022;53(7):e282-e361.
5. McGurgan IJ, Ziai WC, Werring DJ, Al-Shahi Salman R, Parry-Jones AR. Acute intracerebral haemorrhage: diagnosis and management. Pract Neurol. 2020;21(2):128-36.
6. Jain A, Malhotra A, Payabvash S. Imaging of spontaneous intracerebral hemorrhage. Neuroimaging Clin N Am. 2021;31(2):193-203.
7. Chalela JA, Kidwell CS, Nentwich LM, et al. Magnetic resonance imaging and computed tomography in emergency assessment of patients with suspected acute stroke: a prospective comparison. Lancet. 2007;369(9558):293-8.
8. Fiebach JB, Schellinger PD, Gass A, et al. Stroke magnetic resonance imaging is accurate in hyperacute intracerebral hemorrhage: a multicenter study on the validity of stroke imaging. Stroke. 2004;35(2):502-6.
9. Goldstein LB, Simel DL. Is this patient having a stroke? Jama. 2005;293(19):2391-402.
10. Kase CS, Hanley DF. Intracerebral hemorrhage: advances in emergency care. Neurol Clin. 2021;39(2):405-18.
11. Kothari RU, Brott T, Broderick JP, et al. The ABCs of measuring intracerebral hemorrhage volumes. Stroke. 1996;27(8):1304-05.
12. Hemphill JC 3rd, Bonovich DC, Besmertis L, Manley GT, Johnston SC. The ICH score: a simple, reliable grading scale for intracerebral hemorrhage. Stroke. 2001;32(4):891-7.
13. Hemphill JC 3rd, Farrant M, Neill TA Jr. Prospective validation of the ICH Score for 12-month functional outcome. Neurology. 2009;73(14):1088-94.
14. Broderick JP, Brott TG, Duldner JE, Tomsick T, Huster G. Volume of intracerebral hemorrhage. A powerful and easy-to-use predictor of 30-day mortality. Stroke. 1993;24(7):987-93.
15. Brott T, Broderick J, Kothari R, et al. Early hemorrhage growth in patients with intracerebral hemorrhage. Stroke. 1997;28(1):1-5.
16. Du FZ, Jiang R, Gu M, He C, Guan J. The accuracy of spot sign in predicting hematoma expansion after intracerebral hemorrhage: a systematic review and meta-analysis. PLoS One. 2014;9(12):e115777.
17. Wada R, Aviv RI, Fox AJ, et al. CT angiography "spot sign" predicts hematoma expansion in acute intracerebral hemorrhage. Stroke. 2007;38(4):1257-62. doi: 10.1161/01.STR.0000259633.59404.f3.
18. Kirollos RW, Tyagi AK, Ross SA, van Hille PT, Marks PV. Management of spontaneous cerebellar hematomas: a prospective treatment protocol. Neurosurgery. 2001;49(6):1378-1387.

11

Tratamento Clínico do Acidente Vascular Cerebral Hemorrágico

Rogério Silveira | Ricardo Pessoa Martello de Souza
Pedro Henrique Rigotti Soares | Lenise Valler
Antonio Luis Eiras Falcão

Introdução

A hemorragia intracerebral espontânea ou acidente vascular cerebral hemorrágico (AVCh) corresponde à hemorragia dentro do tecido cerebral, na ausência de trauma ou cirurgia. Situação grave e comum nas unidades de terapia intensiva (UTI), com elevada mortalidade e morbidade. É o acidente vascular encefálico (AVE) mais devastador, com o pior prognóstico, sendo o segundo em frequência, após a isquemia cerebral.

Responde por até 10% de todos os casos de AVC e, em cerca de 40% dos casos, a evolução é fatal. Dos sobreviventes, cerca de 50% ficam com incapacidade funcional grave.[1] Devemos sempre deixar os familiares cientes desta gravidade.

Tem incidência pelo menos duas vezes superior à da hemorragia subaracnóidea espontânea.[2]

Abordagem clínica inicial

Deverá sempre ser considerada uma emergência médica, com acompanhamento em UTI ou neurointensiva, sempre que disponível no hospital. Diversos estudos têm demonstrado menor mortalidade e redução no tempo de permanência quando estes pacientes são atendidos em unidades neurocríticas dedicadas.[3-5]

Erros na abordagem clínica inicial são responsáveis por significativa piora na morbidade e mortalidade. Os recentes avanços na compreensão da fisiopatologia, organização de unidades dedicadas, avanços na neuroimagem e nas opções clínicas e cirúrgicas têm melhorado a condução destes pacientes, aumentando as chances de sobrevivência.

Segue uma sugestão das etapas que deverão ser seguidas durante o atendimento inicial desses pacientes, após o diagnóstico inicial de AVCh.

Conduta:

1. Checar o ABC – considerar intubar caso de Glasgow < 9.

2. Realizar exame clínico, com ênfase no sistema circulatório.

3. Anotar pontuação na escala de Glasgow, diâmetro pupilar e reatividade à luz, padrão respiratório e reação motora aos estímulos (*neurochek*).

4. Cabeceira entre 30 e 45 graus.

5. Solicitar exames de sangue (não esquecer o coagulograma), incluindo enzimas cardíacas.

6. Checar necessidade de reversão de co-agulopatia em até 1 hora após o *ictus* (objetivar INR < 1,3).

7. Se hiperglicemia, titular insulina para glicemia entre 140 e 180 mg.

8. Solicitar eletrocardiograma (ECG) e radiografia de tórax.

9. Acesso venoso profundo (após checar coagulograma) e cateter vesical.

10. Hidratação apenas com SF 0,9% (35 mL/kg/dia nas primeiras 24 horas).

11. Promover pressão arterial média (PAM) nos pacientes com PA sistólica acima de 180 mmHg.

12. Controle da hipertensão arterial (meta de 130 a 150 mmHg).

13. Dieta zero nas primeiras 24 horas nos pacientes acordados. Sempre iniciar dieta antes de 72 horas após o *ictus* (dieta via oral apenas após avaliação da deglutição).

14. Não prescrever fenitoína (apenas se apresentar crise convulsiva ou caso o paciente seja epiléptico).

15. Não prescrever heparina ou heparinoide nas primeiras 48 horas (apenas medidas mecânicas de prevenção de trombose venosa profunda (TVP)).

16. Meias elásticas e compressão pneumática intermitente desde o 1º dia.

17. Calcular volume do hematoma (ABC/2).

18. Aplicar o escore de AVCh

19. Contatar neurocirurgião – avaliar necessidade de arteriografia.

20. Repetir *neurocheck* a cada 2 horas nas primeiras 24 horas. A cada 6 horas nos demais dias.

21. Considerar monitoração por EEG contínuo se houver alteração do nível da consciência não justificável pelo AVCh

O AVCh é um diagnóstico sindrômico. Para um tratamento mais adequado, é primordial a definição do diagnóstico etiológico. Não considerar a hipertensão arterial a única etiologia. Existem muitas situações clínicas que podem culminar no AVCh, sendo as mais comuns: hipertensão arterial sistêmica; ruptura de aneurisma sacular; angiopatia amiloide; malformação arteriovenosa; distúrbios da coagulação; e o uso de drogas (em especial a cocaína e a anfetamina).[6]

Entre os adultos, a etiologia mais comum é a vasculopatia hipertensiva, com a hemorragia ocorrendo mais frequentemente nos núcleos profundos, como no putame, núcleo caldado, tálamo, ponte e cerebelo. Estas são regiões onde vasos penetrantes finos saem de vasos mais calibrosos, sendo locais de maior fragilidade ao efeito da hipertensão. Quando se tratar de um idoso, especialmente nas hemorragias corticossubcorticais, considerar a angiopatia amiloide. Nos pacientes mais jovens, quando não houver história de hipertensão arterial e/ou a hemorragia for lobar, considerar malformação arteriovenosa como uma etiologia provável. Discrasia sanguínea deverá sempre ser afastada na admissão e revertida o mais rápido possível.[7]

Para tornar este capítulo mais objetivo e didático, abordaremos alguns dos temas de tratamento de forma individualizada, na seguinte sequência:

- Hidratação e alimentação
- Controle glicêmico
- Controle pressórico
- Uso de anticonvulsivante
- Prevenção de trombose venosa profunda/tromboembolismo pulmonar
- Retorno da anticoagulação plena e do uso de antiplaquetários
- Reversão de anticoagulação
- Uso de estatinas
- Corticosteroides
- Neuroprotetores
- Hemorragia intraventricular
- Análise prognóstica

Hidratação e alimentação

Hidratação com solução glicosada ou qualquer outra solução hipotônica está contraindicada, uma vez que pode exacerbar o edema cerebral e aumentar a pressão intracraniana (PIC). Apenas a solução salina a 0,9% deverá ser utilizada nas primeiras 72 horas. Essa regra serve para qualquer paciente com lesão cerebral aguda. É fundamental monitorar o balanço hídrico, a coloração e o volume da urina, assim como as mucosas. A hipervolemia deverá ser evitada, pois também poderá aumentar o edema cerebral.[8]

Como regra geral, dieta zero no 1º dia ou até que ocorra avaliação da deglutição. Disfagia é comum na fase aguda, sendo uma causa comum de broncoaspiração e pneumonia. Nos pacientes com importante rebaixamento do nível da consciência e nos intubados, o posicionamento adequado do cateter enteral deverá ser precoce e a dieta iniciada assim que a confirmação do bom posicionamento da extremidade distal seja documentada.

Controle glicêmico

Nas primeiras 24 horas da admissão, a hiperglicemia está associada a um prognóstico pior, independentemente de o paciente ser diabético.[9] Os *guidelines* atuais sugerem alvo de controle glicêmico entre 140 e 180 mg/dL. Tratamento mais restrito com insulina, objetivando glicemias entre 80 e 110 mg/dL, tem sido associado a episódios de hipoglicemias com pior prognóstico

Controle pressórico

A presença de hipertensão arterial sistêmica é comum no AVCh, independentemente da sua etiologia, muitas vezes como mecanismo compensatório na tentativa de se manter um fluxo sanguíneo cerebral (FSC) adequado para uma pressão de perfusão cerebral (PPC) ótima. No entanto, quando falamos de hematoma AVCh espontâneo, a hipertensão arterial é a principal etiologia, responsável por aproximadamente 70% dos casos.[10]

Além de ser uma das principais causas de hemorragia cerebral espontânea, a hipertensão arterial muito elevada está associada a uma maior expansão do hematoma, com deterioração neurológica e um pior prognóstico.[11] Muitas dúvidas existem sobre qual nível de pressão arterial deveria ser mantido nos pacientes com AVCh. A base para esse questionamento vem do binômio taxa de ressangramento ou expansão do hematoma *versus* isquemia perilesional. Em função do edema com componente celular e vasogênico, e da compressão pelo efeito de massa dos hematomas cerebrais, pode haver a ocorrência de um fenômeno de penumbra isquêmica em torno da área envolvida em hemorragia.

Além disso, boa parte dos pacientes envolvidos em AVCh são hipertensos e, muitas vezes, apresentam a curva de regulação do fluxo sanguíneo cerebral desviada para direita. Com isso, a redução da pressão arterial poderia produzir uma diminuição do fluxo sanguíneo cerebral, a ponto de agravar a isquemia, produzindo piora neurológica. Por isso, até recentemente, as diretrizes de manejo de pressão arterial eram bastante liberais, permitindo níveis sistólicos de até 200 mmHg. Entretanto, já foi amplamente demonstrado que níveis pressóricos elevados estão associados ao aumento da taxa de expansão do hematoma, com piora neurológica ou morte.[12-14]

Powers *et al.*[15] não encontraram redução do fluxo sanguíneo perilesional, medido pela tomografia por emissão de positrons (PET-CT), quando a pressão arterial era reduzida de forma controlada. Em estudo de perfusão por ressonância nuclear magnética (RNM), 68% dos hematomas cerebrais não eram acompanhados de penumbra perilesional.

Já é consenso que os valores de PA devem ser < 180 mmHg na fase aguda do AVCh. É nesse período que 60% dos hematomas aumentam de volume. Utilizamos o valor sistólico da PA como balizador, pois é este que mais se relaciona com sangramento cerebral. Nessa fase, deve-se manter a pressão sistólica em 140 mmHg nas primeiras 6 horas, permitindo 160 mmHg da 7ª até a 24ª hora. Após o 1º dia, flexibilizamos o manejo da pressão, pois as taxas de ressangramento diminuem de maneira muito significativa. Portanto, neste binômio ressangramento *versus* isquemia perilesional, fazemos uma clara opção por priorizar a prevenção da expansão, por se tratar de uma realidade fortemente relacionada ao prognóstico.

Mais recentemente, trabalhos randomizados procuraram identificar o valor de pressão arterial ideal. Trabalhos demonstraram segurança na utilização de níveis pressóricos reduzidos, mas sem diferenças significativas, no que se refere à morte ou à incapacidade.[16] Publicado em 2022, o *guideline* da American Heart Association (AHA) para tratamento da hemorragia cerebral espontânea recomenda, com grau de recomendação 2b, que a pressão arterial dos pacientes com pressão arterial sistólica entre 150 e 220 mmHg pode ser seguramente reduzida para níveis abaixo de 140 mmHg de PAS para os pacientes sem contraindicação para essa medida, no entanto a evidência no que tange à melhora do prognóstico tem classe de indicação 2b, com nível de evidência B. Já para pacientes com PAS acima de 220 mmHg, é razoável que a pressão seja reduzida de maneira agressiva com agentes intravenosos e de fácil titulação, com classe 2b de indicação, nível de evidência C.[17]

O estudo INTERACT2[18] avaliou o manejo da PA em pacientes com hemorragia intracerebral primária comparando uma conduta guiada pelo consenso da AHA com o tratamento precoce e intensivo da hipertensão, objetivando uma PAS < 140 mmHg neste grupo. O estudo mostrou uma tendência à redução não significativa, no desfecho primário, de morte ou incapacidade grave, com a redução rápida da PA para uma PAS-alvo de 140 mmHg.

Outro estudo que avaliou a eficácia da redução da pressão arterial no desfecho clínico dos pacientes com hemorragia cerebral espontânea foi o ATACH2 (*Antihypertensive Treatment of Acute Cerebral Hemorrhage II*),[19] que concluiu que a redução para uma PAS-alvo de 110 a

139 mmHg em pacientes com hemorragia intracerebral não é mais eficaz em melhorar o desfecho funcional do que uma redução para uma PAS-alvo de 140 a 179 mmHg e que o risco de disfunção renal em 7 dias foi significativamente maior no grupo de tratamento intensivo da pressão arterial 2,32 (1,37, 3,94) p= 0,0018. Para a redução da pressão, procuramos sempre utilizar agentes endovenosos por serem tituláveis e de meia-vida menor. Em nosso meio, ainda não estão disponíveis agentes bloqueadores de cálcio como a nicardipina, com efeito anti-hipertensivo importante e sem influência significativa na velocidade de condução atrioventricular. Na maioria das vezes, utilizamos agentes betabloqueadores, ou vasodilatadores, como nitroprussiato de sódio e a hidralazina. Caso seja necessário o uso de drogas anti-hipertensivas venosas de infusão contínua, um acesso arterial para aferição da pressão arterial de maneira invasiva é recomendado para melhores monitorização e titulação da droga.

Por fim, a redução da PA de maneira intensiva nos pacientes com AVCh deve ser feita com cautela, com atenção ao nível de consciência, ao volume de diurese e à função renal, com meta de pressão arterial sistólica entre 140 e 160 mmHg.

Uso de anticonvulsivante

Até pouco tempo atrás, em todas as UTI, a prescrição de anticonvulsivante, em especial da fenitoína, era feita de forma rotineira em qualquer paciente neurocrítico. De fato, a utilização de anticonvulsivante profilático parece reduzir a ocorrência de crises convulsivas no AVCh.[20] Após algumas publicações que atribuíram à fenitoína um pior prognóstico funcional,[21,22] sua prescrição passou a ser questionada, da mesma forma que ocorreu nas hemorragias subaracnóideas aneurismáticas.

Sabemos que os pacientes com AVCh têm um maior risco (em torno de 16%) de crises convulsivas na 1ª semana, especialmente nos primeiros dias[23,24] e que a localização lobar, com envolvimento cortical, é um fator de risco especial.[25] Todavia, tudo indica não haver associação entre a ocorrência de crises convulsivas e o prognóstico funcional ou a mortalidade.[26,27] Com a monitoração eletroencefalográfica contínua, observamos a presença de crises eletrográficas em 28% a 31% dos pacientes com AVCh,[26] mas não se sabe se a presença dessas crises subclínicas tem algum impacto no prognóstico.

O *guideline* atual da AHA/ASA não recomenda a utilização de anticonvulsivante profilática de rotina.[7] Muitos centros permanecem com a rotina da prescrição por curto período nos pacientes com hemorragia lobar e acometimento cortical e nos que serão submetidos à intervenção neurocirúrgica. Crises clínicas deverão ser tratadas e a monitorização eletroencefalográfica deverá ser indicada toda vez que o paciente apresentar alteração do nível de consciência sem explicação razoável.

Prevenção de trombose venosa profunda/tromboembolismo pulmonar (TEP)

Sem dúvida, a terapia antitrombótica está associada à expansão do hematoma e a um pior prognóstico. Todo e qualquer anticoagulante ou antiagregante plaquetário deverá ser suspenso imediatamente após a identificação do AVCh, sendo indicada a reversão dos efeitos com agentes apropriados, sempre que possível. Porém, após a 1ª semana, os principais determinantes da mortalidade são infeções e a trombose venosa profunda (TVP)/tromboembolismo pulmonar (TEP). Dos pacientes que desenvolvem TEP, 50% evoluem para o óbito. Medidas preventivas são fundamentais na melhoria do prognóstico.

Quando se deve iniciar a terapia medicamentosa para a prevenção de TEP é motivo de grande angústia por parte da equipe assistencial. Felizmente houve, nos últimos anos, a publicação de dois "*guidelines*"[28,29] tornando o assunto um pouco menos dúbio.

Medidas mecânicas são obrigatórias na admissão de todos os pacientes. São recomendados como medidas mecânicas, além da mobilização precoce/fisioterapia motora, uso de compressor pneumático intermitente e/ou meias de compressão graduadas.

Após 48 horas da admissão, nos pacientes com hematomas estáveis (sem aumento do volume), apesar de considerada uma recomendação fraca, está indicado o uso subcutâneo, em doses profiláticas, de heparina não fracionada (HNF) ou de heparinoide de baixo peso molecular (HBPM) (enoxaparina, dalteparina, nadroparina e tinzaparina). As medidas mecânicas deverão permanecer após a instituição das medidas farmacológicas.

Retorno da anticoagulação plena e do uso de antiplaquetários

Outro ponto de desconforto na equipe assistencial é decidir quando retornar com a terapia anticoagulante ou com os antiagregantes plaquetários nos pacientes em alto risco de evento embólico.

Antes de se tomar essa decisão, cabe avaliar a real necessidade dessas medicações, considerando o risco potencial do reinício dessa terapia. O *guideline* da AHA/ASA[30] afirma que, nos pacientes que realmente necessitem de terapia anticoagulante, a heparina possa ser mais segura que os anticoagulants orais na fase aguda.

Segundo esse *guideline*, o retorno da terapia oral pode ser iniciado após 3 ou 4 semanas do início do quadro, com rigorosa monitorização e a manutenção do INR nos seus valores mínimos da faixa terapêutica indicada. Se houver contraindicação ao início da anticoagulação, deverá ser considerada a colocação de filtro de veia cava inferior.[28]

Com respeito ao retorno da terapia antiplaquetária, as recomendações são ainda mais difíceis de serem encontradas. As poucas publicações disponíveis[31,32] sugerem um aumento absoluto muito pequeno de AVCh com o uso de antiplaquetários. No contexto dos AVCh por angiopatia amiloide, o ácido acetilsalicílico (AAS) parece estar associado a um maior risco de recorrência de hemorragia.[33]

O *guideline* de 2016 da AHA/ASA[34] recomenda a suspensão por pelo menos 1 a 2 semanas após o AVCh. As recomendação com respeito ao reinício da terapia antiplaquetária são muito variáveis entre as publicações encontradas por esses autores. Não nos parece haver muita lógica em uma recomendação diferente das feitas com relação à anticoagulação oral. Avaliar a relação entre risco e benefício e aguardar por pelo menos 48 horas do início dos sintomas.

Reversão de anticoagulação

As medicações anticoagulantes são usadas para reduzir risco de eventos tromboembólicos em uma grande variedade de doenças. Com o envelhecimento da população, a maior prevalência de fibrilação atrial e o surgimento de novos anticoagulantes no mercado com maior perfil de segurança, o uso dessas substâncias tem se tornado cada vez mais frequente.[35,36]

Os pacientes em uso de anticoagulação oral têm maior risco de sofrer um AVCh associado a 12% a 14% de todas as hemorragias cerebrais intraparenquimatosas e, quando ocorre nesse contexto, apresentam maior gravidade em relação aos pacientes sem anticoagulação, o que se constitui em uma das principais complicações dos pacientes em uso de anticoagulação oral.[37,38]

A reversão da anticoagulação é crucial para se deter a progressão do volume do hematoma e assim evitar lesões neurológicas secundárias à hipertensão intracraniana (HIC) criada pelo efeito de massa, sendo mais eficaz quando feita dentro das primeiras 4 horas, com reversão do INR para abaixo de 1,3.[38]

Algumas opções terapêuticas estão disponíveis atualmente para reversão de anticoagulação; entre elas, a vitamina K, o plasma fresco congelado (PFC), o concentrado de complexo protrombínico (PCC), o fator recombinante VIIa (rFVIIa), o idarucizumab e a *o* andexanet alfa, conforme descrito no Quadro 11.1.

QUADRO 11.1	RESUMO DAS DIRETRIZES PARA REVERSÃO DE ANTICOAGULANTS ORAIS
Antagonistas da vitamina K (INR > ou = 1,3) • Vitamina K 10 mg IV • Concentrados do complexo protrombínico (PCC) (dose com base no tipo, peso e INR) • Se PCC não disponível ou contraindicado: plasma fresco congelado 10 a 15 mL/kg	
Inibidores diretos do FXa • Carvão ativado (50 g) dentro de 2 horas da ingestão • Andexanet alfa de acordo com a dose e a última administração • PCC ativado 50 unidades/kg IV	
Dabigatrana • Carvão activado (50 g) nas 2 horas após a ingestão • Idarucizumab 5 g IV (administrado em 2 doses de 2,5 g/50 mL) • Considerar a hemodiálise ou nova dose do idarucizumab para hemorragia recorrente/refratária	

Fonte: Desenvolvido pela autoria.

Capítulo 11 — Tratamento Clínico do Acidente Vascular Cerebral Hemorrágico

A vitamina K atua na reversão da anticoagulação por fornecer substratos para a síntese de fatores de coagulação, sendo sua maior limitação o fato de que a normalização do INR para abaixo de 1,4 demora mais de 24 horas. Como a maioria dos casos de expansão da hemorragia ocorre nas primeiras horas, a vitamina K não deve ser usada em monoterapia; no entanto, seu uso é justificado, pois tem um efeito sustentado e duradouro na reversão da anticoagulação, sendo recomendada em conjunto com outros agentes reversores, em uma dose de 10 mg endovenosa (EV).[39-42]

O concentrado de complexo protrombínico (PCC), quando comparado ao plasma fresco congelado, tem capacidade de reverter a anticoagulação muito mais rápido, e o risco de morte ou de expansão do hematoma é duas vezes mais comuns com o PFC, sem diferença no risco de complicações tromboembólicas entre as duas opções. Além disso, o risco de reações transfusionais, sangramento tardio de rebote e sobrecarga cardíaca é significativamente maior com o uso de PFC. No entanto, o PCC não foi bem estudado em pacientes com fenômenos tromboembólicos recentes, devendo ser usado com cautela nessas situações.[43] O plasma fresco congelado (PFC) tem todos os fatores de coagulação, e seu efeito na reversão da anticoagulação pela varfarina deriva da reposição desses fatores.

Apesar de ter maior disponibilidade e menor custo em relação ao PCC, poucos estudos mostram eficácia em relação à mortalidade e à melhora funcional, e a reversão da anticoagulação pode levar até 30 horas, um tempo quatro vezes maior do que o PCC em média em virtude da necessidade de tipagem sanguínea, do tempo de processamento e do tempo de infusão desse hemoderivado. Além disso, a maior taxa de complicações relacionadas à transfusão como sobrecarga cardíaca e às reações transfusionais é mais comum pela maior necessidade de volume por quilo de peso, apresentando também

maior risco de hemorragia e de morte ou incapacidade severa em 3 meses.[44-49]

Neste contexto, o PFC deve ser considerado na impossibilidade do uso do PCC, por não estar disponível ou, ainda, quando o paciente tem história de alergia ou de reação adversa prévia pelo uso do PCC ou um de seus componentes. Outra possibilidade seria para complementar a reversão da anticoagulação após uso do PCC em pacientes que já fizeram dose plena deste, já que o fabricante não recomenda repetir a dose nesses casos.

O fator VIIa recombinante (rFVIIa) também tem capacidade de reverter rapidamente os efeitos da anticoagulação causados pelos antagonistas da vitamina K, porém não existem estudos que mostrem superioridade em relação às outras estratégias de reversão da anticoagulação.

Por ser muito mais caro e também por ter um risco maior de complicações tromboembolicas, o rFVIIa não deve ser usado de rotina, exceto quando o paciente se recusa a receber hemoderivados, como nos casos das testemunhas de Jeová, porém a eficácia dessa estratégia não apresenta forte evidência científica até o momento.[50]

O idarucizumab é um anticorpo monoclonal específico para a dabigatrana, com ação rápida, ocasionando uma reversão completa da anticoagulação em poucos minutos, sem necessidade de ajuste de dose na insuficiência renal. Sua administração é segura, com poucos efeitos colaterais, sendo os mais comuns cefaléia e eritema no sítio de infusão da medicação. Foi aprovado pela agência americana Food and Drug Administration (FDA), em 2015, para a reversão da anticoagulação induzida pela dabigatrana em pacientes com hemorragia de difícil controle e para aqueles que necessitam de procedimentos cirúrgicos de urgência.[51-54]

O andexanet alfa é uma versão recombinante do fator Xa modificado. Tem capacidade de corrigir os tempos de coagulação, restaurando a homeostase e reduzindo a perda de sangue; no entanto, pode resultar em coagulopatia rebote em 2 horas após administração. Recentemente aprovado pela FDA, em maio de 2018, porém ainda não disponível em nosso meio.[55,56]

Uso de estatinas

Após uma publicação sugerindo aumento da incidência de AVCh com o uso de estatinas, diversas estudos clínicos foram produzidos. Não há consenso com respeito à indicação ou à restrição das estatinas. Tudo indica que o tratamento com estatinas não aumenta o risco primário de AVCh ou afeta de forma negativa o prognóstico.[57] Todavia algumas publicações sugerem uma relação inversa entre os níveis de LDL colesterol e o risco de AVCh.[58]

Os dados são conflitantes. Recomenda-se pesar riscos e benefícios e a real necessidade do uso das estatinas no contexto de um AVCh.

Corticosteroides

Também de uso padrão no passado, o corticosteroide tem perdido espaço na prescrição dos pacientes neurocríticos. Um estudo randomizado, em que se estudou a eficácia do corticosteroide especificamente nos pacientes com AVCh supratentoral, não mostrou nenhum benefício e evidenciou maior taxa de complicações, especialmente relacionadas ao controle glicêmico e a infecções.[59]

Neuroprotetores diversos

Com os avanços no conhecimento da fisiopatologia do mecanismo da lesão cerebral, vários alvos terapêuticos foram aparecendo, focados na neuroproteção. Infelizmente, até o momento, nenhum deles se provou efetivo.

Análise prognóstica

Desenvolvido por Hemphill *et al.* e publicado na revista *Stroke*, em 2001,[61] o *Intracerebral Hemorrhage Score* (ICH) consegue, de forma simples e confiável, identificar variáveis independentes que se relacionam com a mortalidade em 30 dias após a admissão hospitalar. O trabalho foi realizado após análise retrospectiva por regressão logística de 152 pacientes com AVCh, atendidos entre 1997 e 1998. ECG na admissão (p < 0,001), idade ≥ 80 anos (p < 0,001), localização infratentorial do hematoma (p < 0,03), volume do hematoma (p < 0,047) e presença de hemorragia ventricular (p < 0, 052) se relacionaram com pior prognóstico. O escore foi obtido com a identificação da força de associação de cada variável, aplicando critérios de pontos a cada uma delas, conforme Quadro 11.2. Apesar de esse escore já ter sido atualizado pelos mesmos autores, ele continua amplamente utilizado como indicador prognóstico.

QUADRO 11.2	ICH ESCORE	
Componente	**Valores**	**Pontos**
ECG	• 3 a 4	2
	• 5 a 12	1
	• 13 a 15	0
Volume do hematoma	• ≥ 30 mL	1
	• < 30 mL	0

Continua...

Capítulo 11 — Tratamento Clínico do Acidente Vascular Cerebral Hemorrágico

QUADRO 11.2	ICH ESCORE - CONTINUAÇÃO	
Hemorragia intraventricular	• Sim	1
	• Não	0
Origem infratentorial	• Sim	1
	• Não	0
Idade	• ≥ 80 anos	1
	• < 80 anos	0

Total Pontos (Mortalidade):
- 0 a 1 (baixa)
- 2 a 3 (moderada): tratamento mais agressivo/cirurgia
- 4 a 6 (elevada): próximo de 100%

Fonte: Adaptado de Hemphill *et al.*, 2001.

A taxa de mortalidade aumenta quanto maior for a pontuação no escore do ICH. Pontuações de 1, 2, 3, 4 e 5 têm mortalidades respectivas de 13%, 26%, 72%, 97% e 100%. Na publicação origina, não havia paciente com pontuação de 6 e todos com pontuação 0 sobreviveram. Determinação de limitação de cuidados deverá ser analisada apenas após pelo menos 24 horas de cuidados plenos.[62]

Referências

1. Mozaffarian D, Benjamin EJ, Go AS, et al. Heart disease and stroke statistics-2016. Update a report from the American Heart Association. Circulation. 2015;131:e29-322.
2. Broderick JP, Brott T, Tomsick T, Miller R, Huster G. Intracerebral hemorrhage more than twice as common as subarachnoid hemorrhage. J Neurosurg. 1993;78(2):188.
3. Diringer MN, Edwards DF. Admission to a neurologic/neurosurgical intensive care unit is associated with reduced mortality rate after intracerebral hemorrhage. Crit Care Med. 2001;29:635-40.
4. Mirski MA, Chang CW, Cowan R. Impact of a neuroscience intensive care unit on neurosurgical patient outcomes and cost of care: evidence-based support for an intensivist-di-

rected specialty ICU model of care. J Neurosurg Anesthesiol. 2001;13:83-92.
5. Suarez JI, Zaidat OO, Suri MF, et al. Length of stay and mortality in neurocritically ill patients: impact of a specialized neurocritical care team. Crit Care Med. 2004;32:2311-7.
6. Meretoja A, Strbian D, Putaala J, Curtze S, Haapaniemi E, Mustanoja S, et al. SMASH-U: a proposal for etiologic classification of intracerebral hemorrhage. Stroke. 2012;43(10):2592-7.
7. Beslow LA, Licht DJ, Smith SE, Storm PB, Heuer GG, Zimmerman RA, et al. Predictors of outcome in childhood intracerebral hemorrhage: a prospective consecutive cohort study. Stroke. 2010;41(2):313.
8. Manno EM. Update on intracerebral hemorrhage. Continuum (Minneap Minn). 2012;18:598.
9. Passero S, Ciacci G, Ulivelli M. The influence of diabetes and hyperglycemia on clinical course after intracerebral hemorrhage. Neurology. 2003;61:1351-6.
10. Ariesen MJ, Claus SP, Rinkel GJ, et al. Risk factors for intracerebral hemorrhage in the general population: a systematic review. Stroke. 2003;34:2060-5.
11. Sakamoto Y, Koga M, Yamagami H, et al. Systolic blood pressure after intravenous antihypertensive treatment and clinical outcomes in hyperacute intracerebral hemorrhage: the stroke acute management with urgent risk-factor assessment and improvement-intracerebral hemorrhage study. Stroke. 2013;44:1846-51.

12. Kazui S, Minematsu K, Yamamoto H, et al. Predisposing factors to enlargement of spontaneous intracerebral hematoma. Stroke. 1997;28(12):2370-5.

13. Ohwaki K, Yano E, Nagashima H, et al. Blood pressure management in acute intracerebral hemorrhage: relationship between elevated blood pressure and hematoma enlargement. Stroke. 2004;35(6):1364-7.

14. Willmot M, Leonardi-Bee J, Bath PM. High blood pressure in acute stroke and subsequent outcome: a systematic review. Hypertension. 2004;43(1):18-24.

15. Powers WJ, Zazulia AR, Videen TO, Adams RE, Yundt KD, Aiyagari V, et al. Blood flow surrounding autoregulation of cerebral acute (6 to 22 hours) intracerebral hemorrhage. Neurology. 2001;57(1):18-24.

16. Anderson CS, Huang Y, Wang JG, et al. Intensive blood pressure reduction in acute cerebral haemorrhage trial (INTERACT): a randomised pilot trial. Lancet Neurol. 2008;7(5):391-9.

17. Greenberg SM, Ziai WC, Cordonnier C, et al. 2022 Guideline for the Management of Patients With Spontaneous Intracerebral Hemorrhage: A Guideline From the American Heart Association/American Stroke Association.Stroke. 2022;53(7):e282-e361.

18. Anderson CS, Heeley E, Huang Y, et al. Rapid blood-pressure lowering in patients with acute intracerebral hemorrhage. N Engl J Med. 2013;368(25):2355-65.

19. Qureshi AI, Palesch YY, Barsan WG, et al. Intensive blood-pressure lowering in patients with acute cerebral hemorrhage. N Engl J Med. 2016;375(11):1033-43.

20. Passero S, Rocchi R, Rossi S, Ulivelli M, Vatti G. Seizures after spontaneous supratentorial intracerebral hemorrhage. Epilepsia. 2002;43:1175-80.

21. Messe SR, Sansing LH, Cucchiara BL, Herman ST, Lyden PD, Kasner SE. Prophylactic antiepileptic drug use is associated with poor outcome following ICH. Neurocrit Care. 2009;11:38-44.

22. Naidech AM, Garg RK, Liebling S, et al. Anticonvulsant use and outcomes after intracerebral hemorrhage. Stroke. 2009;40:3810-5.

23. De Herdt V, Dumont F, Hénon H, et al. Early seizures in intracerebral hemorrhage: incidence, associated factors, and outcome. Neurology. 2011;77:1794-800.

24. Bladin CF, Alexandrov AV, Bellavance A, et al. Seizures after stroke: a prospective multicenter study. Arch Neurol. 2000;57:1617-22.

25. Passero S, Rocchi R, Rossi S, et al. Seizures after spontaneous supratentorial intracerebral hemorrhage. Epilepsia. 2002;43:1175-80.

26. Mullen MT, Kasner SE, Messé SR. Seizures do not increase in-hospital mortality after intracerebral hemorrhage in the nationwide inpatient sample. Neurocrit Care. 2013;19:19-24.

27. Naidech AM, Garg RK, Liebling S, et al. Anticonvulsant use and outcomes after intracerebral hemorrhage. Stroke. 2009;40:3810-15.

28. Nyquist P, Bautista C, Jichici D, et al. Prophylaxis of venous thrombosis in neurocritical care patients: an evidence-based guideline – a statement for healthcare professionals from the Neurocritical Care Society. Neurocrit Care. 2016;24:47-60.

29. Nyquist P, Jichici D, et al. Prophylaxis of venous thrombosis in neurocritical care patients: an evidence-based guideline: a statement for healthcare professionals from the neuro-critical care society. Critical Care Medicine. 2017;45(3):476-9.

30. Furie KL, Kasner SE, Adams RJ, Albers GW, Bush RL, Fagan SC, et al. Guidelines for the prevention of stroke in patients with stroke or transient ischemic attack: a guideline for healthcare professionals from the american heart association/american stroke association. American Heart Association Stroke Council, Council on Cardiovascular Nursing, Council on Clinical Cardiology, and Interdisciplinary Council on Quality of Care and Outcomes Research. Stroke. 2011;42(1):227.

31. He J, Whelton PK, Vu B, Klag MJ. Aspirin and risk of hemorrhagic stroke: a meta-analysis of randomized controlled trials. Jama. 1998;280(22).

32. Hart RG, Halperin JL, McBride R, Benavente O, Man-Son-Hing M, Kronmal RA. Aspirin for the primary prevention of stroke and other major vascular events: meta-analysis and hypotheses. Arch Neurol. 2000;57(3):326.

33. Biffi A, Halpin A, Towfighi A, et al. Aspirin and recurrent intracerebral hemorrhage in cerebral amyloid angiopathy. Neurology. 2010;75:693.

34. acco RL, Adams R, Albers G, Alberts MJ, Benavente O, Furie K, et al. Guidelines for prevention of stroke in patients with ischemic stroke or transient ischemic attack: a statement for healthcare professionals from the American Heart Association/American Stroke Association Council on Stroke: co-sponsored by the Council on Cardiovascular Radiology and Intervention:

Capítulo 11 — Tratamento Clínico do Acidente Vascular Cerebral Hemorrágico

the American Academy of Neurology affirms the value of this guideline. American Heart Association, American Stroke Association Council on Stroke, Council on Cardiovascular Radiology and Intervention, American Academy of Neurology. Stroke. 2006;37(2):577.

35. laherty ML, Kissela B, Woo D, et al. The increasing incidence of anticoagulant-associated intracerebral hemorrhage. Neurology. 2007;68:116-21.

36. Veltkamp R, Rizos T, Horstmann S. Intracerebral bleeding in patients on antithrombotic agents. Semin Thromb Hemost. 2013;39:963-71.

37. Flibotte JJ, et al. Warfarin, hematoma expancion, and outcome off intracerebral haemorrage. Neurology. 2004.

38. Flaherty ML, Kissela B, Woo D, et al. The increasing incidence of anticoagulant-associated intracerebral hemorrhage. Neurology. 2007;68:116-21.

39. Hung A, Singh S, Tait RC. A prospective randomized study to determine the optimal dose of intravenous vitamin K in reversal of over-warfarinization. Br J Haematol. 2000;109:537-9.

40. Brott T, Broderick J, Kothari R, et al. Early hemorrhage growth in patients with intracerebral hemorrhage. Stroke J Cereb Circ. 1997;28:1-5.

41. Huttner HB, Schelinger PD, Hartmann M, et al. Hematoma growth and outcome in treated neurocritical care patients with intracerebral hemorrhage related to oral anticoagulant therapy: comparison of acute treatment strategies using vitamin K, fresh frozen plasma, and prothrombin complex concentrates. Stroke J Cereb Circ. 2006;37:1465-70.

42. Watson HG, Baglin T, Laidlaw SL, Makris M, Preston FE. A comparison of the efficacy and rate of response to oral and intravenous Vitamin K in reversal of over-anticoagulation with warfarin. Br J Haematol. 2001;115:145-9.

43. Steiner T, Poli S, Griebe M. Fresh frozen plasma versus prothrombin complex concentrate in patients with intracranial haemorrhage related to vitamin K antagonists (INCH): a randomised trial. Lancet Neurol. 2016;15(6):566-573.

44. Ivascu FA, Howells GA, Junn FS, Bair HA, Bendick PJ, Janczyk RJ. Rapid warfarin reversal in anticoagulated patients with traumatic intracranial hemorrhage reduces hemorrhage progression and mortality. J Trauma Injury Infect Crit Care. 2005;59(5):1131-9.

45. Woo CH, Patel N, Conell C, et al. Rapid warfarin reversal in the setting of intracranial hemorrhage: a comparison of plasma, recombinant

activated factor VII, and prothrombin complex concentrate. World Neurosurg. 2014;81:110-5.

46. Lee SB, Manno EM, Layton KF, Wijdicks EF. Progression of warfarin-associated intracerebral hemorrhage after INR normalization with FFP. Neurology. 2006;67:1272-4.

47. Chapman SA, Irwin ED, Beal AL, Kulinski NM, Hutson KE, Thorson MA. Prothrombin complex concentrate versus standard therapies for INR reversal in trauma patients receiving warfarin. Ann Pharmacother. 2011;45:869-75.

48. Fredriksson K, Norrving B, Stromblad LG. Emergency reversal of anticoagulation after intracerebral hemorrhage. Stroke J Cereb Circ. 1992;23:972-7.

49. Goldstein JN, Thomas SH, Frontiero V, et al. Timing of fresh frozen plasma administration and rapid correction of coagulopathy in warfarin-related intracerebral hemorrhage. Stroke J Cereb Circ. 2006;37:151-5.

50. Woo CH, Patel N, Conell C, et al. Rapid warfarin reversal in the setting of intracranial hemorrhage: a comparison of plasma, recombinant activated factor VII, and prothrombin complex concentrate. World Neurosurg. 2014;81:110-5.

51. Food and Drug Administration. Idaruczumab. 2015. [2015 Nov. 12]. Disponivel em: http://www.fda.gov/Drugs/InformationOnDrugs/ApprovedDrugs/ucm467396.htm.

52. Pharmaceuticals BI. Full prescribing information: Praxbind. Boehringer Ingelheim International GmbH; 2015.

53. Glund S, Moschetti V, Norris S, et al. A randomised study in healthy volunteers to investigate the safety, tolerability and pharmacokinetics of idarucizumab, a specific antidote to dabigatran. Thromb Haemost. 2015;113:943-51.

54. Glund SSJ, Schmohl M, et al. Idarucizumab, a specific antidote for dabigatran: immediate, complete and sustained reversal of dabigatran induced anticoagulation in elderly and renally impaired subjects. Am Soc Hematol. 2014;344.

55. Siegal DM, Curnutte JT, Connolly SJ, et al. Andexanet alfa for the reversal of factor Xa inhibitor activity. N Engl J Med. 2015;373(25):2413-24.

56. Milling TJ Jr., Kaatz S. Preclinical and clinical data for factor Xa and "universal" reversal agents. Am J Emerg Med. 2016;34(11S):39-45.

57. McKinney JS, Kostis WJ. Statin therapy and the risk of intracerebral hemorrhage: a meta-analysis of 31 randomized controlled trials. Stroke. 2012;43(8):2149-56.

58. Wang X, Dong Y, Qi X, Huang C, Hou L. Cholesterol levels and risk of hemorrhagic stroke: a systematic review and meta-analysis. Stroke. 2013;44(7):1833-9.

59. Poungvarin N, Bhoopat W, Viriyavejakul A, et al. Effects of dexamethasone in primary supratentorial intracerebral hemorrhage. N Engl J Med. 1987;316:1229.

60. Hallevi H, Albright KC, Aronowski J, et al. Intraventricular hemorrhage: anatomic relationships and clinical implications. Neurology. 2008;70:848-52.

61. Hemphill JC 3rd, Bonovich DC, Besmertis L, et al. The ICH score: a simple, reliable grading scale for intracerebral hemorrhage. Stroke. 2001;32:891.

62. Hemphill JC 3rd, Newman J, Zhao S, Johnston SC. Hospital usage of early do not resuscitate orders and outcome after intracerebral hemorrhage. Stroke. 2004;35:1130.

12

Fisiopatologia da Hemorragia Subaracnóidea

Bruno Gonçalves | Cássia Righy

Introdução

A hemorragia subaracnóidea (HSA) é responsável por cerca de 5% de todos os acidentes vasculares cerebrais (AVC).[1] A incidência de HSA aneurismática varia entre 2 e 16/100.000 pessoas, quase duas vezes maios em países subdesenvolvidos em relação a países desenvolvidos.[2] Entretanto, há uma conhecida variação regional, a exemplo de 2 casos a cada 100 mil pessoas na China a 22,5 casos a cada 100 mil habitantes na Finlândia.[3]

No Brasil, os óbitos pela doença cerebrovascular superaram em números absolutos os causados pela doença coronariana, com mortalidade por evento cerebrovascular hemorrágico variando de 11 a 15/100.000 habitantes entre homens, e de 7 a 11/100.000 habitantes entre mulheres.[4] Não há muitas informações sobre a epidemiologia da HSA no Brasil.

A mortalidade geral decorrente da HSA atinge 40%, chegando a 15% antes mesmo da admissão hospitalar, e cerca de 50% dos sobreviventes apresentarão sequelas neurológicas incapacitantes. Cerca de 70% de todos os pacientes acometidos pela HSA vão morrer ou apresentar dependência para atividades da vida diária em até 6 meses após o sangramento.[1,5,6] A mortalidade também varia entre os países, sendo cerca de 27% no Japão, 32% nos Estados Unidos e 43% na Europa,[7] apesar de considerável parte de óbitos que ocorrem na fase pré-hospitalar não entrar na estatística geral.

Enquanto em países desenvolvidos, a taxa de mortalidade vem caindo nos últimos 25 anos (nos Estados Unidos, queda de cerca de 1% ao ano),[8,9] nos países em desenvolvimento essa tendência não se confirma, com publicação recente evidenciando aumento da mortalidade na faixa de 1,6% ao ano na Colômbia.[10]

O processo de formação e a rotura do aneurisma

Um aneurisma cerebral é uma dilatação anormal focal (tipicamente sacular ou fusiforme) da parede de uma artéria intracraniana.[11] As artérias cerebrais normalmente têm três camadas: uma túnica externa (adventícia) composta basicamente de tecido conjuntivo; uma túnica média (primariamente muscular); e uma túnica íntima (interna) constituída por células endoteliais. No entanto, a túnica adventícia é caracteristicamente fina em vasos cerebrais.[12]

Uma das principais características fisiopatológicas dos aneurismas é o adelgaçamento da túnica média, sendo muitas vezes completamente ausente no local do aneurisma. Outro dado importante dos aneurismas intracranianos é a destruição da lâmina elástica interna (camada de elastina entre a íntima e a média), que se encontra completamente ausente, ou persistindo apenas como pequenos fragmentos ("lágrimas de Reuterwall"). Apenas a túnica adventícia permanece inalterada.[12]

Dado que os aneurismas se desenvolvem em locais específicos de alto estresse de cisalhamento da parede vascular (a maioria dos aneurismas ocorre nas bifurcações arteriais do polígono de Willis e nos seus principais ramos), sugere-se que o *status* hemodinâmico desempenhe um papel fundamental no processo fisiopatológico, implicando remodelação da parede e degeneração potencial via lesão endotelial.[12,13] Por sua vez, um baixo estresse na parede vascular pode causar estase localizada do fluxo sanguíneo próximo à parede do vaso, causando disfunção endotelial e aumento de fatores pró-inflamatórios que ocasionam degeneração localizada dessa parede. Isso resulta, então, em um limiar de pressão mais baixo de estresse que pode ser resistido pela parede desse vaso.[13] Por isso, os locais mais comuns de formação de aneurismas intracranianos incluem a artéria carótida interna, a artéria comunicante anterior, a artéria cerebral média, a artéria comunicante posterior, a artéria cerebral posterior, a artéria basilar e a artéria vertebral.[12]

A microbiota intestinal está emergindo como um fator adicional que contribui para a fisiopatologia de diversas condições. Estudos recentes sugerem que a microbiota intestinal afeta várias doenças nas quais a inflamação desempenha um papel importante. Ao modular a inflamação vascular, a microbiota intestinal pode afetar o processo de formação dos aneurismas intracranianos.[14]

Os aneurismas mostram evidências de infiltração por macrófagos, células T, células B e mastócitos. Além disso, há a *upregulation* de uma série de moléculas associadas à inflamação. Por exemplo, sistema complemento (C3c, C9), imunoglobulinas (IgG, IgM) e VCAM-1 (*Vascular Adhesion Molecule*-1, molécula de adesão vascular) foram identificados aumentados em aneurismas intracranianos, evidenciando um possível papel inflamatório no seu processo de formação.[12]

Em um recente estudo com modelos animais, a depleção da microbiota intestinal com uso de antibióticos reduziu a incidência de aneurismas quando os antibióticos foram iniciados até 3 semanas antes da indução aneurismática em ratos. Tanto a infiltração de macrófagos como os níveis de citocinas inflamatórias foram reduzidos com a depleção da microbiota intestinal. Esses achados sugerem que a microbiota intestinal contribui para a fisiopatologia dos aneurismas ao modular a inflamação.[14] Ela poderia afetar diretamente a fisiopatologia dos aneurismas intracranianos, mas poderia também apenas representar um biomarcador que revela efeitos coletivos de diversos outros fatores em conjunto.[14]

Entre os fatores de risco para a ruptura do aneurisma, estão o tabagismo, o abuso de álcool e a hipertensão. O tabagismo é o mais importante fator de risco independente e modificável tanto para a formação como para o crescimento e ruptura de aneurismas cerebrais, dado já comprovado em vários estudos.[15]

Em um aneurisma não roto, seu tamanho, sua localização, a idade do paciente e o tabagismo são preditores independentes para sua ruptura posterior.[15]

A história familiar de aneurismas tem sido sugerida como evidência de fatores genéticos envolvidos na fisiopatologia do aneurisma.[15] Há um aumento da incidência de aneurismas intracranianos em pacientes com história familiar de doença renal policística,

Capítulo 12 — Fisiopatologia da Hemorragia Subaracnóidea

displasia fibromuscular, neurofibromatose tipo I, esclerose tuberosa e síndrome de Ehlers-Danlos tipo IV.[12]

A história natural da hemorragia subaracnóidea

A evolução da HSA tem diversos mecanismos de lesão secundária implicados na alta morbimortalidade observada em pacientes com HSA.[7] Essas formas de lesão secundária podem ser divididas em lesões cerebrais precoces, que ocorrem em até 72 horas após o sangramento (momento conhecido como "ictus"), e lesões cerebrais tardia, ocorrendo após as primeiras 72 horas. Essa divisão leva em consideração diferentes mecanismos de injúria neuronal que ocorrem em cada fase da doença.[16]

Entre os mecanismos de lesão na fase inicial, podemos destacar o ressangramento do aneurisma, a hidrocefalia e, finalmente, a lesão cerebral precoce propriamente dita (do inglês *early brain injury* (EBI)), sendo esta última recém-descrita[17] e ainda não completamente compreendida.

A EBI ocorre nas primeiras 72 horas após o sangramento aneurismático, e seu mecanismo fisiopatológico de lesão neuronal é possivelmente composto por diminuição da perfusão cerebral, o que resultaria na isquemia, e na injúria de reperfusão, o que, por sua vez, culminaria no edema cerebral. É decorrente dos efeitos agudos da rotura aneurismática, na qual o sangue no espaço subaracnoide eleva abruptamente a pressão intracraniana (PIC) e, consequentemente, ocasiona a redução do fluxo sanguíneo cerebral, o que pode ocorrer de forma crítica provocando isquemia e infarto cerebrais. Por sua vez, com a redução progressiva da PIC após o *ictus* e consequente restabelecimento da perfusão cerebral, a lesão de reperfusão pode contribuir para o desenvolvimento do edema cerebral e agravar a lesão neurológica inicial.[1,17]

Em modelos animais, estudos mostraram que as alterações hemodinâmicas precoces e a hipertensão intracraniana grave, associadas à redução da pressão de perfusão cerebral, podem causar lesão cerebral logo após o sangramento. Sugerem-se, então, mecanismos de isquemia começando a se desenvolver logo após a HSA, indicando que, no início, a lesão poderia ter um aspecto isquêmico.[18]

Apesar de a injúria neuronal da lesão cerebral precoce ocorrer no início da história natural da hemorragia subaracnóidea, ela tem importante impacto no desfecho da doença, estando relacionada a maior mortalidade e desfecho funcional ruim, com alta dependência em decorrência de sequelas neurológicas graves.[19]

Entre os mecanismos de lesão cerebral da patologia em si, a lesão cerebral precoce e seu papel ainda são pouco compreendidos. O termo EBI foi descrito recentemente e refere-se a uma lesão cerebral que se desenvolve nas primeiras 72 horas após o *ictus*.[17] Dessa forma, refere-se aos eventos que ocorrem no cérebro antes do desenvolvimento da isquemia tardia e que provavelmente têm uma fisiopatologia alternativa (Figura 12.1). Atualmente, a EBI está sendo extensivamente estudada, e seus mecanismos estão apenas começando a ser entendidos, possivelmente ocorrendo como uma combinação de insultos fisiológicos ao cérebro, que resultam em isquemia global, rotura da barreira hematoencefálica (BHE), edema e sinalização de morte celular.[20]

Após a fase inicial (primeiras 72 horas), outros mecanismos fisiopatológicos, como microembolia, microtrombose, alteração da autorregulação vascular cerebral, neuroinflamação, despolarização cortical alastrante e vasoespasmo (Figura 12.2), levam a uma via final comum de injúria cerebral – a isquemia cerebral tardia (*delayed cerebral ischemia* (DCI)), tida como fator mais importante associado a pior desfecho funcional por alguns autores.[1,21,22]

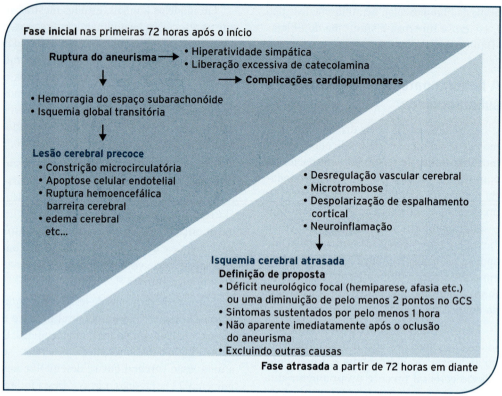

Figura 12.1. Mecanismos de injúria cerebral precoce e tardia na hemorragia subaracnóidea. (Fonte: Okazaki T, Kuroda Y, 2018.)

A isquemia cerebral tardia é uma das complicações mais temidas decorrentes da hemorragia subaracnóidea. Ocorre em até 30% dos pacientes, com áreas focais ou difusas de isquemia, comumente não confinadas a um território arterial específico. Apresenta maior incidência entre 4 e 14 dias após o *ictus*.[24]

A quantidade de sangue no espaço subaracnoide está diretamente relacionada ao desenvolvimento de isquemia tardia.[1,21,22] Ao contrário de acidentes vasculares isquêmicos tradicionalmente tromboembólicos, nos quais os sintomas ocorrem de imediato, na DCI os sintomas aparecem de forma gradual e envolvendo comprometimento da consciência.[24]

Todas essas injúrias cerebrais fazem parte do curso natural da hemorragia subaracnóidea e são responsáveis pela alta morbimortalidade relacionada à patologia. Entretanto, outros fatores sistêmicos podem contribuir para uma piora da morbimortalidade, entre eles a infecção, sepse e disfunções orgânicas associadas.[25,26]

Inflamação sistêmica

Uma das características da hemorragia subaracnóidea é a intensa resposta inflamatória sistêmica, que ocorre em até 83% dos pacientes, descrita como associada às diversas lesões secundárias inerentes à hemorragia, e também associada com maior mortalidade.[27,28] Essa inflamação exacerbada, que inclui o sistema nervoso central (SNC), seria, então, outro mecanismo de lesão neuronal, contribuindo para as outras causas associadas à história natural da doença.

Capítulo 12 — Fisiopatologia da Hemorragia Subaracnóidea

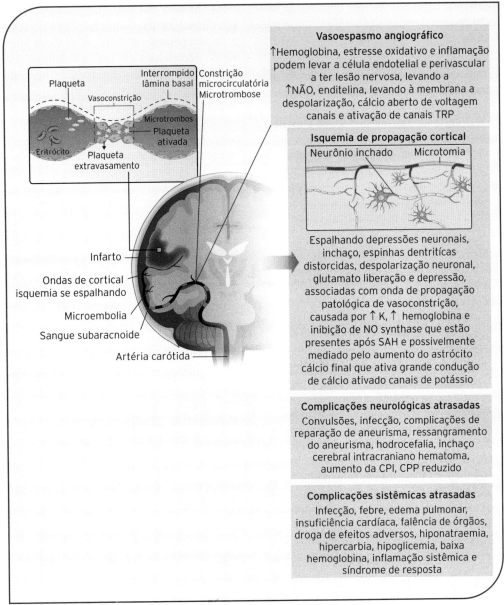

Figura 12.2. Fisiopatologia da lesão tardia na hemorragia subaracnóidea. (Fonte: Macdonald RL., 2014.)

O sangue e, como resultado, os produtos de degradação da hemoglobina concentrados no espaço subaracnoide precipitam a atividade inflamatória, o que também ocorre no cérebro secundariamente à isquemia e a outras formas de injúria encefálica. Assim, há um interesse crescente no estudo da fisiopatologia da neuroinflamação após a hemorragia subaracnóidea. A presença de biomarcadores inflamatórios está associada com isquemia cerebral tardia e desfecho desfavorável.[29] Existem evidências recentes de que a neuroinflamação tem um papel importante na lesão neuronal relacionada à HSA, tanto na fase aguda como na crônica.[30]

Existe aparente relação entre a inflamação e a presença de vasoespasmo. Injeção de substâncias pró-inflamatórias no espaço do líquido cefalorraquidiano (LCR) sabidamente produz vasoespasmo, mesmo sem a presença de produtos da degradação da hemoglobina. Evidências mostram ainda que, clinicamente, existe uma relação temporal, e proporcional, entre o início da atividade inflamatória e o vasoespasmo da circulação cerebral, o que reforça a hipótese de causalidade.[30]

A patogenia da resposta inflamatória nesses casos ainda não é bem elucidada, mas teoriza-se partir da liberação intensa de catecolaminas (como adrenalina) e interleucinas, que ocasionem aumento de temperatura, frequência cardíaca e respiratória, além de leucocitose.[27,28] A elevação abrupta da pressão intracraniana e a hipoperfusão cerebral resultante iniciam uma cascata de eventos inflamatórios com ativação plaquetária e aumento da expressão de moléculas de adesão endoteliais, culminando em trombose, isquemia e edema, tríade conhecida pela lesão cerebral precoce.[31] Os produtos da degradação eritrocitária se acumulam ao longo do tempo com a deposição de hemoglobina, que será, então, metabolizada. Resultantes dessa metabolização, como metemoglobina, heme e hemina, quando situados no espaço subaracnoide, ativam receptores *toll-like* 4 e, por conseguinte, a cascata inflamatória, que causará a lesão cerebral. A hemina ainda está associada a um desequilíbrio entre radicais oxidantes e antioxidantes.[29,30]

Células imunomoduladoras no SNC, como a micróglia, são ativadas e, por sua vez, aumentam a expressão de diversas moléculas de adesão no endotélio, resultando em acúmulo de células inflamatórias no espaço subaracnoide. Macrófagos e neutrófilos, então, iniciam a fagocitose da hemoglobina degradada. Apesar de essenciais para a recuperação neuronal, essas células podem

ficar aprisionadas no espaço subaracnoide em virtude de alterações no fluxo do (LCR e na recuperação da barreira de *tight junctions* endoteliais. Uma vez confinadas a esse espaço, sofrem desgranulação, liberando diversas substâncias pró-inflamatórias e vasoativas (incluindo endotelinas e radicais oxidativos), que não se restringem a esse local, e difundem-se pelo SNC, ocasionando também cerebrite e vasoconstrição, com liberação de citocinas inflamatórias, moléculas de adesão endoteliais e ativação do sistema complemento por todo o encéfalo.[29,30]

Há uma ativação da resposta inflamatória de forma sistêmica após a HSA, o que pode ser observado por meio do aumento das citocinas circulantes, tanto no SNC como das séricas, entre elas interleucina (IL) 1, IL-6 e o fator de necrose tumoral (TNF) alfa.[29,30] Clinicamente, esse processo envolve febre, taquipneia, taquicardia e leucocitose ou leucopenia. Esses são os componentes da resposta inflamatória sistêmica, que é definida pela presença de dois ou mais dos seguintes: temperatura menor de 36 ºC ou maior do que 38 ºC, frequência cardíaca maior do que 90 batimentos por minuto, frequência respiratória maior do que 20 incursões por minuto e contagem de leucócitos no sangue menor do que 4 mil ou maior do que 12 mil por milímetro cúbico.[32]

Esses sinais clínicos estão possivelmente associados à tempestade de citocinas liberadas.[30] A síndrome é bastante inespecífica e reflete interações complexas entre inflamação, coagulação, ativação simpática e disfunção endotelial. Esse processo gera e perpetua a hipoperfusão tecidual, o que compromete a oferta de oxigênio aos tecidos, resultando em disfunção orgânica.[33] Além disso, a liberação intensa de catecolaminas pode induzir alteração nas funções cardíaca e pulmonar.[27-29]

A inflamação ainda é intimamente relacionada à adesão plaquetária, ativação da cascata da coagulação e consequente formação de microtrombos e posterior isquemia, mecanismo de lesão secundária já descrita na HSA.[29,31] Vem sendo sugerido que além do estreitamento arterial, a microtrombose também tem participação importante na patogênese da DCI. Consiste em agregados de plaquetas e fibrinas, frequentemente com leucócitos associados. A formação desses microtrombos é resultante da ativação de cascatas primárias e secundárias da hemostasia e inibição da fibrinólise.[24] A cascata inflamatória é amplificada pela atividade plaquetária, com liberação de citocinas e quimiocinas que promovem adesão leucocitária. Essas células inflamatórias, juntamente com as plaquetas ativadas, contribuem para a progressão da disfunção endotelial, perpetuando o ciclo de microtrombose e inflamação, mesmo que anatomicamente distante do local de ruptura do aneurisma.[29,31]

Existe a hipótese de que a superfície adventícia das arteríolas cerebrais libere fator tecidual em virtude da resposta inflamatória causada pelo sangue no espaço subaracnoide, e que esse fator tecidual, quando aumentado, provoque um evento localizado de coagulação intravascular disseminada.[24]

Em um estudo prospectivo com 127 pacientes, tanto a ativação plaquetária, medida por meio de tromboelastografia, como a atividade inflamatória, mensurada por meio de níveis séricos de proteína C-reativa, biomarcador inflamatório, foram maiores nos grupos com maior incidência de lesão cerebral precoce, isquemia cerebral tardia, bem como morte ou sequela neurológica grave. Houve ainda um efeito dose-resposta, com as variáveis de interesse cada vez maiores conforme a maior gravidade da hemorragia subaracnóidea.[31]

Foi demonstrado que pacientes com DCI tem níveis séricos maiores de fator de von Willebrand e fator de ativação plaquetária entre 5 e 9 dias após o sangramento, fator tecidual no LCR entre 5 e 9 dias após o *ictus*, e aumento plasmático de D-dímero entre 11 e 14 dias após a hemorragia. Entretanto, a baixa qualidade e o número de estudos envolvendo essas relações não permitem um nível de evidência robusto que sugira forte associação entre esses dados. O significado do D-dímero aumentado nesse período ainda permanece incerto.[24]

Em decorrência de todo esse potencial inflamatório podem aparecer disfunções orgânicas não neurológicas – como disfunção pulmonar (edema pulmonar neurogênico, relacionado à descarga simpática acelerada, com aumento da pressão arterial, bradicardia e aumento do retorno venoso, resultando em congestão pulmonar com edema intersticial e transudato intra-alveolar),[34] ou ainda disfunção cardíaca grave (miocárdio atordoado) por mecanismos, entre eles, também a tempestade adrenérgica relacionada à doença.[35]

Conclusão

A hemorragia subaracnóidea tem um mecanismo fisiopatológico complexo que ocasiona diversos acometimentos orgânicos, desde neurológico, em virtude do sangramento e da lesão cerebral direta, como também ocasiona disfunções sistêmicas em virtude do potencial inflamatório e catecolaminérgico da doença. Isso explica por que é uma doença tão temida, além de não completamente compreendida, e responsável por prognósticos reservados em boa parte dos casos nos quais ocorre na sua forma mais severa.

Referências

1. Flynn L, Andrews P. Advances in the understanding of delayed cerebral ischaemia after aneurysmal subarachnoid haemorrhage. F1000Research. 2015;4. [2018 Jun.]. Disponível em: https://www.ncbi.nlm.nih.gov/pmc/articles/PMC4752028/.

2. Feigin VL, Lawes CMM, Bennett DA, Barker-Collo SL, Parag V. Worldwide stroke incidence and early case fatality reported in 56 population-based studies: a systematic review. Lancet Neurol. 2009;8(4):355-69.

3. Ingall T, Asplund K, Mähönen M, Bonita R. A multinational comparison of subarachnoid hemorrhage epidemiology in the WHO MONICA

stroke study. Stroke. 2000;31(5):1054-61.

4. Lotufo PA, Bensenor IJM. Race and stroke mortality in Brazil. Rev Saúde Pública. 2013;47(6):1201-4.

5. Burns SK, Brewer KJ, Jenkins C, Miller S. Aneurysmal subarachnoid hemorrhage and vasospasm. AACN Adv Crit Care. 2018;29(2):163-74.

6. van Gijn J, Kerr RS, Rinkel GJE. Subarachnoid haemorrhage. Lancet Lond Engl. 2007;369(9558):306-18.

7. Nieuwkamp DJ, Setz LE, Algra A, Linn FHH, de Rooij NK, Rinkel GJE. Changes in case fatality of aneurysmal subarachnoid haemorrhage over time, according to age, sex, and region: a meta-analysis. Lancet Neurol. 2009;8(7):635-42.

8. Johnston SC, Selvin S, Gress DR. The burden, trends, and demographics of mortality from subarachnoid hemorrhage. Neurology. 1998;50(5):1413-8.

9. Truelsen T, Bonita R, Duncan J, Anderson NE, Mee E. Changes in subarachnoid hemorrhage mortality, incidence, and case fatality in New Zealand Between 1981-1983 and 1991-3. Stroke. 1998;29(11):2298-303.

10. Alcalá-Cerra G, Young AMH. Paternina-Caicedo Á, Ribas ESC, Health Sciences and Neurosciences Research Group (CISNEURO). Trends in the mortality of non-traumatic subarachnoid hemorrhage in Colombia: a 10-year analysis of a nationwide registry. Arq Neuropsiquiatr. 2013;71(11):841-5.

11. Boulouis G, Rodriguez-Régent C, Rasolonjatovo EC, Ben Hassen W, Trystram D, Edjlali-Goujon M, et al. Unruptured intracranial aneurysms: An updated review of current concepts for risk factors, detection and management. Rev Neurol. 2017;173(9):542-51.

12. Wang Y, Emeto TI, Lee J, Marshman L, Moran C, Seto S, et al. Mouse models of intracranial aneurysm: Mouse models of intracranial aneurysm. Brain Pathol. 2015;25(3):237-47.

13. Can A, Du R. Association of Hemodynamic Factors with intracranial aneurysm formation and rupture: systematic review and meta-analysis. Neurosurgery. 2016;78(4):510-20.

14. Shikata F, Shimada K, Sato H, Ikedo T, Kuwabara A, Furukawa H, et al. Potential influences of gut microbiota on the formation of intracranial aneurysm. Hypertension. 2019;73(2):491-6.

15. Steiner T, Juvela S, Unterberg A, Jung C, Forsting M, Rinkel G, et al. European Stroke Organization guidelines for the management of intracranial aneurysms and subarachnoid haemorrhage. Cerebrovasc Dis Base Switz. 2013;35(2):93-112.

16. Okazaki T, Kuroda Y. Aneurysmal subarachnoid hemorrhage: intensive care for improving neurological outcome. J Intensive Care. 2018;6:28.

17. Kusaka G, Ishikawa M, Nanda A, Granger DN, Zhang JH. Signaling pathways for early brain injury after subarachnoid hemorrhage. J Cereb Blood Flow Metab Off J Int Soc Cereb Blood Flow Metab. 2004;24(8):916-25.

18. Sehba FA, Hou J, Pluta RM, Zhang JH. The importance of early brain injury after subarachnoid hemorrhage. Prog Neurobiol. 2012;97(1):14-37.

19. Gonçalves B, Turon R, Mendes A, Melo N, Lacerda P, Brasil P, et al. Effect of early brain infarction after subarachnoid hemorrhage: a systematic review and meta-analysis. World Neurosurg. 2018;115:e292-8.

20. Cahill J, Cahill WJ, Calvert JW, Calvert JH, Zhang JH. Mechanisms of early brain injury after subarachnoid hemorrhage. J Cereb Blood Flow Metab Off J Int Soc Cereb Blood Flow Metab. 2006;26(11):1341-53.

21. Francoeur CL, Mayer SA. Management of delayed cerebral ischemia after subarachnoid hemorrhage. Crit Care Lond Engl. 2016;20(1):277.

22. Macdonald RL, Pluta RM, Zhang JH. Cerebral vasospasm after subarachnoid hemorrhage: the emerging revolution. Nat Clin Pract Neurol. 2007;3(5):256-63.

23. Macdonald RL. Delayed neurological deterioration after subarachnoid haemorrhage. Nat Rev Neurol. 2014;10(1):44-58.

24. Boluijt J, Meijers JC, Rinkel GJ, Vergouwen MD. Hemostasis and fibrinolysis in delayed cerebral ischemia after aneurysmal subarachnoid hemorrhage: a systematic review. J Cereb Blood Flow Metab. 2015;35(5):724-33.

25. Frontera JA, Fernandez A, Schmidt JM, Claassen J, Wartenberg KE, Badjatia N, et al. Impact of nosocomial infectious complications after subarachnoid hemorrhage. Neurosurgery. 2008;62(1):80-7.

26. Taufique Z, May T, Meyers E, Falo C, Mayer SA, Agarwal S, et al. Predictors of poor quality of life 1 year after subarachnoid hemorrhage. Neurosurgery. 2016;78(2):256-6

27. Festic E, Siegel J, Stritt M, Freeman WD. The utility of serum procalcitonin in distinguishing systemic inflammatory response syndrome from infection after aneurysmal subarachnoid hemorrhage. Neurocrit Care. 2014;20(3):375-81.

28. Oconnor E, Venkatesh B, Mashongonyika C, Lipman J, Hall J, Thomas P. Serum procalcitonin and C-reactive protein as markers of sepsis and outcome in patients with neurotrauma and subarachnoid haemorrhage. Anaesth Intensive Care. 2004;32(4):465-70.

29. de Oliveira Manoel AL, Macdonald RL. Neuroinflammation as a target for intervention in subarachnoid hemorrhage. Front Neurol. 2018;9:292.

30. Lucke-Wold BP, Logsdon AF, Manoranjan B, Turner RC, McConnell E, Vates GE, et al. Aneurysmal subarachnoid hemorrhage and neuroinflammation: a comprehensive review. Int J Mol Sci. 2016 Apr 2;17(4):497.

31. Frontera JA, Provencio JJ, Sehba FA, McIntyre TM, Nowacki AS, Gordon E, et al. The role of platelet activation and inflammation in early brain injury following subarachnoid hemorrhage. Neurocrit Care. 2017;26(1):48-57.

32. A Cabrita J, Pinheiro I, Menezes Falcão L. Rethinking the concept of sepsis and septic shock. Eur J Intern Med. 2018.

33. Aird WC. The role of the endothelium in severe sepsis and multiple organ dysfunction syndrome. Blood. 2003;101(10):3765-77.

34. Šedý J, Kuneš J, Zicha J. Pathogenetic mechanisms of neurogenic pulmonary edema. J Neurotrauma. 2015;32(15):1135-45.

35. Kerro A, Woods T, Chang JJ. Neurogenic stunned myocardium in subarachnoid hemorrhage. J Crit Care. 2017;38:27-34.

13

Tratamento Agudo da Hemorragia Subaracnóidea Aneurismática

Cássia Righy | Fernando Medrado Jr.

Introdução

A hemorragia subaracnóidea (HSA) aneurismática é um evento cerebrovascular agudo, decorrente da rotura de aneurisma intracraniano. É uma doença de alta mortalidade, além de ser importante causa de lesão neurológica entre os sobreviventes, e grande custo ao sistema de cuidados de saúde. É uma doença ameaçadora à vida, requerendo cuidados neurocríticos intensivos.[1]

Dito isso, é de suma importância o tratamento precoce e otimizado para, além de controlar a doença em sua fase aguda, evitar o aparecimento de lesões cerebrais secundárias, prevenindo, assim, os desfechos tão sombrios associados a esse tipo de hemorragia cerebral.

Mecanismos de lesão cerebral na hemorragia subaracnóidea

Diversos mecanismos de lesão secundária são implicados na alta morbimortalidade observada em pacientes com HSA.[2]

Entre os mecanismos de lesão na fase inicial, podemos destacar o ressangramento do aneurisma, a hidrocefalia e a lesão cerebral precoce (do inglês *early brain injury* (EBI)). O tratamento na fase aguda,

então, visa evitar o agravamento da injúria cerebral em virtude desses mecanismos.

De forma didática, podemos dizer que a lesão cerebral precoce refere-se a uma lesão cerebral que se desenvolve nas primeiras 72 horas após o *ictus*.[3] Depois da fase inicial (primeiras 72 horas), diversos mecanismos fisiopatológicos, como microembolia, microtrombose, alteração da autorregulação vascular cerebral, neuroinflamação, despolarização cortical alastrante e vasoespasmo levam a uma via final comum de injúria cerebral – a isquemia cerebral tardia (*delayed cerebral ischemia* (DCI)).[4-6]

Dessa forma, a EBI refere-se aos eventos que ocorrem no cérebro antes do desenvolvimento da isquemia tardia e provavelmente tem uma fisiopatologia alternativa (Figura 13.1). Atualmente, a EBI está sendo estudada de modo extensivo, e seus mecanismos estão apenas começando a ser entendidos.[7]

Dessa forma, o tratamento inicial da hemorragia subaracnóidea tem como objetivos principais, tanto o controle das lesões cerebrais em curso, decorrente de sangramento inicial, hipertensão intracraniana, isquemia cerebral e neuroinflamação, como o emprego de medidas neuroprotetoras de forma a evitar as lesões secundárias que podem ocorrer na história natural da doença.

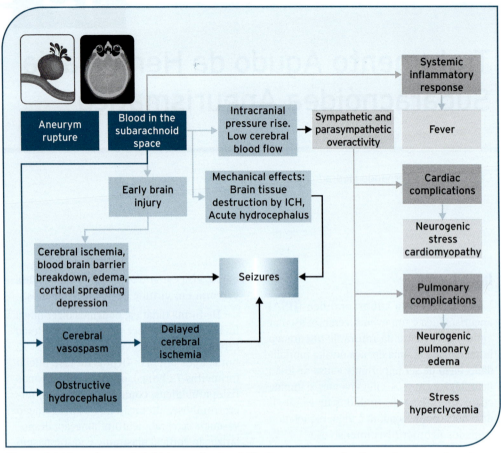

Figura 13.1. Mecanismos de injúria cerebral e sistêmica, precoce e tardia, na hemorragia subaracnóidea. (Fonte: Macdonald RL, Diringer MN, Citerio G, 2014.)

Atendimento inicial – medidas gerais

A hemorragia subaracnóidea é uma doença para a qual é necessário um alto grau de suspeição. Pacientes atendidos em serviços de emergência com alteração do nível de consciência, vômitos, meningismo, elevação da pressão arterial, e/ou cefaleia nova e intensa, devem ser investigados mais profundamente. O erro de diagnóstico em HSA chega a 25% dos casos, especialmente em casos de cefaleia como único sintoma,[9,10] o que piora o prognóstico do paciente.

Uma regra que pode auxiliar na investigação de pacientes com cefaleia é a *Ottawa Subarachnoid Hemorrhage Rule*,[11] que sugere um grupo de pacientes em que a cefaleia deve ser investigada com exame de imagem adicional. Na coorte em que foi validada, os critérios atingiram uma sensibilidade de 100%, ou seja, nenhum paciente com HSA não teve sua investigação recomendada. Os critérios são:

- Dor ou rigidez de nuca;
- Idade > 40 anos;
- Perda de consciência;
- Início da cefaleia durante exercício;
- Dor em trovoada (cujo início já se dá com pico de intensidade);

Capítulo 13 — Tratamento Agudo da Hemorragia Subaracnóidea Aneurismática

- Limitação de flexão do pescoço durante exame físico (impossibilidade de tocar o queixo no peito).

Na presença de um dos critérios supramencionados, está indicada a investigação adicional do paciente que se apresenta apenas com cefaleia, por meio exame de imagem cerebral. Importante reforçar que foram excluídos pacientes com déficit neurológico novo, história de aneurisma cerebral, HSA ou tumor cerebral, ou história de cefaleia recorrente.

Nos primeiros minutos após a HSA, há um aumento agudo e acentuado da pressão intracraniana (PIC). Esse aumento da PIC pode levar rapidamente à deterioração do nível de consciência e ao coma. Dessa forma, todos os pacientes que se apresentam com sinais de gravidade devem ser avaliados por meio do mnemônico ABC (*airway, breathing, circulation*) – proteção de via aérea, garantia de ventilação e oxigenação e estabilização hemodinâmica (ressuscitação caso necessária), mesmo antes do início dos testes diagnósticos. Os pacientes que se apresentam com taquidispneia, hipóxia ou presunção de piora clínica (especialmente em pacientes com necessidade de transporte inter-hospitalar) devem ter sua via aérea protegida. Deve-se sempre lembrar que os pacientes com HSA estão em constante risco de deterioração neurológica, por todos os mecanismos de lesão já citados; logo, podem necessitar de intubação e de proteção de via aérea a qualquer momento. A hipertensão intracraniana (HIC), causa frequente de deterioração neurológica, deve ser tratada agressivamente (Figura 13.2).[9,12]

Além disso, é importante a avaliação hemodinâmica e pode ser considerada a sua monitorização nesses pacientes em razão da injúria miocárdica que pode se seguir ao sangramento, pela intensa ativação simpática e descarga de catecolaminas. Cerca de 25% dos pacientes com HSA apresentam alguma alteração contrátil ao ecocardiograma. Sugere-se uma avaliação inicial da função cardíaca com ecocardiograma, especialmente em pacientes com algum sinal clínico de disfunção, podendo ser útil a monitorização do débito cardíaco em pacientes instabilidade hemodinâmica. O objetivo deve ser a euvolemia, uma vez que esses pacientes também se encontram sob risco de edema pulmonar neurogênico, sempre com o cuidado de manter a pressão arterial média e a pressão de perfusão cerebral adequadas.[14]

Após a estabilização clínica, deve ser confirmado o diagnóstico, seja com exame de imagem, seja, em alguns casos, com punção lombar em pacientes com tomografias negativas e sem contraindicação ao procedimento (como infecção no local da punção ou sinais de HIC e herniação, mas uma vez que esse grupo de pacientes já terá realizado tomografia de crânio, somente novos sinais clínicos contraindicariam a punção após liberação pelo primeiro exame de imagem).

Coagulopatias devem ser imediatamente tratadas, dependendo da sua causa, como pacientes em uso de anticoagulante oral – em que o INR deve ser corrigido para 1,4 ou menos, conforme sugestão de diretrizes internacionais não específicas para HSA.[15] Pode ser ainda considerada transfusão plaquetária em pacientes em uso de antiagregantes e que serão submetidos à intervenção neurocirúrgica – se o paciente não for submetido à cirurgia, a transfusão não é indicada.[9]

Não menos importante, como sintoma cardinal da HSA, a cefaleia deve ser tratada de forma adequada com analgésicos venosos. Além da dor, outros sintomas que devem ser atendidos são a êmese e a ansiedade. Além de prover conforto ao paciente, o cuidado sintomático também auxilia no controle pressórico evitando elevações da PA associadas a esses sintomas, o que ajuda a diminuir o risco de ressangramento. Entretanto, cuidado adicional deve ser exercido em caso de uso de medicações sedativas, visto que podem atrapalhar o acompanhamento clínico do paciente e retardar o diagnóstico de uma possível redução do nível de consciência.[9]

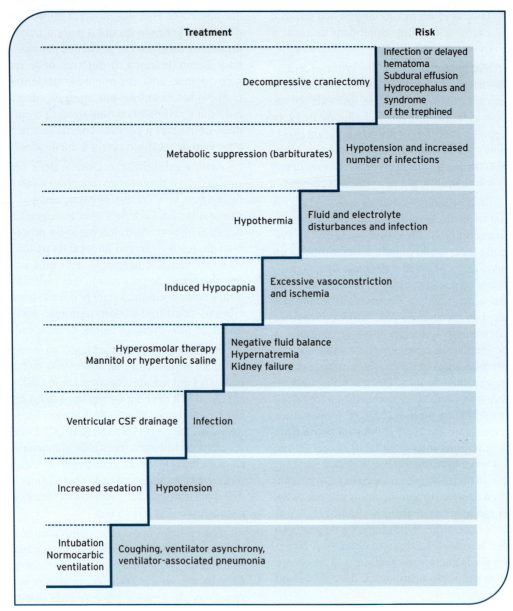

Figura 13.2. Tratamento escalonado da hipertensão intracraniana. (Fonte: Stocchetti N, Maas AIR, 2014.)

Ainda dentro do escopo de medidas gerais, em relação ao controle glicêmico recomenda-se evitar a hipoglicemia (< 80 mg/dL) a todo custo, e manter a glicemia < 200 mg/dL; em relação à febre, é indicada a monitorização frequente da temperatura e sempre buscar causa infecciosa em caso de sua elevação. Não obstante, a febre deve ser combatida com antitérmicos regulares e medidas físicas, se necessário. Para a prevenção de trombose venosa profunda, dado o alto risco desse grupo, indica-se inicialmente a utilização de medidas mecânicas (compressão intermitente pneumática), e 24 horas após a oclusão do aneurisma, pode-se iniciar a profilaxia medicamentosa.[14]

Prevenção de ressangramento

Abordagem do aneurisma

A principal e mais importante medida para evitar o ressangramento é a oclusão do aneurisma, sendo esse o primeiro objetivo do tratamento da HSA aneurismática. Até 15% dos pacientes ressangram nas primeiras horas após o sangramento inicial, sendo os riscos cumulativos entre 35% e 40% na fase inicial, com mortalidade de cerca de 40%. Após a fase aguda, o risco de ressangramento diminui. Dessa forma, é necessário ocluir a fonte de sangramento para evitar novos eventos.[16]

O tratamento definitivo do aneurisma deve ser realizado rapidamente. Pode ser realizado de duas maneiras: via endovascular (com uso de coil – micromolas – ou *stent*, de acordo com a morfologia do aneurisma), ou via cirúrgica, com a clipagem do aneurisma. Ambas as terapias visam isolar o aneurisma da circulação cerebral, para que não sejam mais capazes de causar sangramento.[9] Há evidências de que o tratamento precoce, especialmente em pacientes com apresentação clínica melhor (WFNS 1 a 3), tem melhores desfechos.[17] Dessa forma, a recomendação é que a oclusão do aneurisma seja realizada o mais precocemente possível, para evitar o risco de ressangramento.[16,18]

Ambas as estratégias – endovascular ou cirúrgica – são válidas para o tratamento do aneurisma roto, uma lesão complexa por natureza. Cada uma apresenta seus benefícios e seus riscos. No tratamento endovascular, uma ou mais molas de platina são deixadas permanentemente no aneurisma, causando sua trombose. Menos invasivo, e menos agressivo ao tecido cerebral (em especial no período de maior inflamação e de maior risco de vasoespasmo), tem como principais

complicações injúrias isquêmicas (como trombose, sobretudo em caso de uso de *stent*), ou relacionadas à técnica da punção (seja dissecção arterial ou mesmo hemorragia). Já o tratamento cirúrgico é feito sob anestesia geral e requer cirurgia aberta. Um pequeno clipe é colocado no colo do aneurisma, bloqueando seu fluxo sanguíneo. Suas complicações podem incluir hemorragias, edema e infarto cerebrais, além de complicações clínicas como arritmias ou choque.[19]

Uma revisão sistemática publicada em 2018 pelo grupo Cochrane, que incluiu os maiores trabalhos comparando ambas as formas de manejo,[20] sugere que, em pacientes com boa apresentação clínica, o tratamento endovascular estaria associado a um melhor desfecho em pacientes elegíveis para ambas as formas de tratamento. Não há evidências para pacientes com apresentação clínica ruim (*poor grade* – WFNS 4-5).

Assim, recomenda-se que, em pacientes elegíveis para ambos os tratamentos, com possibilidade de oclusão total do aneurisma, seja realizada a terapia endovascular. Em caso de hematoma cerebral, a clipagem cirúrgica deve ser considerada uma vez que propicia sua drenagem no mesmo tempo cirúrgico, e também em aneurismas de colo largo e de artéria cerebral média. Aneurismas de artéria basilar, e em população idosa (acima de 70 anos), preferencialmente devem ser selecionados para tratamento endovascular. Independentemente da modalidade de tratamento escolhida, essa definição deve ser feita de forma multidisciplinar, com base nas características do paciente, na anatomia do aneurisma e na experiência do serviço.[16,18]

Medidas clínicas

Uma importante medida clínica para evitar o ressangramento é o controle pressórico. A pressão arterial frequentemente está elevada por uma série de fatores – desde os sintomas de dor, agitação, ansiedade e desconforto – até mesmo como resposta fisiológica à elevação da pressão intracraniana e à descarga adrenérgica relaciona à hemorragia. Por um lado, níveis pressóricos elevados estão associados, entretanto, a um risco maior de ressangramento. Por outro lado, uma pressão mais baixa, em face desse quadro, também pode ser insuficiente para manter uma pressão de perfusão cerebral adequada.

Não existem dados robustos indicando o valor ideal de pressão arterial, logo seu manejo pode ser controverso. Dados de estudos observacionais sugerem que o tratamento agressivo da pressão arterial pode, sim, diminuir o risco de ressangramento, entretanto com um risco aumentado de isquemia por redução da perfusão cerebral. É consenso, então, monitorizar de forma intensiva a pressão arterial, suspender anti-hipertensivos de uso habitual e iniciar droga venosa de melhor titulação caso necessário.[16]

Indica-se manter a pressão arterial média menor do que 110 mmHg, e a pressão arterial sistólica (PAS) menor do que 160 mmHg, evitando também, a todo custo, a hipotensão. Diretrizes internacionais ainda indicam o uso de nicardipina para controle, evitando como 1ª escolha o nitroprussiato e nitroglicerina, pois ambos podem, em tese, aumentar a PIC em decorrência da vasodilatação cerebral.[9,14,18] Entretanto, a escolha da droga também deve levar em consideração sua disponibilidade para uso.

Importante reforçar que o controle pressórico nesses níveis é uma medida adicional com potencial para reduzir o risco de ressangramento; logo, deve ser adotada **apenas** até a abordagem do aneurisma. Uma vez tratado o aneurisma, tolera-se a hipertensão de forma mais permissiva.

Apesar da indicação do tratamento precoce do aneurisma, sua oclusão pode ser atrasada em razão de limitações como demora para transferência em centros sem disponibilidade para essa abordagem, ocupação do centro cirúrgico, entre outras. Nessas situações, o uso de antifibrinolíticos de forma precoce e curta – como o ácido épsilon aminocaproico ou com o ácido tranexâmico – pode ser considerado quando a cirurgia ou o tratamento endovascular não são alternativas precoces. Eles devem ser utilizados em pacientes até 72 horas após o *ictus* ou até a abordagem cirúrgica – o que for **menor**. Entretanto, seu uso não é isento de eventos adversos, em virtude do risco aumentado de eventos trombóticos.[9]

O uso de terapia antifibrinolítica de forma tardia ou prolongada (início após 48 horas de sangramento, ou uso por mais de 3 dias) deve ser evitado por expor o paciente a efeitos colaterais importantes, em uma fase em que o risco de ressangramento é marcadamente diminuído.[14,18]

Um estudo holandês publicado no início de 2019[21] comparou de forma prospectiva em duas instituições pacientes com HSA – um grupo recebia ácido tranexâmico (1 g a cada 8 horas, em infusão contínua, por até 36 horas após o sangramento ou até a abordagem do aneurisma, caso ocorresse antes desse período), e o outro não fazia uso da terapia antifibrinolítica. Foram avaliados 509 pacientes (119 no grupo intervenção e 390 no grupo controle), e não houve diferença nem na incidência de ressangramento, nem na incidência de eventos trombóticos entre os dois grupos. Entretanto, a mortalidade hospitalar foi significativamente menor no grupo tratado com o ácido tranexâmico (16% contra 25% no grupo controle, OR 0,57, IC 95% 0,33 a 0,98). Apesar dos resultados inicialmente promissores, mais estudos são necessários para definir o real benefício dessa terapia.

Hidrocefalia

A hidrocefalia acomete entre 15% e 87% dos pacientes com HSA de forma aguda e pode ser assintomática. Por sua vez, a hidrocefalia crônica e shunt-dependente ocorre entre 8% e 48% dos casos.[18] Em caso de sintomas associados à hidrocefalia, pode ser realizada uma derivação ventricular externa

Capítulo 13 — Tratamento Agudo da Hemorragia Subaracnóidea Aneurismática

(DVE), para redução da pressão do líquido cefalorraquidiano (LCR) com a respectiva drenagem.

Alguns autores sugerem que a DVE, antes da abordagem aneurismática, pode estar associada ao risco de ressangramento em virtude da retirada do efeito mecânico de tamponamento após a drenagem da hidrocefalia – entretanto faltam evidências para esse fato (de três estudos retrospectivos, apenas um sugeriu maior risco de ressangramento).[18] A drenagem lombar também pode ser considerada em pacientes sem lesão com efeito de massa e hipertensão intracraniana, ou seja, sem risco de herniação cerebral – risco que deve ser considerado sempre que essa estratégia for empregada.[16]

Um potencial benefício da DVE, além do tratamento da hidrocefalia em si, é a de servir tanto como ferramenta de monitorização da PIC como também tratamento da hipertensão intracraniana, por meio de drenagem intermitente do LCR.[9] Recomenda-se, então, a drenagem do LCR para manejo da hidrocefalia aguda sintomática (seja por drenagem ventricular, seja lombar, de acordo com situação clínica), enquanto a hidrocefalia crônica deve ser tradada, quando sintomática, com derivação permanente (p. ex., derivação ventriculoperitoneal).[18]

Lesão cerebral precoce

Historicamente, a DCI tem sido descrita como o fator mais importante associado ao pior desfecho neurológico nos pacientes que sobrevivem ao evento inicial. Entre as causas conhecidas, o vasoespasmo é a mais compreendida e, assim, o objeto principal de estudos na área. Entretanto, diversos mecanismos de lesão agora elucidados podem ocasionar a DCI, como despolarização alastrante ou microtrombose.[4,6]

Novas evidências mostram, porém, que a DCI não é a única grande determinante do desfecho. A EBI tem sido cada vez mais estudada como um processo fisiopatológico de potencial importância na determinação do prognóstico dos pacientes com HSA. Entretanto, o papel da EBI e seu impacto, seja na mortalidade, seja no desfecho neurológico de pacientes com hemorragia subaracnóidea, permanecem incertos. Uma revisão sistemática e metanálise publicada em 2018[22] identificou uma incidência global de 17% de EBI, e os autores descreveram a associação da EBI tanto com aumento de mortalidade como com o desfecho funcional ruim (mensurado pela escala de Rankin modificada), com risco relativo (RR) de 2,18 para mortalidade, com intervalo de confiança (IC 95% 1,48 a 3,30), e um RR de 2,26 (IC 95% 1,75 a 2,93), para desfecho funcional ruim (definido como escores de 1 a 3 na escala de desfecho de Glasgow, ou 4 a 6 na escala de Rankin modificada).

Esses resultados sugerem que, embora seja uma lesão cerebral que ocorre de forma bem inicial no curso da história natural da doença, a EBI pode apresentar impacto nos resultados a longo prazo, visto se tratar de injúria neuronal potencialmente responsável por limitações funcionais nos pacientes sobreviventes.

Na fisiopatologia da EBI, modelos animais mostraram alterações hemodinâmicas precoces, elevação severa da pressão intracraniana com redução imediata do fluxo sanguíneo cerebral e da pressão de perfusão cerebral em razão do próprio sangramento, resultando em lesão cerebral no *ictus*.[23] Sendo decorrente de outro mecanismo, diferentemente da DCI, a lesão cerebral precoce pode ser uma nova fronteira terapêutica para evitar o desfecho desfavorável, frequentemente observado no curso da doença. Estudos focados no tratamento do vasoespasmo ou da DCI tiveram, até o momento, sucesso limitado.[24] Estratégias terapêuticas focadas na ressuscitação e diagnóstico precoces podem ser mais eficazes na otimização dos desfechos a longo prazo.

Neste contexto, um estudo observacional japonês[25] foi realizado para avaliar o impacto da monitorização hemodinâmica nos primeiros 14 dias dos pacientes com hemorragia subaracnóidea por intermédio da termodiluição transpulmonar. Foi identificado um menor volume telediastólico global indexado em pacientes que cursaram lesões isquêmicas, ainda que de forma tardia. Aqueles com melhor desfecho apresentavam índices volêmicos ligeiramente acima do limite superior da normalidade, sugerindo que o manejo e a ressuscitação volêmicos poderiam ser um caminho no tratamento desses pacientes.

Com base nesses resultados, um segundo estudo randomizou pacientes com HSA para terapia convencional ou terapia guiada por metas precoces, com monitorização de débito cardíaco e pré-carga.[26] Em pacientes graves (WFNS 4 ou 5), aqueles com a terapia guiada por metas e ressuscitação agressiva tiveram melhor desfecho funcional, segundo a escala de Rankin modificada em 3 meses. Pacientes com apresentação clínica mais branda (WFNS 1 a 3) não obtiveram o mesmo benefício nesse estudo.

Entretanto, ambos os estudos usam como desfecho a DCI e o prognóstico funcional a longo prazo, logo não são específicos o suficiente para transpor esses resultados à lesão cerebral precoce. Não identificam, por exemplo, se os pacientes já tinham essas lesões na apresentação inicial ou se aqueles tratados agressivamente com a terapia guiada por metas as desenvolveram em menor quantidade ou gravidade.

Ainda assim, ambos levantam a hipótese de que a ressuscitação hemodinâmica pode ser um alvo a ser perseguido de forma mais agressiva em pacientes com hemorragia subaracnóidea, especialmente aqueles com apresentação mais grave. Considerando-se esta ser uma das formas de tratamento para DCI,[5] o mesmo poderia ser pensado para a EBI, de forma a evitar a lesão final isquêmica – pela manutenção de uma perfusão cerebral adequada, pela oxigenação otimizada, ou outras estratégias. Naturalmente, isso precisa ser confirmado em estudos desenhados para esse fim.

O segundo passo seria, então, identificar a melhor forma de abordagem para esse tipo de lesão, de forma a preveni-la. Seja por ressuscitação precoce, com medidas imediatas para garantir adequadas perfusão e oxigenação cerebral, seja por terapias específicas visando mecanismos moleculares de lesão, a EBI é uma entidade a ser compreendida de forma mais específica.

Outras medidas neuroprotetoras

Nimodipina

O uso de nimodipina oral, um bloqueador de canal de cálcio, é um tratamento consagrado na HSA como medida neuroprotetora, em diversos ensaios clínicos randomizados. Importante notar que esse efeito **não** se deve a uma redução na incidência de vasoespasmo (diagnosticado por exame de imagem vascular), e sim a um presumido mecanismo neuroprotetor, reduzindo o risco de isquemia cerebral tardia e desfechos funcionais ruins.[9,27] A nimodipina deve ser utilizada na dose de 60 mg a cada 4 horas, por via oral (ou enteral), e mantida nos primeiros 21 dias após o sangramento.

Profilaxia de crise convulsiva

A incidência de crises convulsivas em HSA é menor do que 20%. Quando ocorrem, podem causar ressangramento aneurismático em aneurismas não abordados. Logo, a crise deve ser tratada imediatamente, e pacientes que apresentam história de crise convulsiva podem receber medicação antiepiléptica por tempo prolongado.[14] Em pacientes sem relato de crise, não há consenso nem evidência suficiente para indicar o seu uso – que pode ser considerado, por um curso curto, especialmente antes da abordagem definitiva do aneurisma em virtude do risco de ressangramento. O uso de fenitoína está associado a desfechos cognitivos piores a longo prazo, entretanto não existem estudos com outras drogas, como levetiracetem ou lacosamida, que poderiam ser considerados.[9] Não está indicada, de forma rotineira, a profilaxia com fenitoína, dando-se preferência a outras drogas quando essa estratégia for definida. Caso a profilaxia seja realizada, recomenda-se que seja por um tempo curto (3 a 7 dias). Em pacientes com apresentação clínica ruim (WFNS 4 a 5), sugere-se o uso de monitorização com eletroencefalograma contínuo caso não haja melhora do nível de consciência a despeito do tratamento, uma vez que entre 10% e 20% dos pacientes podem apresentar crises não convulsivas.[14,18]

Outros tratamentos neuroprotetores

Diversas terapias foram testadas ao longo dos anos como adjuvantes no tratamento da hemorragia subaracnóidea, a grande maioria sem sucesso.

Entre elas, destacam-se o magnésio, as estatinas e o inibidor de receptor de endotelina.

O magnésio foi investigado como agente para prevenção de vasoespasmo e para melhores desfechos clínicos (agindo inclusive, potencialmente, em despolarização alastrante). Associado a isso, o magnésio, com frequência, encontra-se baixo em pacientes com HSA, e a deficiência desse eletrólito está associada a piores desfechos.[28] Entretanto, estudo multicêntrico randomizado de fase 3, com 1.204 pacientes, não mostrou benefício do seu uso, mesmo em metanálise atualizada pelos autores, logo o magnésio não é recomendado de forma rotineira (apenas o tratamento do distúrbio eletrolítico).[29]

As estatinas teriam o benefício teórico de regular o balanço do óxido nítrico, de forma a manter a autorregulação cerebral preservada. Entretanto, um grande estudo randomizado com 803 pacientes não mostrou nenhum benefício em seu uso, tanto para desfechos a curto como para aqueles a longo prazo, apesar de demonstrar a segurança no uso da droga.[30]

Finalmente, um tratamento inicialmente promissor, com o uso de clazosentan, um antagonista de receptor de endotelina, mostrou eficácia em estudos pré-clínicos e de fase 2, com possível efeito de redução de vasoespasmo. Seu efeito se daria inibindo a ligação da endotelina-1, potente vasoconstritor, aos seus receptores na musculatura lisa vascular.[31] Dois estudos de fase 3 foram conduzidos (*Conscious-2* e *Conscious-3*).[32,33] No estudo *Conscious-2*, os desfechos funcionais desfavoráveis ocorreram com maior frequência nos pacientes tratados com clazosentan, enquanto a mortalidade entre os grupos foi a mesma. Além disso, a ocorrência de eventos adversos no grupo intervenção (edema pulmonar, hipotensão, vasoespasmo e infarto cerebral) interrompeu o estudo *Conscious-3*.

Conclusão

A hemorragia subaracnóidea é uma emergência neurológica com alta morbimortalidade, seja pelas próprias injúrias cerebrais decorrentes do sangramento, seja pelo grande potencial de disfunções sistêmicas associadas ao seu comportamento inflamatório e adrenérgico. É primordial um atendimento inicial otimizado, seguido de diversas medidas protetoras, para proporcionar melhor desfecho a essa tão grave patologia.

Referências

1. Okazaki T, Kuroda Y. Aneurysmal subarachnoid hemorrhage: intensive care for improving neurological outcome. J Intensive Care. 2018;6:28.
2. Nieuwkamp DJ, Setz LE, Algra A, Linn FHH, de Rooij NK, Rinkel GJE. Changes in case fatality of aneurysmal subarachnoid haemorrhage over time, according to age, sex, and region: a meta-analysis. Lancet Neurol. 2009;8(7):635-42.
3. Kusaka G, Ishikawa M, Nanda A, Granger DN, Zhang JH. Signaling pathways for early brain

4. Flynn L, Andrews P. Advances in the understanding of delayed cerebral ischaemia after aneurysmal subarachnoid haemorrhage. F1000Research. 2015. Disponível em: https://www.ncbi.nlm.nih.gov/pmc/articles/PMC4752028/. Acesso em: jun. de 2018.

5. Francoeur CL, Mayer SA. Management of delayed cerebral ischemia after subarachnoid hemorrhage. Crit Care Lond Engl. 2016;20(1):277.

6. Macdonald RL, Pluta RM, Zhang JH. Cerebral vasospasm after subarachnoid hemorrhage: the emerging revolution. Nat Clin Pract Neurol. 2007;3(5):256-63.

7. Cahill J, Cahill WJ, Calvert JW, Calvert JH, Zhang JH. Mechanisms of early brain injury after subarachnoid hemorrhage. J Cereb Blood Flow Metab Off J Int Soc Cereb Blood Flow Metab. 2006;26(11):1341-53.

8. Macdonald RL, Diringer MN, Citerio G. Understanding the disease: aneurysmal subarachnoid hemorrhage. Intensive Care Med. 2014;40(12):1940-3.

9. Edlow BL, Samuels O. Emergency neurological life support: subarachnoid hemorrhage. Neurocrit Care. 2017;27(1):116-23.

10. Lawton MT, Vates GE. Subarachnoid hemorrhage. N Engl J Med. 2017;377(3):257-66.

11. Perry JJ, Sivilotti MLA, Sutherland J, Hohl CM, Émond M, Calder LA, et al. Validation of the Ottawa subarachnoid hemorrhage rule in patients with acute headache. CMAJ Can Med Assoc J. 2017;189(45):E1379-85.

12. de Oliveira Manoel AL, Goffi A, Marotta TR, Schweizer TA, Abrahamson S, Macdonald RL. The critical care management of poor-grade subarachnoid haemorrhage. Crit Care Lond Engl. 2016;20:21.

13. Stocchetti N, Maas AIR. Traumatic intracranial hypertension. N Engl J Med. 2014;370(22):2121-30.

14. Diringer MN, Bleck TP, Claude Hemphill J, Menon D, Shutter L, Vespa P, et al. Critical care management of patients following aneurysmal subarachnoid hemorrhage: recommendations from the Neurocritical Care Society's Multidisciplinary Consensus Conference. Neurocrit Care. 2011;15(2):211-40.

15. Frontera JA, Lewin III JJ, Rabinstein AA, Aisiku IP, Alexandrov AW, Cook AM, et al. Guideline for Reversal of Antithrombotics in Intracranial Hemorrhage: a statement for healthcare professionals from the Neurocritical Care Society and Society of Critical Care Medicine. Neurocrit Care. 2016;24(1):6-46.

16. Steiner T, Juvela S, Unterberg A, Jung C, Forsting M, Rinkel G, et al. European Stroke Organization guidelines for the management of intracranial aneurysms and subarachnoid haemorrhage. Cerebrovasc Dis Basel Switz. 2013;35(2):93-112.

17. de Gans K, Nieuwkamp DJ, Rinkel GJE, Algra A. Timing of aneurysm surgery in subarachnoid hemorrhage: a systematic review of the literature. Neurosurgery. 2002;50(2):336-40; discussion 340-342.

18. Connolly ES, Rabinstein AA, Carhuapoma JR, Derdeyn CP, Dion J, Higashida RT, et al. Guidelines for the management of aneurysmal subarachnoid hemorrhage: a guideline for healthcare professionals from the American Heart Association/American Stroke Association. Stroke. 2012;43(6):1711-37.

19. Ahmed SI, Javed G, Bareeqa SB, Samar SS, Shah A, Giani A, et al. Endovascular coiling versus neurosurgical clipping for aneurysmal subarachnoid hemorrhage: a systematic review and meta-analysis. Cureus. 2019;11(3):e4320.

20. Lindgren A, Vergouwen MD, van der Schaaf I, Algra A, Wermer M, Clarke MJ, et al. Endovascular coiling versus neurosurgical clipping for people with aneurysmal subarachnoid haemorrhage. Cochrane Database Syst Rev. 2018;8:CD003085.

21. Post R, Germans MR, Boogaarts HD, Ferreira Dias Xavier B, Van den Berg R, Coert BA, et al. Short-term tranexamic acid treatment reduces in-hospital mortality in aneurysmal sub-arachnoid hemorrhage: a multicenter comparison study. PloS One. 2019;14(2):e0211868.

22. Gonçalves B, Turon R, Mendes A, Melo N, Lacerda P, Brasil P, et al. Effect of early brain infarction after subarachnoid hemorrhage: a systematic review and meta-analysis. World Neurosurg. 2018;115:e292-8.

23. Sehba FA, Hou J, Pluta RM, Zhang JH. The importance of early brain injury after subarachnoid hemorrhage. Prog Neurobiol. 2012;97(1):14-37.

24. Fujii M, Yan J, Rolland WB, Soejima Y, Caner B, Zhang JH. Early brain injury, an evolving frontier in subarachnoid hemorrhage research. Transl Stroke Res. 2013;4(4):432-46.

25. Tagami T, Kuwamoto K, Watanabe A, Unemoto K, Yokobori S, Matsumoto G, et al. Optimal range of global end-diastolic volume for fluid management after aneurysmal subarachnoid hemorrhage: a multicenter prospective cohort study. Crit Care Med. 2014;42(6):1348-56.

26. Mutoh T, Kazumata K, Terasaka S, Taki Y, Suzuki A, Ishikawa T. Early intensive versus minimally invasive approach to postoperative

hemodynamic management after subarachnoid hemorrhage. Stroke. 2014;45(5):1280-4.

27. Dorhout Mees SM, Rinkel GJE, Feigin VL, Algra A, van den Bergh WM, Vermeulen M, et al. Calcium antagonists for aneurysmal subarachnoid haemorrhage. Cochrane Database Syst Rev. 2007;(3):CD000277.

28. van den Bergh WM, Algra A, van der Sprenkel JWB, Tulleken CAF, Rinkel GJE. Hypomagnesemia after aneurysmal subarachnoid hemorrhage. Neurosurgery. 2003;52(2):276-81; Discussion 281-282.

29. Dorhout Mees SM, Algra A, Vandertop WP, van Kooten F, Kuijsten HAJM, Boiten J, et al. Magnesium for aneurysmal subarachnoid haemorrhage (MASH-2): a randomised placebo-controlled trial. Lancet Lond Engl. 2012;380(9836):44-9.

30. Kirkpatrick PJ, Turner CL, Smith C, Hutchinson PJ, Murray GD, STASH Collaborators. Simvastatin in aneurysmal subarachnoid haemorrhage (STASH): a multicentre randomised phase 3 trial. Lancet Neurol. 2014;13(7):666-75.

31. Grasso G, Alafaci C, Macdonald RL. Management of aneurysmal subarachnoid hemorrhage: State of the art and future perspectives. Surg Neurol Int. 2017;8. Disponível em: https://www.ncbi.nlm.nih.gov/pmc/articles/PMC5288992/. Acesso em: jun. de 2019.

32. Macdonald RL, Higashida RT, Keller E, Mayer SA, Molyneux A, Raabe A, et al. Clazosentan, an endothelin receptor antagonist, in patients with aneurysmal subarachnoid haemorrhage undergoing surgical clipping: a randomised, double-blind, placebo-controlled phase 3 trial (CONSCIOUS-2). Lancet Neurol. 2011;10(7):618-25.

33. Macdonald RL, Higashida RT, Keller E, Mayer SA, Molyneux A, Raabe A, et al. Randomized trial of clazosentan in patients with aneurysmal subarachnoid hemorrhage undergoing endovascular coiling. Stroke. 2012;43(6):1463-9.

14

Tratamento dos Aneurismas Pós-Hemorragia Subaracnóidea

Feres Chaddad Neto | Lucas de Queiroz Chaves | Jeanine de Oliveira Silva
Rony Gómez Rodríguez | Marcos Devanir Silva da Costa | Hugo Leonardo Dória-Netto
José Maria de Campos Filho

Introdução

A hemorragia subaracnóidea (HSA) é considerada uma emergência neurológica,[1] normalmente caracterizada pela presença de sangue no espaço subaracnóideo. A principal causa de HSA é o traumatismo cranioencefálico (TCE) seguido pela ruptura de aneurismas cerebrais, denominada "hemorragia subaracnóidea espontânea" (HSAE),[2] o objeto de discussão deste capítulo. Os aneurismas cerebrais rotos representam cerca de 85% dos casos de HSAE, seguidos pela HSAE causada por rotura de malformações arteriovenosas (MAV) cerebrais e lesões tumorais.[3] Estima-se que as taxas de mortalidade e de morbidade de pacientes que apresentam HSAE sejam, respectivamente, 40% e 50%[4] e que 15% dos pacientes evoluem para óbito mesmo antes de receber qualquer atendimento médico.[5]

O espaço subaracnóideo é dividido pelas cisternas cerebrais por meio das trabeculações aracnóideas e preenchido por líquido cefalorraquidiano (LCR) produzido no plexo coroide no interior dos ventrículos cerebrais. Todos os aneurismas estão associados a uma determinada cisterna, independentemente de sua localização. A exemplo, os aneurismas da artéria cerebral media (ACM) estão localizados na cisterna da fissura lateral do cérebro, os aneurismas da artéria comunicante posterior (ACOmP) localizam-se na cisterna carotídea, os aneurimas da artéria comunicante anterior (AComA) relacionam-se com a cisterna da lâmina terminalis e os aneurismas da artéria basilar (AB) estão topograficamente na cisterna interpenduncular[6] (Figuras 14.1 e 14.2).

Os aneurismas cerebrais apresentam, aproximadamente, uma prevalência de 2%[7] e a incidência anual de aneurismas cerebrais rotos é de 7 casos por 100 mil habitantes.[8] As mulheres têm maior probabilidade de apresentar HSAE em algum momento de sua vida, assim como pacientes entre a 5ª e a 6ª décadas de vida.[9,10] O tabagismo e a história familiar prévia de HSAE ou de aneurismas cerebrais rotos são fatores que determinam elevado risco para o aparecimento da HSAE. O risco de ruptura dessas lesões vasculares pode variar entre 0,7% e 4% em aneurismas menores do que 10 mm e maiores do que 10 mm, respectivamente.[11]

O ISUIA (*International Study of Unruptured Aneurysms*), estudo que evidencia a história natural dessas lesões vasculares, descreve que aneurismas cerebrais não rotos com tamanho inferior a 7 mm e sem hemorragia subaracnóidea (HSA) prévia apresentam um

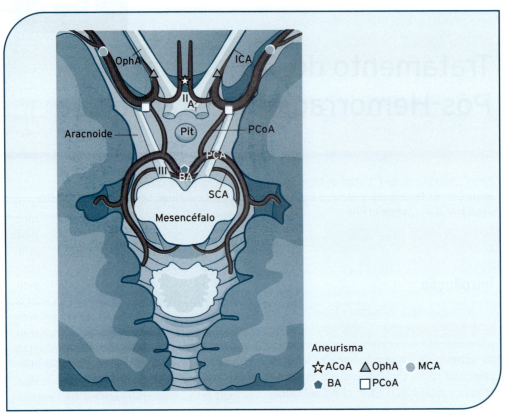

Figura 14.1. Desenho esquemático evidenciando o espaço subaracnóideo e a correlação dos aneurismas com suas respectivas cisternas. (Fonte: Lawton, Michael T, 2011.)

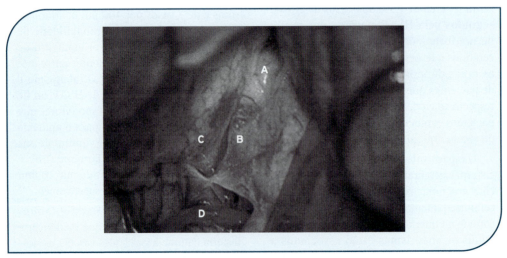

Figura 14.2. Foto cirúrgica evidenciando: (A) Nervo óptico; (B) membrana aracnóidea limitando a cisterna óptico carotídea; (C) processo clinoide anterior; (D) - artéria cerebral média (ACM). (Fonte: Prof. Feres Chaddad Neto.)

risco anual de ruptura menor do que 0,05% ao ano, não favorecendo a abordagem cirúrgica dessas lesões. Foi observado, ainda, que aneurismas localizados na artéria comunicante posterior (AcomP) e na circulação posterior apresentam risco de ruptura anual superior aos aneurismas de artéria carótida interna (ACI), artéria comunicante anterior (AComA) e artéria cerebral média (ACM).[3] Sabe-se que o risco de ruptura do aneurisma cerebral é proporcional ao seu tamanho; porém, paradoxalmente, a maioria dos aneurismas rotos diagnosticados são considerados pequenos, sendo menores do que 10 mm. Uma explicação plausível para esse fato é que 90% dos aneurismas cerebrais são pequenos e a mínima quantidade desses aneurismas que se rompem éo, em número, maior do que a quantidade de aneurismas grandes (entre 10 mm e 25 mm) e gigantes (> 25 mm).[5]

Fisiopatologia

A história natural do surgimentos dos aneurismas cerebrais saculares constitui em iniciação, crescimento e estabilização ou ruptura, e a minoria evolui para a ruptura.[11] As artérias intracranianas são formadas por uma camada íntima (composta por células endoteliais e uma membrana de fibras elásticas internas), uma camada média (colágeno tipo III) e uma camada adventícia (colágeno tipo I).[12] O aneurisma cerebral é formado quando há perda da camada interna, redução da camada média e degradação da matriz extracelular. Os aneurismas intracranianos são resultado de uma forte interação entre a parede arterial e as forças hemodinâmicas.[13]

Os vasos cerebrais são bastante propensos aos efeitos das forças hemodinâmicas em virtude da ausência da lâmina elástica externa, da elastina e da falta de suporte aos tecidos perivasculares.[14] Além disso, apresentam uma alteração estrutural nas bifurcações arteriais, locais mais propensos a insulto hemodinâmico com consequente formação do saco aneurismático.[15] Além das características estruturais, existem diversos outros fatores de risco (Quadro 14.1) que podem predispor à ruptura do aneurisma cerebral ou, até mesmo, desencadeá-la.[16]

Quadro clínico

A HSAE é representada por um quadro clássico de cefaleia de início súbito de forte intensidade, podendo ou não estar associada a episódios de vômitos, crises convulsivas, sinais

QUADRO 14.1	FATORES DE RISCO PARA CRESCIMENTO E RUPTURA DO ANEURISMA CEREBRAL
Etilismo	
Tabagismo	
Sexo feminino	
Condicões genéticas associadas	
Idade avançada	
História familiar prévia	
Hipertensão arterial não controlada	

Fonte: Adaptado de Intracranial aneurysms: review of current science and management, 2019.

meníngeos, redução do nível de consciência e/ou a presença de déficit neurológico focal (Quadro aqui referenciar).[17] Eventualmente, a cefaleia é descrita como cefaleia em trovoada, na qual entre 10% e 25% dos pacientes com esse relato apresentarão algum grau de HSA.[18] Em cerca de metade das admissões hospitalares por HSAE, há relato de cefaleia prévia de menor intensidade, denominada "cefaleia sentinela", que ocorre, em média, 1 semana antes da procura pelo atendimento médico.[19,20]

Classificação clínica

Diversas escalas de avaliação clínica de pacientes com HSAE têm sido elaboradas. As escalas de Hunt e Hess (HH) (Quadro 14.3) e da World Federation of Neurological Surgeons (WFNS) são as mais utilizadas em nosso cotidiano em virtude de fácil aplicação e da possibilidade de avaliar o risco cirúrgico e o prognóstico.[21] Em 1968, a escala de HH propôs estabelecer que a reação inflamatória

QUADRO 14.2	QUESTIONÁRIO PARA UMA SUSPEITA CLÍNICA DE HSAE
O que perguntar numa suspeita clínica de HSAE	
INÍCIO A cefaleia atingiu o pico máximo de repente? • início súbito sugere HSAE	
INTENSIDADE Você já teve dor de cabeça antes? Mudou o padrão? • um padrão diferente do habitual pode sugerir HSAE	
OUTROS SINTOMAS Outros sintomas associados: convulsões, rigidez de nuca, vômito ou alteração da visão? • novos sintomas podem sugerir HSAE	

Fonte: Adaptado de Byyny RL, Mower WR, Shun N, Gabayan GZ, Fang S, Baraff LJ, 2008.

QUADRO 14.3	CLASSIFICAÇÃO HUNT E HESS (HH)	
Categoria	Hunt e Hess	WFNS
Grau I	Assintomático ou cefaleia/rigidez de nuca leves	ECG 15
Grau II	Cefaleia moderada a severa, rigidez de nuca, presença de paralisia de nervo craniano	ECG 14-13
Grau III	Sonolência, desorientação, déficit focal leve	ECG 13
Grau IV	Estupor, déficit neurológico moderado a severa	ECG 12-7
Grau V	Coma profundo, postura de descerebração	ECG 6-3
Acrescenta-se 1 ponto para portadores das seguintes comorbidades: hipertensão arterial severa, diabetes, doença pulmonar obstrutiva crônica, doença arterial coronariana e vasoespasmo radiológico grave		

Fonte: Adaptado de Hunt W, Hess R, 1968.

Capítulo 14 — *Tratamento dos Aneurismas Pós-Hemorragia Subaracnóidea*

meníngea, a gravidade do déficit neurológico e a presença ou ausência de doença sistêmica associada poderiam fornecem os melhores critérios clínicos para estimar o risco cirúrgico.[22]

Diagnóstico

Diante de uma história clínica com evidente suspeita de rotura aneurismática ou de um quadro sugestivo e "cefaleia sentinela", há indicação absoluta de realização de uma tomografia computadorizada (TC) de crânio sem contraste, por meio da qual poderão ser avaliadas as escalas de Fisher (Quadro 14.2) e/ou, mais recentemente Fisher modificada (Quadro 14.4). Vale ressaltar que a TC de crânio é um exame não invasivo, rápido e tem uma sensibilidade para detecção de sangue no espaço subaracnoide de, aproximadamente, 100% quando realizado nos 3 primeiros dias do início da sintomatologia.[23] A hemorragia causada pela rotura de um aneurisma cerebral pode, eventualmente, ser evidenciada não apenas no espaço subaracnóide, mas também no espaço subdural, no interior dos ventrículos cerebrais e no parênquima cerebral, este último podendo sugerir a localização do aneurisma roto.[5]

A angiotomografia (AngioTC) de crânio costuma ser realizada junto à tomografia computadorizada (TC) de crânio inicial e contribui bastante para a avaliação da localização do aneurisma, para a orientação espacial e para a relação anatômica com estruturas do sistema nervoso central (SNC). Esse exame permite, ainda, a visualização de aneurisma pequenos, em torno de 2 mm, porém, aneurismas ainda menores podem passar despercebidos, sendo necessária a complementação do estudo diagnóstico dos vasos cerebrais.[24]

Em cerca de 3% dos casos de aneurisma cerebral roto, mesmo com história clínica compatível, pode-se não encontrar imagens tomográficas compatíveis com HSAE, estando, portanto, indicada a realização de punção lombar. A presença de hemácias crenadas (LCR xantocrômico) na amostra sugere fortemente o diagnóstico de HSAE.[24]

A ressonância nuclear magnética (RNM) de encéfalo é bastante sensível ao grupo heme presente nos casos de HSAE.[25] A RNM é o melhor exame para detectar sangue alguns dias após o *ictus*. Porém, é tão sensível quanto a TC de crânio nos primeiros dias da suspeita de HSAE, o que torna a TC o exame mais amplamente utilizado, além dos motivos já discutidos previamente.[5] A angiorressonância cerebral (angio-RNM) apresenta sensibilidade de, aproximadamente, 94%, sendo um bom exame para diagnóstico e prognósticos dos pacientes com HSAE.[25]

QUADRO 14.4	ESCALA DE FISHER	
Grau	**Descrição**	**Risco de Vasoespasmo**
1	Sem evidência de HSAE ou HIV	21%
2	Espessura da HSAE < 1 mm, sem HIP	25%
3	HIP locais, espessura > 1 mm, sem HIV	37%
4	Presença ou ausência de HSAE difusa; presença de HIV ou HIP	31%

HIV: hemorragia intraventricular; HIP: hematoma intraparenquimatoso; HSAE: hemorragia subaracnóidea espontânea.

Fonte: Adaptado de Rocha Hugo, Braga Raquel, 2018.

QUADRO 14.5 — ESCALA DE FISHER MODIFICADA

Grau	Descrição
0	Ausência de HSAE ou HIV
1	HSAE focal ou difusa < 1 mm, sem HIV
2	HSAE focal ou difusa < 1 mm, com HIV
3	HSAE focal ou difusa > 1 mm, sem HIV
4	HSAE focal ou difusa > 1 mm, com HIV

HIV: hemorragia intraventricular; HSAE: hemorragia subaracnóidea espontânea.
Fonte: Adaptado de Rocha Hugo, Braga Raquel, 2018.

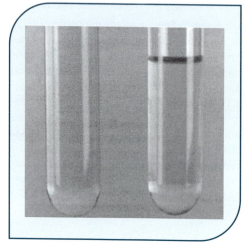

Figura 14.3. À esquerda, LCR em aspecto de água de rocha e, à direita, evidencia-se LCR xantocrômico, favorecendo o diagnóstico de HSAE. (Fonte: Adaptada de Gijn JV, Kerr RS, Rinkel GJE, 2007.)

A angiografia cerebral (AGC) é o exame padrão-ouro para o diagnóstico do aneurisma cerebral roto e para a programação do tratamento cirúrgico, visto que, quando tecnicamente bem realizado, evidencia a forma, o tamanho, a orientação, a localização e a correlação anatômica do aneurisma com as estruturas encefálicas. Vale salientar que, mesmo sendo um exame importante no diagnóstico e para a programação do tratamento, não é isento de complicações. Estima-se uma taxa aproximada de 1,8% para isquemia seja transitória, seja permanente, e de 1% a 2% para a ruptura do aneurisma durante a realização do procedimento.[26]

É importante ressaltar que, mesmo havendo suspeita da localização do aneurisma roto por meio da TC ou da angio-TC de crânio no início da investigação, deve-se realizar a AGC com injeção de contraste nos quatro vasos cerebrais (ACI direita e esquerda e artérias vertebrais direita e esquerda). Em casos específicos, como aneurismas da artéria cerebelar posteroinferior (PICA) e artéria vertebral, estes podem não ser visualizados quando injetado o contraste apenas em uma das artérias vertebrais.[5]

Entre 15% e 20% dos casos, mesmo com mais de um estudo angiográfico realizado, não há identificação de aneurisma cerebral roto ou qualquer outra causa que justifique a presença de HSAE. Nestes casos, a principal hipótese diagnóstica é a hemorragia subaracnóidea perimesencefálica (HSA-PM) ou hemorragia subaracnóidea não perimesencefálica (HSA-NPM). Clinicamente, são diferenciadas da HSAE aneurismática por apresentarem uma cefaleia de início gradual, normalmente em minutos, os pacientes encontram-se alertas na maioria das vezes. Não se sabe ao certo a etiologia dessas hemorragias.[27]

Tratamento

Tratamento cirúrgico

O objetivo primordial do tratamento cirúrgico é prevenir o ressangramento por meio da clipagem do colo aneurismático (Figuras 14.4 e 14.5). A cirurgia é considerada o método de eleição para o tratamento da HSA aneurismática. Existem controvérsias sobre qual o melhor momento para intervir no paciente com HSAE. Nesse espectro, o *International Cooperative Study*, estudo prospectivo epidemiológico randomizado em 722 pacientes em 27 centros nos Estados Unidos, reportou melhores resultados com a cirurgia precoce.[28]

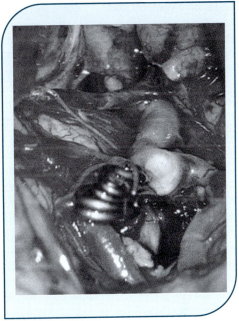

Figura 14.5. Evidencia-se a clipagem do aneurisma cerebral com manutenção do fluxo normal. (Foto cirúrgica: Prof. Feres Chaddad Neto.)

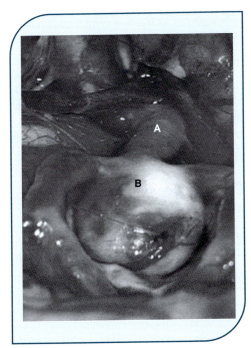

Figura 14.4. (A) ACM. (B) Aneurisma sacular na bifurcação da ACM. (Foto cirúrgica: Prof. Feres Chaddad Neto.)

Existem dois estudos randomizados que demonstram o benefício da cirurgia precoce dentro dos 3 primeiros dias frente à cirurgia tardia, por volta de 7 a 10 dias. Um estudo randomizado reportou 80% de mortalidade nos pacientes tratados conservadoramente em comparação a 27% de mortalidade nos pacientes abordados cirurgicamente, ambos os grupos de pacientes com HIP secundário à rotura de aneurisma cerebral.[29] O outro estudo, também randomizado, em pacientes com HH I, II e III e aneurismas rotos da circulação anterior revelou que, 3 meses após a cirurgia, 91,5% dos paciente operados nos primeiros 3 dias de *ictus* foram classificados como independentes e apresentaram uma mortalidade de 5,6% e os paciente abordados tardiamente apresentaram-se independentes em 80% dos casos e com mortalidade de 13%.[30]

Outros fatores importantes para se decidir sobre a realização da cirurgia são as características do aneurisma como a localização, tamanho e complexidade e fatores inerentes ao paciente como idade, estado neurolórico e hemorragia. A idade avançada está relacionada com desfechos desfavoráveis; no entanto, não se exclui a possibilidade cirúrgica precoce nesses pacientes. Pacientes com estado neurológico prejudicado têm alto risco de ressangramento e de vasoespasmo;[31] portanto, uma exclusão precoce do aneurisma deve ser realizada.

A cirurgia realizada precocemente em pacientes com alto risco de vasoespasmo pode trazer benefícios porque a terapia hipervolêmica e a angioplastia podem ser mais efetivas quando o aneurisma está ocluído. Há estudos que mostram que a cirurgia precoce pode reduzir a morbimortalidade.[32] Em um estudo prospectivo em 59 casos de aneurismas rotos da circulação posterior tratados em 1 ano, mostrou que 50% (n = 26) dos pacientes operados tardiamente apresentaram uma boa recuperação, comparados a 72% (n = 23) dos pacientes operados precocemente com boa recuperação.[33] Os resultados epidemiológicos mostram que pacientes com aneurismas de circulação posterior tem três vezes mais chances de óbito antes de chegar ao hospital ou nas primeiras 48 horas de uma HSAE, em comparação com aneurismas da circulação anterior.[34]

A oclusão precoce do aneurisma por meio da técnica cirúrgica ou endovascular diminuiu o ressangramento. Em pacientes que apresentaram vasoespasmo cerebral o tratamento microcirúrgico e/ou endovascular permitem a realização de um tratamento clínico mais precoce e agressivo por meio da terapia hemodinâmica ou angioplastia com balão ou farmacológico. Em pacientes nos quais há um atraso na oclusão do aneurisma, a terapia antifibrinolítica, com ácido ε-aminocapróico, iniciada no momento do diagnóstico até 72 horas, deve ser avaliada, pois pode reduzir o ressangramento.[35]

Tratamento endovascular

O tratamento endovascular e/ou microcirúrgico devem ser selecionados de acordo com as características angiográficas dos aneurismas, dentro de um grupo multidisciplinar formado por neurocirurgiões, neurologistas e radiologistas.[36] De acordo com o *International Subarachnoid Aneurysm Trial* (ISAT), publicado em 2002, há um benefício no resultado de 1 ano da embolização com molas *versus* a abordagem cirúrgica. No entanto, no seguimento a longo prazo, esse resultado favorável tem sido pouco evidente.

Na terapia endovascular, em pacientes com HH IV e V, não há muitos relatos na literatura, de modo que o ISAT tem poucos pacientes incluídos nesse aspecto, sendo bastante criticado por isso.[37] A terapia endovascular pode ser utilizada em pacientes idosos com HH IV e V.[38] No *Barrow Rupture Aneurysm Trial* (BRAT), 238 pacientes foram distribuídos aleatoriamente para clipagem do aneurisma e 233, para embolização com molas. Em 6 anos de seguimento, foi evidenciada uma oclusão completa em 96% dos casos submetidos à clipagem e 48% de oclusão completa nos pacientes submetidos à embolização com molas.[39] Os tratamentos endovascular e cirúrgico combinados podem beneficiar pacientes com HH baixo.[40]

No grande estudo multicêntrico realizado em instituições de cuidados terciários na Europa, Estados e Austrália, foi observado que o uso de molas para oclusão de aneurismas rotos está associado a uma maior letalidade, sendo a microcirurgia a melhor forma de tratamento para esses pacientes.[41]

Complicações da hemorragia subaracnóidea

Vasoespasmo cerebral

O vasoespasmo cerebral é considerado uma resposta arterial ao acúmulo de sangue no espaço subaracnóideo, o que pode resultar em isquemia cerebral, sendo uma das causas da elevada morbidade e mortalidade.[42] O vasoespasmo angiográfico é um estreitamento vascular arterial observado por meio da angiografia cerebral. Apresenta um pico por volta de 7 dias do *ictus* e resolução completa em torno de 2 a 4 semanas. O vasoespasmo sintomático ou clínico é um estreitamento vascular que causa isquemia cerebral com sintomas e sinais neurológicos.

A incidência de vasoespasmo angiográfico após HSA aneurismática é de 50% a 90%.[43] Grandes coágulos persistentes no espaço subaracnóideo têm maior correlação com o desenvolvimento de vasoespasmo após a HSAE. A escala clássica de Fisher foi modificada para prever o grau de risco de vasoespasmo cerebral e prognóstico.[44] Essa escala modificada de Fisher pontua a hemorragia observada na TC de 0 a 4. Os escores de 3 e 4 de acordo com essa escala estão relacionados ao alto risco de vasoespasmo. A presença de um novo sintoma neurológico não relacionado ao ressangramento ou à hidrocefalia deve ser considerada um sintoma decorrente do vasoespasmo. No entanto, vasoespasmo sem sintomas podem ocorrer em pacientes comatosos desencadeando acidente vascular cerebral (AVC).

Outros fatores de risco que contribuem para o desenvolvimento de vasoespasmo são bem descritos como perda de consciência no momento da ruptura, estado neurológico pobre na admissão, tabagistas, diabetes *mellitus* ou hiperglicemia e histórico de hipertensão arterial. O uso de cocaína tem sido considerado um fator de risco independente para o vasoespasmo.[45] O Doppler transcraniano permite a monitorização do vasoespasmo cerebral, porém é observador-dependente.[46] Deve ser realizado o monitoramento contínuo ao longo dos dias da evolução da HSAE, pois a aceleração do registro ou o aumento da pulsatilidade podem prever vasoespasmo. A TC de crânio com perfusão pode ser útil, mas em virtude da radiação excessiva à qual os pacientes são submetidos, seu uso rotineiro não é recomendado.

Medida na prevenção do vasoespasmo cerebral

Algumas medidas básicas devem ser estabelecidas para a prevenção de vasoespasmo e de isquemia cerebral, bem como para o manejo do volume sanguíneo e para o tratamento médico com antagonistas do cálcio. Pacientes com baixo volume sanguíneo e vasoespasmo, em estado agudo, podem desenvolver, mais facilmente, infartos isquêmicos cerebrais do que pacientes com volume sanguíneo normal e com vasoespasmo. Não está claro se a hipervolemia profilática ou induzida após a oclusão do aneurisma pode prevenir vasoespasmo ou isquemia cerebral.[47] A pressão arterial em pacientes com HSAE deve ser mantida dentro dos parâmetros normais da pressão arterial, com leve tendência ao limite superior, uma vez que a hipervolemia induzida não apresentou benefício real.

A nimodipina previne o aumento do cálcio intracelular pelo bloqueio dos canais de cálcio, mas o mecanismo pelo qual atua em pacientes com HSAE ainda é desconhecido. O uso de antagonistas do cálcio administrados por via oral ou por sonda nasogástrica pode trazer benefícios nos resultados clínicos finais. A hipotensão é um dos efeitos colaterais na qual a dose deve ser reduzida para evitar manutenção de hipotensão.[48]

A ocorrência de hiponatremia não é incomum em pacientes com HSA aneurismática, podendo ter resultados desfavoráveis, aumentando o risco de vasoespasmo e infarto cerebral, principalmente em pacientes com quadro clínico desfavorável. Esses pacientes podem desenvolver hiponatremia em decorrência de natriurese excessiva, como a síndrome perdedora de sal (SPS) ou a secreção inadequada do hormônio antidiurético (SIADH). A SPS é caracterizada por perda excessiva de sódio e água provocando hipovolemia. Essa síndrome parece estar relacionada com a liberação de peptídeos natriuréticos na corrente sanguínea que antagonizam o sistema renina-angiotensina-aldosterona. O quadro clínico desencadeado por hipovolemia e pressão venosa central (PVC) abaixo de 5 cm H_2O pode auxiliar no seu diagnóstico.

Na SIADH, ao contrário da SPS, um aumento ocorre na reabsorção de sódio e de nível de líquido, túbulos renais distais e, consequentemente, ocasiona a retenção de fluidos e hiponatremia dilucional. É muito importante fazer o diagnóstico diferencial entre essas duas entidades porque os tratamentos são diferentes. O tratamento da SPS inclui o aporte do volume sanguíneo para alcançar uma normovolemia com a monitoração dos níveis de sódio no nível sérico para evitar a correção rápida.[49] No manejo da SIADH, os fluidos livres são restritos e uma correção cautelosa da hiponatremia deve ser realizada para prevenir a desmielinização osmótica.

Tratamento do vasoespasmo cerebral

A primeira medida a se estabelecer no tratamento do vasoespasmo é a terapia do "triplo H" que consiste na hipervolemia, tendência à hipertensão e à hemodiluição. Essa conduta melhora o débito cardíaco, aumenta o fluxo sanguíneo cerebral (CBF) e aprimora a microcirculação cerebral no nível da penumbra isquêmica. A hipervolemia e a hemodiluição reduzem a viscosidade do sangue, ajustam o fornecimento de O_2 e mantêm um hematócrito superior 30% e Hb > 9 g/dL.[50] Essa medida aumenta o FSC nas áreas com lesões na barreira hematoencefálica.[51]

A hipertensão induzida é mais efetiva do que a hipervolemia na melhora da oxigenação cerebral.[52] Para induzir a hipertensão, têm sido usadas diferentes aminas vasoativas, incluindo noradrenalina, dobutamina (DBT) e fenilefrina. Essa medida é recomendada para uso somente com clipagem de aneurisma ou para oclusão do aneurisma com técnica endovascular. O risco da terapia do "triplo H" são infarto ou insuficiência cardíaca, edema pulmonar, complicações com o infarto venoso central, edema cerebral e hipertensão intracraniana.[53] Todos os pacientes candidatos à terapia devem ser cuidadosamente monitorados em unidades de terapia intensiva (UTI)

em razão dos riscos envolvidos na aplicação dessa medida.

Angioplastia com balão

Duas técnicas endovasculares estão disponíveis para o tratamento do vasoespasmo sintomático; a infusão intra-arterial de drogas vasodilatadoras e a angioplastia com balão. O tratamento com droga vasodilatadora intra-arterial, a papaverina, envolve a infusão intra-arterial de uma dose de 100 mg a 300 mg de papaverina em cerca de 60 minutos. Esse fármaco é absorvido pelo endotélio, mostrando resultados favoráveis após a infusão em uma área próxima ao vasoespasmo. Segundo relato na literatura, 80% a 95% dos casos apresentam resposta angiográfica e 25% a 50% dos pacientes apresentam resposta clínica. A duração do efeito vasodilatador é de aproximadamente entre 24 e 48 horas e, consequentemente, uma nova infusão pode ser necessária. Entre os efeitos colaterais, destacam-se hipotensão, taquicardia, aumento da pressão intracraniana e depressão respiratória.[54]

A angioplastia por balão é indicada quando ocorre falha no tratamento do triplo H, manutenção dos sinais de isquemia cerebral e quando estes não são revertidos várias horas após a indução da hipertensão. Essa técnica é reservada para vasoespamos proximal à ACI supraclinóideia, artéria cerebral média (M1 a M2), artéria cerebral anterior (A1), artéria vertebral, artéria basilar e artéria cerebral posterior (P1 a P2). Se o vasoespasmo é distal, está indicada a administração local de vasodilatadores como a milrinona, que é um inibidor seletivo fosodiesterase III, prevenindo o acidente vascular cerebral.[55]

O tratamento endovascular do vasoespasmo sintomático deve seguir os seguintes critérios: déficit neurológico não atribuível a outra causa; manutenção do déficit após a elevação da pressão arterial; ausência de isquemia visível à TC de crânio; e vasoespasmo angiográfico numa localização que justifique

Capítulo 14 — Tratamento dos Aneurismas Pós-Hemorragia Subaracnóidea

o déficit. No vasoespasmo sintomático, além da angiografia que revela vasos sanguíneos comprometidos, o exame clínico e o Doppler transcraniano são necessários. Recomenda-se a realização de angioplastia com balão mecânico dentro de 2 horas do início dos sintomas para obter melhores resultados.[56] A eficácia da terapia com balão está próxima de 100%. Uma terapia de combinação de angioplastia de balão intra-arterial mostrou melhoria clínica em 62% dos casos com uma taxa de complicação de 5% e 1,1% em ruptura vascular.

Hidrocefalia

O surgimento da hidrocefalia (HCF) em paciente pós-HSA pode chegar a 50%, com uma necessidade de derivação ventricular em torno de 30%. A etiologia da HCF pode ser obstrutiva quando a obstrução do fluxo de LCR e comunicante quando há uma relativa dificuldade de absorção do LCRr decorrente da alteração absortiva nas granulações aracnóideas. Em tese, todo paciente com redução do sensório e dilatação ventricular deve ser submetido a alguma modalidade de tratamento para HCF. Entre as várias possibilidades de abordagem cirúrgica, derivação ventricular externa (DVE) é extremamente eficaz para o tratamento de ambas etiologias de HCF aguda.

As principais complicações relacionadas ao procedimento são o ressangramento e a infecção.[20] Visando reduzir a dependência das derivações, o cirurgião pode lançar mão da drenagem do sangue no espaço subaracnóideo e realizar a abertura da cisterna da lâmina terminal e das cisternas basais.[20]

Ressangramento

O ressangramento de um aneurisma cerebral roto é uma das principais causas de óbito precoce no âmbito da HSAE. Nas primeiras 72 horas de HSAE, pode ocorrer novo sangramento em 8% a 23% dos casos.[57] Tem sido relatada uma mortalidade por volta de 75% nos aneurismas que cursam com ressangramento.[58] O índice de sangramentos é de, aproximadamente, 4% nas primeiras 24 horas de HSAE e, após esse intervalo, 1,5% por dia com um risco cumulativo de 19% nas duas primeiras horas.[59] Os fatores de risco para uma nova hemorragia são hipertensão arterial elevada, curto intervalo de tempo entre a HSAE e a admissão hospitalar, aneurismas grandes e hemorragia cerebral ou intraventricular.[60] O objetivo principal no tratamento dos aneurismas cerebrais rotos é a correção da injúria vascular, o mais breve possível, seja por microcirurgia, seja porabordagem endovascular. Há evidências de que a abordagem precoce está associada a melhores resultados.[61] As drogas antifibrinolíticas foram abandonadas em pacientes com HSA em decorrência do aumento da mortalidade, mesmo quando administradas por um curto período.[62]

Referências

1. Brit L, et al. Subarachnoid Hemorrhage. Emergency Medicine Clinics. 2017;35(4):803-24.
2. Greenberg M. Handbook of neurosurgery. 7. ed. New York: Thieme; 2011.
3. Losser M-R, Payen D. Hémorragie méningée: prise en charge Management of subarachnoid hemorrhage. Reanimation. 2007;16(6):463-471. Disponível em: https://doi.org/10.1016/j.reaurg.2007.09.002.
4. K. Burns SK, Brewer KJ, Jenkins C, Miller S. Aneurysmal subarachnoid hemorrhage and vasospasm. AACN Adv Crit Care Summer 2018;29:163-74.
5. Huang J, Van Gelder JM. The probability of sudden death from rupture of intracranial aneurysms: a meta-analysis. Neurosurgery. 2002;51:1101-5.
6. Lawton MT. Seven aneurysms: tenets and techniques for clipping. 1th. Ed. New: Thieme. 2011.
7. Wang X, Zhu C, Leng Y, Degnan AJ, Lu J. Intracranial aneurysm wall enhancement associated with aneurysm rupture: a systematic review and meta-analysis. Meta-Analysis Acad Radiol. 2019;26(5):664-673.
8. Broderick J, Brott T, Tomsick T, Miller R, Huster G. Intracerebral hemorrhage more than twice as common as subarachnoid hemorrhage. J Neurosurg. 1993;78:188.

9. Ingall T, Asplund K, Mahonen M, Bonita R. A multinational comparison of subarachnoid hemorrhage epidemiology in the WHO MONICA stroke study. Stroke. 2000;31:1054.

10. de Rooij NK, Linn FH, van der Plas JA, Algra A, Rinkel GJ. Incidence of subarachnoid haemorrhage: a systematic reviiew with emphasis on region, age, gender and time trends. J Neurol Neurosurg Psychiatr. 2007;78:365-72.

11. Rinkel GJE, Djibutti M, Algra A, van Gijin J. Prevalence and risk of rupture of intracranial aneurysms: a systematic review. Stroke. 1998;29:251-6.

12. Krex D, Schackert G. Genesis of cerebral aneurysms-an update. Acta Neurochir. 2001;143:429.

13. Hashimoto T, Meng H, Young WL. Intracranial aneurysms: links among inflammation, hemodynamics and vascular remodeling. Neurol Res. 2006;28:372-80.

14. Inci S, Spetzler RF. Intracranial aneurysms and arterial hypertension: a review and hypothesis. Surg Neurol. 2000;53:530-40, discussion 540-42.

15. Finlay HM, Whittaker P, Canham PB. Collagen organization in the branching region of human brain arteries. Stroke. 1998;29:1595-601.

16. Toth G, Cerejo R. Intracranial aneurysms: Review of current science and management. Vasc Med. 2018;23(3):276-288.

17. Byyny RL, Mower WR, Shun N, Gabayan GZ, Fang S, Baraff LJ. Sensitivity of noncontrast cranial computed tomography for the emergency department diagnosis of subarachnoid hemorrhage. Ann Emerg Med. 2008;51:697-703.

18. Gorelick PB, Hier DB, Caplan LR, et al. Headache in acute cerebrovascular disease. Neurology. 1986;36:1445.

19. Verweij R, Wijdicks E, van Gijin J. Warning headache in aneurysmal subarachnoid hemorrhage. A case-control study. Arch Neurol. 1988;45:1019.

20. Polmear A. Sentinel headaches in aneurysmal subarachnoid haemorrhage: what is the true incidence? A systematic review. Cephalalgia. 2003;23:935-41.

21. Mericle RA, Reig AS, Burry MV, Eskioglu E, Firment CS, Santra S. Endovascular surgery for proximal posterior inferior cerebellar artery aneurysms: An analysis of glasgow outcome score by hunt-hess grades. Neurosurgery. 2006;58(4):619-25.

22. Hunt W, Hess R. Surgical risk as related to time of intervention in the repair of intracranial aneurysms. J Neurosurg. 1968;28:14.

23. Rocha H, Braga R. Hemorragia subaracnóideia: um quadro atípico de uma patologia rara. Rev Port Med Geral Fam. 2016;32(4):75-279. [2018 Jul.]

24. Gijn JV, Kerr RS, Rinkel GJE. Subarachnoid haemorrhage. Lancet. 2007;369(9558):306-18. doi: 10.1016/S0140-6736(07)60153-6.

25. Spotti AR, Lima ÉG, Santos MLT, Magalhães ACA. Angiografia pela ressonância magnética nos aneurismas intracranianos: estudo comparativo com a angiografia cerebral. Arq. Neuro-Psiquiatr. 2001;59(2B):384-389. [2018 Jun.]

26. Lawton M. Subarachnoid hemorrhage. New Englad J Med. 2017.

27. Coelho LGSA, Costa JMD, Silva EIPz. Hemorragia subaracnóidea espontânea não aneurismática: perimesencefálica versus não perimesencefálica. Rev. bras. ter. intensiva. 2016;28(2):141-6. [2018 Jun.]

28. Haley EC Jr, Kassell NF, Torner JC. The International Cooperative Study on the Timing of Aneurysm Surgery: the North American experience. Stroke. 1992;23:205-214.

29. Heiskanen O, Poranen A, Kuurne T, Valtonen S, Kaste M. Acute surgery for intracerebral haematomas caused by rupture of an intracranial arterial aneurysm. A prospective randomized study. Acta Neurochir (Wien). 1988;90:81-83.

30. Ohman J and Heiskanen O (1989). Timing of operation for ruptured supratentorial aneurysms: a prospective randomized study. J Neurosurg. 1989;70:55-60.

31. Le Roux P, Winn HR. The poor grade aneurysm patient. Acta Neurochir Suppl. 1999;72:7-26.

32. Hillman J, Saveland H, Jakobsson KE, et al. Overall management outcome of ruptured posterior fossa aneurysms. J Neurosurg. 1996;85:33-38.

33. Schievink WI, Wijdick EFM, Piepgras DG, et al. The poor prognosis ofruptured intracranial aneurysms of the posterior circulation. J Neurosurg. 1995;82:791-5.

34. Hillman J, Fridriksson S, Nilsson O, et al. Immediate administration of tranexamic acid and reduced incidence of early rebleeding after aneurysmal subarachnoid hemorrhage: a prospective randomized study. J Neurosurg. 2002;97:771-8.

35. Sacho RH, Dulhanty L, Holland JP, et al. Outcome in patients presentingwith an aneurysm related intracerebral haemorrhage in the post-ISAT era. Br J Neurosurg. 2013;27:194-7.

36. Sedat J, Dib M, Lonjon M, et al. Endovascular treatment of ruptured intracranial aneurysms in patients aged 65 years and older: follow-up of 52 patients after 1 year. Stroke. 2002;33:2620-5.

37. Spetzler RF, McDougall CG, Albuquerque FC, et al. The Barrow Ruptured 10706 aneurysm trial: 3-year results. J Neurosurg. 2013;119:146-57.

38. Fraticelli AT, Cholley BP, Losser MR, et al. Mil-

rinone for the treatment of cerebral vasospasm after aneurysmal subarachnoid hemorrhage. Stroke. 2008;39:893-8.

39. Shankar JJ, dos Santos MP, Deus-Silva L, et al. Angiographic evaluation of the effect of intra-arterial milrinone therapy in patients with vasospasm from aneurysmal subarachnoid hemorrhage. Neuroradiology, 2011;53:123-8.

40. Eskridge JM, McAuliffe W, Song JK, Deliganis AV, Newell DW, Lewis DH, et al. Balloon angioplasty for the treatment of vasospasm: results of first 50 cases. Neurosurgery. 1998;42:510-516.

41. Lindgren A, Turner RB, Sillekens T, Meretoja A, Lee J-M, Hemmen TM, et al. Outcome After Clipping and Coiling for Aneurysmal Subarachnoid Hemorrhage in Clinical Practice in Europe, USA, and Australia. Neurosurgery. 2019;84(5):1019-1027. doi: 10.1093/neuros/nyy223.

42. Fisher CM, Kistler JP, Davis JM. Relation of cerebral vasospasm to subarachnoid hemorrhage visualized by computerized tomographic scanning. Neurosurgery. 1980;6:1-9.

43. Dorsch NWC, King MT. A review of cerebral vasospasm in aneurysmal subarachnoid haemorrhage: I. Incidence and effects. J Clin Neurosci. 1994;1:19-26.

44. Friedman JA, Goerss SJ, Meyer FB, et al. Volumetric quantification of Fisher grade aneurysmal subarachnoid hemorrhage: a novel method to predict symptomatic vasospasm on admission computerized tomography scans. J Neurosurg. 2002;97:401-7.

45. Grosset DG, Straiton J, du TM, Bullock R. Prediction of symptomatic vasospasm after subarachnoid hemorrhage by rapidly increasing transcranial Doppler velocity and cerebral blood flow changes. Stroke. 1992;23:674-9.

46. Lindegaard KF, Nornes H, Bakke SJ, Sorteberg W, Nakstad P. Cerebral vasospasm after subarachnoid haemorrhage investigated by means of transcranial Doppler ultrasound. Acta Neurochir Suppl (Wien). 1988;42:81-4.

47. Rinkel GJE, Feigin VL, Algra A, et al. Hypervolemia in aneurysmal subarachnoid hemorrhage. Stroke. 2005;36:1104-05.

48. Dorhout Mees SM, Rinkel GJE, Feigin VL, et al. Calcium antagonists foraneurysmal subarachnoid hemorrhage. Stroke. 2009;39:514-5.

49. Rahman M, Friedman W. Hyponatremia in neurosurgical patients: clinical guidelines development. Neurosurgery. 2009;65:925-36.

50. Mori T, Katayama Y, Kawamata T, et al. Improved efficiency of hypervolemic therapy with inhibition of natriuresis by fludrocortisones in patients with aneurysmal subarachnoid hemorrhage. J Neurosurg. 1999;91:947-52.

51. Hunt MA, Bhardwaj A. Caveats for triple-H therapy in the management of vasospasm after aneurysmal subarachnoid hemorrhage. Crit Care Med. 2007;35:1985-6.

52. Raabe A, Beck J, Keller M, et al. Relative importance of hypertension compared with hypervolemia for increasing cerebral oxygenation in patients with cerebral vasospasm after subarachnoid hemorrhage. J Neurosurg. 2005;103:974-81.

53. Rosenwasser RH, Jallo JI, Getch CC, et al. Complications of Swan-Ganz catheterization for hemodynamic monitoring in patients with subarachnoid hemorrhage. Neurosurgery. 1995;37:872-6.

54. Liu JK, Tenner MS, Gottfried ON, Stevens EA, Rosenow JM, Madan N, et al. Efficacy of multiple intraarterial papaverine infusions for improvement in cerebral circulation time in patients with recurrent cerebral vasospasm. J Neurosurg. 2004;100:414-21.

55. Fraticelli AT, Cholley BP, Losser MR, et al. Milrinone for the treatment of cerebral vasospasm after aneurysmal subarachnoid hemorrhage. Stroke. 2008;39:893-8.

56. Eskridge JM, McAuliffe W, Song JK, Deliganis AV, Newell DW, Lewis DH, et al. Balloon angioplasty for the treatment of vasospasm: results of first 50 cases. Neurosurgery. 1998;42:510-6.

57. Larsen CC, Astrup J. Rebleeding after aneurysmal subarachnoid hemorrhage: a literature review. World Neurosurg. 2013;79:307-12.

58. Naidech AM, Janjua N, Kreiter KT, et al. Predictors and impact of aneurysm rebleeding after subarachnoid hemorrhage. Arch Neurol. 2005;62:41016.

59. Kassell NF, Torner JC, Haley EC Jr, et al. The International Cooperative Study on the timing of aneurysm surgery. Part 1: overall management results. J Neurosurg. 1990;73:18-36.

60. Naidech AM, Janjua N, Kreiter KT, et al. Predictors and impact of aneurysm rebleeding after subarachnoid hemorrhage. Arch Neurol. 2005;62:410-416.

61. Whitfield PC, Kirkpatrick PJ. Timing of surgery for aneurysmal subarachnoid haemorrhage. Cochrane Database Syst Rev. 2001;(2).

62. Hillman J, Fridriksson S, Nilsson O, et al. Immediate administration of tranexamic acid and reduced incidence of early rebleeding after aneurysmal subarachnoid hemorrhage: a prospective randomized study. J Neurosurg. 2002;97:771-8.

15

Tratamento Cirúrgico das Malformações Arteriovenosas Cerebrais

Feres Chaddad Neto | Lucas de Queiroz Chaves | Manuel Moreno Hernandez
Juan Carlos Ahumada Vizcaíno | Marcos Devanir Silva da Costa

Malformações arteriovenosas cerebrais

As malformações arteriovenosas (MAV) cerebrais são caracterizadas por um enovelado de vasos compostos de artérias nutridoras e de veias de drenagem do parênquima cerebral, sem interposição de capilares, o que caracteriza a formação de um *shunt* arteriovenoso formando o nidus da MAV cerebral.[1-3]

A consequência da conexão arteriovenosa direta, seja única, seja múltipla, resulta na transmissão da elevada pressão arterial, que normalmente é dissipada pelos capilares diretamente para as veias. Estas experimentam a mesma pressão das artérias, mesmo tendo paredes mais delgadas, aumentando, assim, o risco de ruptura e hemorragia, usualmente com resultados catastróficos.[3]

Para o desenvolvimento das MAV, existem fatores que predispõem a uma perda da autorregulação do fluxo sanguíneo normal, como fatores de desenvolvimento (lesão vascular, sinalização endotelial anormal e a formação de microshunts), fatores arteriais (aumento da pressão das artérias de suprimento por hipertensão arterial e aumento do fluxo transnidal) e fatores venosos (hipertensão venosa, trombose e obstrução do fluxo venoso e instabilidade venosa).[1,3]

A verdadeira patogênese das MAVs cerebrais ainda permanece incerta, embora a multifatoriedade (mutações genéticas e a estimulação angiogênica) seja uma possibilidade. Alguns estudos convergem que o surgimento das MAVs cerebrais é decorrente das alterações congênitas no desenvolvimento vascular normal do embrião por volta da 7ª semana, em que não ocorre o desenvolvimento dos capilares e, consequentemente, a comunicação direta entre as artérias e as veias.[3,4] Contudo, outros estudos reportam que o desenvolvimento das MAV cerebrais *de novo* poderiam ocorrer.[5,6] Mais ainda, a associação com outras malformações vasculares, MAV cerebrais recorrentes (desenvolvimento após angiografia negativa), assim como a resolução espontânea, fazem pensar se as anormalidades no fluxo venoso, fatores angiogênicos e/ou hormonais teriam participação fundamental na patogênese das MAV cerebrais.[7-9] Ainda nesse campo, novas pesquisas têm demonstrado resultados surpreendentes por meio do encontro de mutação do KRAS nas células endoteliais de cultura das MAV cerebrais, abrindo nova perspectiva na patogênese da doença que, no entanto, ainda deverá sofrer futuras investigações.[10]

Não existe uma associação clara de herança relacionada às MAV cerebrais; porém, há associação com algumas síndromes como a telangiectasia hereditária hemorrágica (doença de Rendu-Osler-Weber), síndrome de Wyburn-Mason, doença de Von-Hippel-Lindau e a síndrome de Sturge-Weber.[1]

Epidemiologia

A incidência e a prevalência exatas das MAV cerebrais ainda são incertas em virtude da relativa raridade da doença e da dificuldade para identificar os pacientes assintomáticos. Nos diferentes estudos de população, a incidência das MAV cerebrais varia em torno de 0,69 a 1,32 para cada 100 mil habitantes.[11-15]

Nos Estados Unidos, a incidência é de aproximadamente de 1,34 para cada 100 mil habitantes, segundo o estudo *New York Islands Arteriovenous Malformation* (IC 95% 1,18 a 1,49). A prevalência é geralmente maior, pois se trata de uma doença rara e clinicamente silenciosa. No Brasil, ainda não há estudos que evidenciem com clareza a incidência e a prevalência das MAV cerebrais.[16-18]

Nas descrições atuais, não há uma predisposição maior ou menor na incidência ou prevalência quando associada a alguma raça ou etnia; porém, alguns estudos reportaram maior incidência em populações asiáticas.[1] Há aumento do risco de hemorragia intracraniana por rotura das MAV cerebrais duas a três vezes maior nas populações hispânicas[19,20]. A maioria dos estudos não tem relatado diferença significativa na apresentação quanto ao sexo.[21,22]

Apesar de asMAV cerebrais serem classicamente consideradas de origem congênita, a apresentação clínica ocorre, comumente, entre as 2ª e 4ª décadas da vida. A média de apresentação dos sintomas é de 35 a 40 anos, com a mesma proporção entre homens e mulheres.[21-28] Os pacientes idosos são mais propensos a apresentar hemorragia intracraniana e déficit focal e são minimamente acometidos por crises convulsivas.[1] Existe um risco de hemorragia intracraniana que varia entre 2% e 4% ao ano e pode aumentar até 7% nos casos de aneurismas associados.[29,30] Esse é um risco significativo, uma vez que cada sangramento resulta, em 10% das vezes, em óbito, e sequela neurológica em 30%. Aproximadamente, 41% a 79% do pacientes apresentam-se com hemorragia intracraniana.[1] As MAV cerebrais de menor tamanho têm maior risco de hemorragia pelo fato de não serem facilmente diagnosticadas.[31]

Existem outros fatores anatômicos como drenagem venosa profunda, localização infratentorial, aneurismas associados, hipertensão arterial, ectasias venosas, baixo número de veias de drenagem e artérias nutridoras de alta pressão que predisporão ao maior risco de sangramento.[1]

A maioria das MAV cerebrais tem localização supratentorial, sendo, principalmente, frontais, temporais ou parieto-occipitais. As MAV também podem ter localização profunda, que se apresentam na região da ínsula, nos núcleos da base, no mesencéfalo, no tálamo, nos ventrículos e em toda a extensão da fissura silviana. Na fossa posterior, o acometimento cerebelar é o mais representativo.[1,28]

Apresentação clínica

A maioria das MAV cerebrais é clinicamente assintomática. A principal apresentação clínica é a hemorragia, que normalmente é intraparenquimatosa, mas pode acometer espaço subaracnóideo. Os sintomas relacionados à hemorragia incluem perda súbita da consciência, cefaleia súbita intensa, náuseas, vômitos.[31] Como toda hemorragia intracraniana, existe lesão do tecido cerebral no local afetado pela hemorragia, podendo ocasionar

Capítulo 15   Tratamento Cirúrgico das Malformações Arteriovenosas Cerebrais

sequelas motoras, sensitivas, linguísticas ou comportamentais. Porém, a morbidade associada à hemorragia intracraniana por rotura da MAV é menor do que a morbidade por hemorragia intracraniana primária (HICP) ou do que hemorragia subaracnóidea espontânea (HSAE), pois os pacientes com MAV cerebrais são, geralmente, mais jovens do que os pacientes com HICP, a pressão dos vasos nutridores é menor comparada com a pressão encontrada nos casos de HICP ou de HSAE, e o vasoespasmo é menor já que, geralmente, o sangramento está limitado ao nidus da MAV.[30,31]

Outra causa frequente da apresentação clínica das MAV cerebrais são as convulsões, as quais se apresentam como primeiro sintoma em 20% a 29% dos pacientes.[15,31,32] Estas são mais frequentes em pacientes do sexo masculino, pacientes com MAV de localização cortical, principalmente no lobos frontal e temporal, MAV com drenagem superficial, MAV no território da artéria cerebral média (ACM) e nas MAV múltiplas ou com um tamanho maior do que 6 cm.[30] As crises convulsivas são predominantemente focais simples ou parciais complexas e usualmente se generalizam.[31,32]

Outros sintomas associados à MAV têm sido descritos:

- cefaleia, que acomete aproximadamente de 6% a 14% dos pacientes, a maioria de mulheres (58%), apresentando-se como crises de enxaqueca com ou sem aura, principalmente unilateral;[7]
- déficit neurológico focal progressivo em 6% a 12% dos pacientes ao longo do tempo, presumivelmente por uma síndrome de roubo de fluxo de artérias vizinhas às artérias nutridoras da MAV.[30]

A Tabela 15.1, a seguir, compila os principais sinais e sintomas decorrentes das MAV identificados na revisão sistemática de três estudos* (Crawford *et al.*[31] e Mast *et al.*[32] de base hospitalar, e Brown *et al.*[16] de base populacional**), Tabela 15.1 compila os principais sinais e sintomas de MAV de Al-Shahi *et al.*[30]

Avaliação neuropsicológica de pacientes com MAV cerebral

Existem evidências de alterações progressivas estruturais e hemodinâmicas que poderiam explicar o aparecimento de sintomas neurológicos mesmo em MAV não rota.[32]

TABELA 15.1	FREQUÊNCIAS RELATIVAS DOS SINTOMAS CLÍNICOS AO DIAGNÓSTICO
Hemorragia Intracraniana (%)	51% a 72%
Crise Convulsivas (%)	18% a 27%
Cefaleia (%)	1% a 11%**
Déficit Focal (%)	5% a 7%**
Outros Eventos (%)	2% a 5%**
Assintomático (%)	0% a 15%

*Fundamentados em dois estudos de base hospitalar (Crawford *et al.* e Mast *et al.*) e um estudo de base populacional (Brown *et al.*) com intervalo de confiança de 95%.

**Cefaleia, déficit focal e outros eventos não foram mencionados por Brown *et al.*

Fonte: Adaptada de Al-Shahi *et al.*, 2001.

As mesmas alterações são apontadas como responsáveis pelos déficits neurocognitivos, assunto abordado na literatura científica a partir da década de 1990.[33-35]

Quando há suspeita de déficit neurocognitivo, normalmente utilizam-se instrumentos de rastreio (*screening*) por sua rápida e fácil aplicação; entretanto, o resultado destes devem ser analisados com cautela, uma vez que são inconclusivos por não detectarem disfunções sutis.

O método de excelência para o diagnóstico de alterações neurocognitivas é a avaliação neuropsicológica.[35] Ainda que no ambiente hospitalar ocorra de forma breve, os dados obtidos por meio da anamnese, escalas, questionários e testes com dados normativos fornecem informações da disfunção de forma mais sensível, precisa e completa.[35-37]

A avaliação neuropsicológica é feita no período pré-operatório com a finalidade de documentar o perfil neuropsicológico do paciente, que aparentemente encontra-se cognitivamente "assintomático";[36,39] no período intraoperatório, quando necessário, para controle e preservação das áreas eloquentes; e no período pós-operatório, visando orientar a família, a equipe interdisciplinar e o paciente para retorno de suas atividades funcionais.[37-40]

Um estudo realizado pelo National Center for Health Statistics, dos Estados Unidos, verificou os aspectos neuropsicológicos de adultos com MAV cerebrais rotas e não rotas e concluiu que 75% dos pacientes apresentavam dificuldade neurocognitiva em alguma das seguintes áreas: leitura; escrita; escuta; fala; atenção; impulsividade; organização; matemática; ou desenho.[40]

Outros estudos apontam que adultos com MAV cerebrais já tratadas apresentam alterações de memória e de atenção; contudo, nestes não há diferenciação entre MAV rota das não rotas ou de localização, mas sugerem que quanto maior o grau na classificação de Spetzler-Martin (S-M), pior o desempenho neurocognitivo.[41-43] Outros autores indicam que, após a retirada

completa da MAV, há aumento do fluxo e melhora das funções neurocognitivas, mas ainda faltam estudos maiores e controlados que indiquem esses resultados.[34]

Os estudos clínicos geralmente consideram déficits neurológicos focais sem considerar os aspectos neurocognitivos que precedem a intervenção neurocirúrgica. Recomenda-se que a avaliação neuropsicológica seja feita para traçar o perfil neuropsicológico do paciente,[41] pois, muitas vezes os déficits são percebidos apenas no pós-operatório e podem ser mal interpretados como complicações do tratamento.

Sistema de classificação das MAV

Existem fatores anatômicos que determinam o risco de tratamento cirúrgico específico para cada tipo de MAV, como o tamanho do nidus, a localização da MAV, a distribuição das artérias nutridoras e o padrão de drenagem venosa, a quantidade de fluxo sanguíneo através da MAV e a área de fluxo "roubada" do tecido cerebral normal.[40]

Spetzler e Martin, em 1986, desenvolveram um sistema de classificação para MAV cerebrais, com base no tamanho, no padrão de drenagem venosa e na localização (área eloquente no parênquima cerebral), atribuindo uma pontuação para cada uns dos fatores (Tabela 15.2).[39] A drenagem profunda é caracterizada por veias que drenam para a veia de Galeno como as veias cerebrais internas, a veia basal de Rosenthal e a veia cerebelar precentral. A eloquência seria determinada pelas áreas do córtex sensitivo-motor, áreas da linguagem, córtex visual, hipotálamo, cápsula interna, tronco cerebral, pedúnculo cerebral e núcleos cerebelares profundos. Em suma, a escala varia de I a V. As MAV cerebrais muito complexas para remoção cirúrgica como as intrínsecas do tronco cerebral ou hemisférica, são classificadas como grau VI.[39,40]

Capítulo 15 — Tratamento Cirúrgico das Malformações Arteriovenosas Cerebrais

TABELA 15.2	ESQUEMAS DE CLASSIFICAÇÃO SPETZLER-MARTIN SUPLEMENTAR		
Classificação de Spetzler-Martin	**Pontuação**	**Graduação Suplementar**	
Tamanho (cm)		**Idade (anos)**	
< 3	1	< 20	
3 a 6	2	20 a 40	
> 6	3	> 40	
Drenagem Venosa		**Sangramento**	
Superficial	0	Sim	
Profunda	1	Não	
Área Eloquente		**Compacta**	
Não	0	Sim	
Sim	1	Não	
Total	**5**	**5**	

Fonte: Adaptada de Lawton MT, *et al.*, 2010.

A classificação de Spetzler e Martin (S-M) tem sido usada para a tomada de decisão do tratamento das MAV em virtude de seu caráter preditivo de risco cirúrgico. MAV cerebral graus I e II tem baixa morbidade com a realização da cirurgia e as MAV cerebrais graus IV e V estão relacionadas a alto rico de morbidade pós-cirúrgica, sendo preconizado um tratamento mais conservador nesses casos. As MAV cerebrais de grau III perfazem um grupo mais heterogêneo, podendo ser tecnicamente bastante desafiadoras e não existe um consenso sobre o tratamento ideal.[41] Por essas razões, várias subclassificações desses grupos foram propostas.

Ao longo de várias tentativas de aprimorar as escalas para classificar as MAV cerebrais, Spetzler e Ponce reajustaram em três grupos a escala originalmente descrita. As MAV do grupo A (graus I e II de S-M)

deveriam ser tratadas cirurgicamente; as do grupo B (grau III de S-M) deveriam seguir um tratamento multimodal com cirurgia, embolização e radiocirurgia; e as do grupo C (graus IV e V) deveriam ser tratadas de maneira conservadora.[42]

Lawton *et al.* propuseram uma adaptação para a escala de Sptzler-Martin no intuito de simplificar a tomada de decisão em relação à escala S-M; dessa forma, eles adicionam três novos preditores: idade que é estratificada em três diferentes cortes – crianças menores de 20 anos, adultos jovens entre 20 e 40 anos e adultos e idosos maiores que 40 anos –, atribuindo, assim, 1 ponto para a primeira faixa etária e somando 1 ponto adicional para as demais; presença de sangramento da MAV cuja ausência atribui maior risco, somando 1 ponto; por fim, a característica do nidus compacto ou difuso, sendo o último de maior risco, ganhando 1 ponto. Dessa forma, eles mantêm a simplicidade da escala anterior (S-M) e deixam uma soma total de 10 pontos. Por intermédio do estudo de validação da escala suplementar, os autores estudaram o desfecho clínico de pacientes de quatro grandes centros de neurocirurgia vascular e chegaram a um corte de pontuação menor ou igual a 6 pontos para determinar indicação de intervenção cirúrgica de baixo risco. Assim, pacientes com pontuação menor ou igual a 6, no estudo de validação, apresentaram risco cirúrgico variando de 0% a 24%, já os pacientes com pontuação acima de 6 apresentaram risco de 39% a 63%. Os próprios autores advogam que a escala não deve excluir a avaliação individual de cada paciente, sendo apenas um guia para tomada de decisão.[41]

Classicamente, a maioria das MAV tem sido diagnosticada clinicamente após a hemorragia intracraniana como primeiro sintoma e a convulsão como a segunda forma mais comum de apresentação clínica. Porém, os novos métodos diagnósticos não invasivos, principalmente a ressonância nuclear magnética (RNM), estão mudando gradualmente o tempo de detecção, tornando-o cada vez mais precoce e aumentando a frequência do diagnóstico de MAV não rotas, inclusive MAV incidentais.[15]

Tratamentos das malformações arteriovenosas cerebrais

As MAV cerebrais compreendem uma das patologias mais desafiadoras no meio neurocirúrgico.[45] Em 1970, Yasargil publicou uma série de casos com dez pacientes submetidos à exérese cirúrgica da lesões vasculares cerebrais sem nenhum registro de mortalidade e com insignificante morbidade, sendo um marco para o tratamento cirúrgico.[45,46] As diversas modalidades de tratamento das MAV cerebrais, como a utilização de técnicas endovasculares e a radiocirurgia, vêm, nas últimas décadas, trazendo importantes contribuições para o melhor manejo dos pacientes. A microcirurgia, quando criteriosamente bem indicada, tem a maior taxa de cura entre todas as modalidades disponíveis, sendo um método seguro e eficaz.[43]

Para indicar ou contraindicar alguma modalidade de tratamento para as MAV cerebrais, é necessário, antes de qualquer conduta, o conhecimento da história natural das MAV cerebrais.[43] As taxas anuais de mortalidade e de ressangramento são, respectivamente, 1% e 4%. MAV cerebrais previamente rotas, aneurismas associados, MAV profundas e de localização infratentorial têm elevado risco para hemorragias subsequentes.[44]

Quando se propõe o tratamento microcirúrgico, é importante o conhecimento dos benefícios e das complicações das outras modalidades de tratamento, visto que a associação entre a radiocirurgia, a embolização e a microcirurgia pode trazer bons resultados para o paciente.[43]

Tratamento cirúrgico das MAV cerebrais

Sabe-se, hoje, que a idade, a angioarquitetura da MAV cerebral e a condição neurológica prévia são fatores determinantes na seleção do paciente cirúrgico, visto que a idade é diretamente proporcional à hemorragia.[45] Numa série de cem casos, por Spetzler e Martin, não houve morbidade em 23 pacientes classificados com grau I e apenas um, entre 21 paciente classificados como grau II, apresentou morbidade. No entanto, os pacientes graduados na escala com graus IV e V apresentaram morbidade significativa de 27% e 31%, respectivamente. Portanto, favorece a indicação cirúrgica para a ressecção das MAV cerebrais ou graus I e II. A lesões vasculares classificadas como grau III, mais comumente encontradas, apresentaram 16% de morbidade naquele estudo.[46]

Analisando 76 pacientes com MAV cerebral grau III, Lawton encontrou: MAV (S1V1E1), 46,1% dos casos, 2,9% de morbidade/mortalidade; MAV (S2V1E0), 18,4% dos casos, 7,1% de morbidade/mortalidade; e MAV (S2V0E1), 35,5% dos casos, 14,8% de morbidade/mortalidade. Nesse aspecto, concluiu que as MAV pequenas com drenagem profunda e localizadas em áreas eloquentes são favoráveis para a abordagem cirúrgica.[47]

Para uma programação cirúrgica adequada, deve-se lançar mão de exames de imagem como a tomografia computadorizada (TC) de crânio para elucidar a presença de sangramento ou calcificações, a RNM de encéfalo visando estabelecer a relação da patologia vascular com o parênquima cerebral e a AGC para determinar os vasos que nutrem e que drenam a MAV cerebral.[48]

A embolização pré-operatória deve ser aventada no intuito de demarcar um limite arterial de uma MAV eloquente ou, principalmente, para reduzir o fluxo, assim a embolização pré-operatória pode ajudar o cirurgião na microcirurgia mediante a exclusão de artérias nutridoras que estejam num plano mais profundo em relação ao ataque cirúrgico e que basicamente seja decidida por intermédio do consenso entre as partes dispostas a tratar o paciente. Estima-se que em torno de 8% dos pacientes com MAV cerebral apresentam aneurisma associado à MAV, necessitando também de tratamento adequado.[47]

A estratégia cirúrgica para a abordagem das MAV cerebrais se dá por meio de uma craniotomia ampla com o centro sobre o nidus, estendendo-se para englobar as artérias nutridoras e as veias de drenagem, desvascularização da MAV por meio de coagulação dos vasos arteriais nutridores, separação circunferencial da MAV do parênquima cerebral adjacente e, por último, isolando-se as veias de drenagem[46] (Figura 15.1).

O posicionamento da cabeça dependerá da localização da patologia, podendo ser posição de decúbito dorsal, lateral ou posição neutra. Vale ressaltar a necessidade de manter a cabeça acima do nível do coração. A craniotomia dever ser ampla o suficiente para expor o nidus da MAV assim como as artérias nutridoras e as veias de drenagem.

A abertura da dura-máter também deve ser ampla e iniciada a partir das veias de drenagem. Vale ressaltar que as veias de drenagem podem auxiliar a correta localização do nidus.[46]

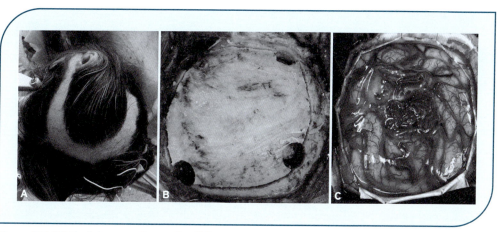

Figura 15.1 (A) Posicionamento em decúbito lateral esquerdo, proporcionando uma boa exposição para a abordagem cirúrgica. (B) Craniotomia ampla visando expor toda a área da lesão. (C) Imagem intraoperatória evidenciando a MAV cerebral com seu nidus e suas respectivas artérias nutridoras e veias de drenagem. (Fonte: Acervo da autoria.)

O passo inicial da dissecção é direcionado à dissecção das artérias nutridoras, evitando, neste passo inicial, a mobilização das veias de drenagem. A coagulação das artérias nutridoras tem o intuito de reduzir, precocemente, o fluxo sanguíneo. Diante da dúvida se o vaso se trata de uma artéria ou de uma veia de passagem, pode-se lançar mão da clipagem temporária do vaso, assim como da observação dos potencias eletrofisiológicos. Para corroborar a correta oclusão arterial, deve-se observar a mudança da cor do sangue venoso, o qual se torna escurecido. Caso ocorra uma coagulação ou oclusão inadvertida da veia de drenagem, poderá haver hemorragia local ou edema cerebral, portanto é importante observar a correta sequência de ataque cirúrgico[46] (Figura 15.2).

Subsequentente à redução do fluxo arterial, deve-se proceder à dissecção circunferencial da MAV. Nesta etapa, o principal objetivo é manter uma dissecção com uma profundidade uniforme em torno do nidus, mantendo-se externamente ao plano pial da MAV. A presença de sangramento excessivo pode sugerir a invasão do nidus, e a ausência de sangramento pode indicar uma distância demasiada do local correto da dissecção.[50]

Após realizar toda a dissecção circunferencial, deve-se constatar que toda a MAV encontra-se separada do cérebro, permanecendo apenas as veias e drenagem. As veias de drenagem devem ser isoladas da MAV quando se constatar que todas as artérias nutridoras tenham sido coaguladas. As veias devem ser separadas da MAV o mais proximal possível. A fase final do procedimento é a revisão da cavidade cirúrgica remanescente. A presença de um sangramento pode indicar que existe resquício de MAV cerebral[51] (Figura 15.3).

No manejo pós-operatório, o paciente deverá ser mantido em ambiente de terapia intensiva, ventilação mecânica por até 48 horas e manter uma pressão arterial média (PAM) de, aproximadamente, 80 a 100 mmHg, visando reduzir a possibilidade de hiperemia pós-operatória. Pacientes hipertensos prévios toleram uma PAM um pouco mais elevada.[52]

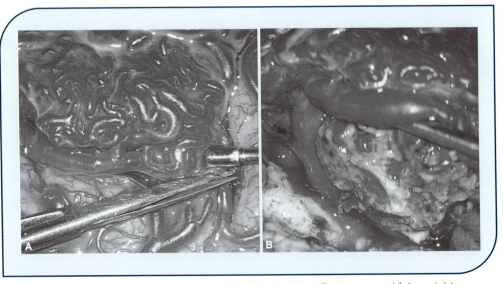

Figura 15.2 (A) Imagem intraoperatória evidenciando e secção de uma artéria nutridora para a MAV cerebral. (B) Imagem intraoperatória evidenciando a dissecção circunferencial da MAV cerebral. (Fonte: Acervo da autoria.)

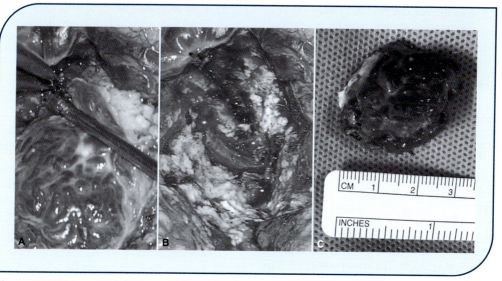

Figura 15.3 (A) Imagem intraoperatória evidenciando a coagulação da principal veia de drenagem. (B) Tecido cerebral com a exérese total da MAV cerebral. Na parte inferior, observam-se vasos da angioarquitetura normal do encéfalo. (C) MAV cerebral medindo 3 cm. (Fonte: Acervo da autoria.)

As complicações mais comuns inerentes à ressecção MAV são a hemorragia e a hiperemia; esta última decorrente da perda da autorregulação. Podem ocorrer, ainda, infecção, déficit neurológico, crises convulsivas e hidrocefalia.[53,54]

Os resultados pós-cirúrgicos são favoráveis para as MAV graus I e II. Os pacientes classificados como grau III apresentam um sucesso cirúrgico pós-operatório entre 70% e 89%. Os pacientes com MAV cerebrais graus IV e, principalmente, V apresentam taxa de sucesso reduzida, sendo de 66% para grau IV e, no máximo, 58% para as MAV cerebrais grau V.[55,56]

Podemos inferir, diante das descrições realizadas, que as MAV cerebrais são patologias bastante complexas e que, para a realização da microcirurgia, é necessário um treinamento longo e especializado por parte da neurocirurgião. Os exames de imagem devem fazer parte de todo o pré e pós-operatório do paciente. A abordagem deve se dinâmica, englobando, quando pertinente, outras modalidades de tratamento visando melhora na qualidade de vida e menor morbimortalidade.

Referências

1. Youmans JR, Winn HR. Youmans neurological surgery. Philadelphia, PA: Saunders. 2011, 384.
2. Spetzler RF, Moon KRO. Arteriovenous and cavernous malformations. Handbook of Clinical Neurology. 2017;143(3) Almefty. http://dx.doi.org/10.1016/B978-0-444-63640-9.00002-3 ©.
3. McCormick WF. The pathology of vascular ("arterio-venous") malformations. J Neurosurg 1966;24:807-16.
4. Gross BA, Storey A, Orbach DB, et al. Microsurgical treatment of arteriovenous malformations in pediatric patients: the Boston Children's Hospital experience. J Neurosurg Pediatr 2015;15:71-7.
5. Gonzalez LF, Bristol RE, Porter RW, et al. (2005). De novo presentation of an arteriovenous malformation. Case report and review of the literature. J Neurosurg 2005;102:726-9.
6. Kilbourn KJ, Spiegel G, Killory BD, et al. Case report of a de novo brainstem arteriovenous malformation in an 18-year-old male and review of the literature. Neurosurg Rev 2014;37:685-91.
7. Waltimo O. The change in size of intracranial arteriovenous malformations. J Neurol Sci 1973;19:21-7.
8. Lee SK, Vilela P, Willinsky R, et al. Spontaneous regression of cerebral arteriovenous malformations: clinical and angiographic analysis with review of the literature. Neuroradiology 2002;44:11-16.

9. Buis DR, van den Berg R, Lycklama G, et al. Spontaneous regression of brain arteriovenous malformations – a clinical study and a systematic review of the literature. J Neurol 2004;251:1375-82.

10. Nikolaev SI, Vetiska S, Bonilla X, Boudreau E, Jauhiainen S, Rezai JB, et al. Somatic activating KRAS mutations in arteriovenous malformations of the brain. New England Journal of Medicine, 2018;378(3):250-61.

11. Courville CB. Intracranial tumors. Notes upon a series of three thousand verified cases with some current observations pertaining to their mortality. Bull Los Angeles Neurol Soc 1967;32(2):1-80.

12. Stapf C, Mohr JP, Pile-Spellman J, et al. Epidemiology and natural history of arteriovenous malformations. Neurosurg Focus 2001;11:e1.

13. Berman MF, Sciacca RR, Pile-Spellman J, et al. (Aug 2000). The epidemiology of brain arteriovenous malformations. Neurosurgery 2000;47(2):389-396; discussion 397.

14. Al-Shahi R, Bhattacharya JJ, Currie DG, et al. (2003). Prospective, population-based detection of intracranial vascular malformations in adults: the Scottish Intracranial Vascular Malformation Study (SIVMS). Stroke 2003;34:1163-9.

15. Choi JH, Mohr JP (May 2005). Brain arteriovenous malformations in adults. Lancet Neurol 2005;4(5):299-308.

16. Laakso A, Hernesniemi J (Jan 2012). Arteriovenous malformations: epidemiology and clinical presentation. Neurosurg Clin N Am 2012;23(1):1-6.

17. Brown Jr RD, Wiebers DO, Torner JC, et al. (1996). Incidence and prevalence of intracranial vascular malformations in Olmsted County, Minnesota, 1965 to 1992. Neurology 1996;46:949-52.

18. Hofmeister C. et al. Demographic, morphological, and clinical characteristics of 1289 patients with brain arteriovenous malformation. Stroke 2000;31:1307-1310.

19. Furlan AB, Figueiredo EG. Malformações arteriovenosas encefálicas. In: Manual de clínica neurocirúrgica. Rio de Janeiro: Thieme Publicações; 2015.

20. Gabriel RA. et al. Ten-year detection rate of brain arteriovenous malformations in a large, multiethnic, defined population. Stroke 2010;41:21-26.

21. Kim H, Sidney S, McCulloch CE, et al. (2007). Racial/Ethnic differences in longitudinal risk of intracranial hemorrhage in brain arteriovenous malformation patients. Stroke 2004;38:2430-7.

22. Yang W, Caplan JM, Ye X, et al. (Aug 2015). Racial associations with hemorrhagic presentation in cerebral arterio-venous malformations. World Neurosurg 2015;84(2):461-9.

23. Stapf C, Mast H, Sciacca RR, et al. (2006). Predictors of hemorrhage in patients with untreated brain arteriovenous mal-formation. Neurology 2006;66(9):1350-5.

24. da Costa L, Wallace MC, Ter Brugge KG, et al. (2009). The natural history and predictive features of hemorrhage from brain arteriovenous malformations. Stroke 2009;40:100-5.

25. Hernesniemi JA, Dashti R, Juvela S, et al. (2008). Natural history of brain arteriovenous malformations: a long-term follow-up study of risk of hemorrhage in 238 patients. Neurosurgery 2008;63:823-9; discussion 829-31.

26. Seven AVMs: Tenets nas Techniques for Resection. Michael T. Lawton. 2014.

27. Ondra SL, Troupp H, George ED, Schwab K. The natural history of symptomatic arteriovenous malformations of the brain: a 24-year follow-up assessment. J. Neurosurg. 1990;73:387-91.

28. Al-Shahi R, Warlow C. A systematic review of the frequency and prognosis of arteriovenous malformations of the brain in adults. Brain 2001;124(10):1900-26.

29. Crawford PM, West CR, Chadwick DW, et al. Arteriovenous malformations of the brain: natural history in unoperated patients. J Neurol Neurosurg Psychiatry 1986;49:1-10.

30. Mast H, Young WL, Koennecke HC, et al. Risk of spontaneous haemorrhage after diagnosis of cerebral arteriovenous malformation. Lancet 1997;350(9084):1065-8.

31. Englot DJ, et al. Seizure predictors and control after microsurgical resection of supratentorial arteriovenous malformations in 440 patients. Neurosurgery 2012;71:572-580; discussion 580.

32. Choi Jh, Mast H, Hartmann A, Marshall Rs, Pile-Spellman J, Mohr Jp, et al. Clinical and morphological determinants of focal neurological deficits in patients with unruptured brain arteriovenous malformation. J Neurol Sci. 2009;287:126-30.

33. Mahalick DM, Ruff RM, U HS. Neuropsychological sequelae of arteriovenous malformations. Neurosurgery. 1991;29:351-7.

34. Lazar Rm, Connaire K, Marshall Rs. Developmental deficits in adult patient with arteriovenous malformation. Arch Neurol 1999;56:103-6.

35. Lazar RM, Marshall RS, Pile-Spellman J, Hacein-Bey L, Young WL, Mohr JP, et al. Anterior translocation of language in patients with left cerebral arteriovenous malformation. Neurology. 1997;49:802-8.

36. Santos FH, Coelho SD. Avaliação neuropsicológica do paciente neurocrítico. In: Ribeiro RM, Diccini S. Enfermagem em Neurointensivismo. São Paulo: Atheneu: 2017.
37. Board of Directors of American Academy of Clinical Neuropsychological. Practice Guidelines for Neuropsychological Assessment And Consultation. Chicago, The Clinical Neuropsychologist. 2007.
38. Lezak MD, Howieson DB, Bilgler ED, Tranel D. Neuropsychological assessment. Nova York, Oxford University Press. 5. ed. 2012.
39. The Japan Neurosurgical Society. The Guidelines for Awake Craniotomy. Neurol Med Chir. 2012;52:119-41.
40. Duffau H. The error of Broca: from the traditional localizationist concept to a connectomal anatomy of human brain. Journal of Chemical Neuroanatomy. 2017.
41. Lawton MT. Spetzler-Martin Grade III arteriovenous malformations: surgical results and a modification of the grading scale. Neurosurgery 2003;52(4):740-8 [discussion: 748-9].
42. Pertuiset B, Ancri D, Kinuta Y, et al. Classification of supratentorial arteriovenous malformations. A score system for evaluation of operability and surgical strategy based on an analysis of 66 cases. Acta Neurochir (Wien) 1991;110(1-2):6-16.
43. Bernard RB, Najib E. El Tecle, Tarek Y, El Ahmadieh, et al. Advances and Innovations in Brain Arteriovenous Malformation Surgery, Neurosurgery, 2014;74(1):S60-S73.
44. Yasargil MG, Jain KK, Antic J, Laciga R. Arteriovenous malformations of the splenium of the corpus callosum: microsurgical treatment. Surg Neurol. 1976;5(1):5-14.
45. Pradilla G, et al. Surgical treatment of cranial arteriovenous malformations and dural arteriovenous fistulas. Neurosurgery Clinics, 2012;23(1):105-22.
46. Spetzler RF, Martin NA. A proposed grading system for arteriovenous malformations. J Neurosurg 1986;65:476-83.
47. Lawton MT. Spetzler-Martin Grade III arteriovenous malformations: surgical results and a modification of the grading scale. Neurosurgery 2003;52:740-8 [discussion: 748-9].
48. Latchaw RE, Hu X, Ugurbil K, et al. Functional magnetic resonance imaging as a management tool for cerebral arteriovenous malformations. Neurosurgery 1995;37:619-25 [discussion: 625-6].
49. Thompson RC, Steinberg GK, Levy RP, et al. The management of patients with arteriovenous malformations and associated intracranial aneurysms. Neurosurgery 1998;43:202-11. [discussion: 211-2].
50. Hashimoto N, Nozaki K, Takagi Y, et al. Surgery of cerebral arteriovenous malformations. Neurosurgery 2007;61:375-87 [discussion: 387-9].
51. Solomon RA, Connolly ES Jr., Prestigiacomo CJ, et al. Management of residual dysplastic vessels after cerebral arteriovenous malformation resection: implications for postoperative angiography. Neurosurgery 2000;46:1052-60 [discussion: 1060-2].
52. Diringer MN, Edwards DF. Admission to a neurologic/neurosurgical intensive care unit is associated with reduced mortality rate after intracerebral hemorrhage. Crit Care Med. 2001;29(3):635-640.
53. Spetzler RF, Wilson CB, Weinstein P, et al. Normal perfusion pressure breakthrough theory. Clin Neurosurg 1978;25:651-72.
54. Suarez JI, Qureshi AI, Parekh PD, et al. Administration of hypertonic (3%) sodium chloride/acetate in hyponatremic patients with symptomatic vasospasm following subarachnoid hemorrhage. J Neurosurg Anesthesiol 1999;11:178-84.
55. Kretschmer T, Heros RC. Microsurgical management of arteriovenous malformations. In: Winn H, editor. Youman's neurological surgery. Philadelphia: Elsevier; 2011:4072-87.
56. Schaller C, Schramm J, Haun D. Significance of factors contributing to surgical complications and to late outcome after elective surgery of cerebral arteriovenous malformations. J Neurol Neurosurg Psychiatry 1998;65:547-54.

16

Manejo Pós-Operatório de Correção das Malformações Arteriovenosas Cerebrais

Salomón Soriano Ordinola Rojas | Amanda Ayako Minemura Ordinola
Luís Henrique Mendonza Ordinola

Malformações arteriovenosas encefálicas (MAV) podem existir em qualquer parte do corpo. As de localização em topografia cerebral apresentam risco inerente ao sangramento com dano neurológico.

As MAV são anomalias no desenvolvimento do sistema vascular e consistem em emaranhados de vasos sanguíneos malformados em que as artérias de alimentação estão diretamente ligadas a uma rede de drenagem venosa sem nenhum sistema capilar interposto.

O alto fluxo é a principal alteração hemodinâmica responsável pelas modificações morfológicas e eventual ruptura da malformação.

Observa-se que, anualmente, a cada 100 mil habitantes, a prevalência seja de aproximadamente 15 casos e a incidência de 1,12 casos. As MAV são consideradas a principal causa de hemorragia intracraniana não traumática em doentes jovens.[1,2]

Manifestam-se clinicamente como hemorragia intraparenquimatosa, podendo estender-se para as subaracnóideas em 50% dos casos; crises epilépticas, em 30%; e cefaleia, em 14%. Também pode haver déficit local que pode estar relacionado ao sangramento, desvio de fluxo sanguíneo ou efeito de massa da MAV.[2]

A estratégia terapêutica inicia-se com a análise do paciente quanto à idade, à expectativa de vida, aos sintomas, à história clínica e aos antecedentes familiares e sociais. Durante a decisão da conduta, para se obter sucesso no tratamento, deve-se considerar a avaliação dos fatores de risco, o tamanho e a profundidade da MAV; e as expectativas e escolhas do paciente. A abordagem pode ser endovascular, cirúrgica, radiocirúrgica ou combinada.[3]

A abordagem cirúrgica geralmente é eletiva, podendo ser tratamento de urgência quando diagnosticado o sangramento.

O tratamento das MAV tem como base a classificação de Spetzler-Martin (Quadro 16.1),[12] sendo que as de tipos I e II devem ser abordadas cirurgicamente; as III são de terapêutica combinada; as IV são discutidas individualmente, podendo ter tratamento endovascular seguido de cirurgia ou radiocirurgia, ou de observação; e, por fim, as V têm conduta conservadora com observação do paciente ou submissão deste ao tratamento endovascular seguido de radiocirurgia, principalmente em pacientes jovens (Tabela 16.1).[8]

QUADRO 16.1 — CLASSIFICAÇÃO DE SPETZLER-MARTIN PARA MAV

Característica	Classificação	Pontuação
Eloquência*	Não	0
	Sim	1
Drenagem venosa	Apenas superficial	0
	Profunda	1
Tamanho	Pequena (< 3 cm)	1
	Média (3 cm a 6 cm)	2
	Grande (> 6 cm)	3

* Sensoriomotor, linguagem, ou córtex visual, hipotálamo ou tálamo; cápsula interna; tronco cerebral; pedúnculo cerebelar; ou núcleo cerebelar.

Pontuação total: característica + drenagem venosa + tamanho.

Fonte: Spetzler RF, Martin NA, Carter LP, *et al.*, 1987.

TABELA 16.1 — TRATAMENTO DE ACORDO COM A CLASSIFICAÇÃO DA MAV

Classificação	Tratamento
I e II	Cirúrgico
III	Combinado
IV	Individual
V	Conservador

Fonte: Pollock BE, Lunsford LD, Kondziolka D, *et al.*, 1994.

O tratamento endovascular é indicado em situações de embolização pré-cirúrgica como tratamento adjuvante, na embolização paliativa de MAV sintomáticas e não tratáveis com o intuito de minimizar ou interromper a progressão dos sintomas e na embolização curativa em pacientes cuidadosamente selecionados.[9-14]

O manejo no pós-operatório do tratamento das MAV pode ser dividido em: tratamento eletivo; e de urgência por complicação pelo aparecimento de manifestação hemorrágica.

Após o tratamento, o paciente deve ser internado em unidade de terapia intensiva (UTI) neurológica por pelo menos 24 horas com monitorização por cateter de pressão arterial invasiva e sonda vesical de demora. Apesar de não haver consenso quanto ao valor pressórico ideal, o paciente deve ser mantido normotenso e euvolêmico contro-

Capítulo 16 Manejo Pós-Operatório de Correção das Malformações Arteriovenosas Cerebrais

lado pelo uso de drogas intravenosas (IV) e tituláveis de ação rápida.[4-6]

O valor pressórico arterial dentro da normalidade reduz o risco de sangramento dos pacientes. Recomenda-se o controle com uso de drogas IV tituláveis em bomba de infusão como nicardipine contínua, esmolol 50 a 200 µg/kg/minuto, nitroprussiato de sódio 0,5 a 10 µg/kg/minuto ou labetelol.

Em casos de pós-operatório de MAV complicadas com sangramento, devem-se realizar o ABCDE e o controle pressórico de forma rigorosa com drogas IV já que o risco de sangramento está aumentado nestes pacientes.

As MAV podem causar convulsão focal ou generalizada e têm risco de 8% de hemorragia intracerebral. O déficit neurológico aumenta em 23% o risco de crise convulsiva.[18-20]

Paciente jovem com acometimento em localização temporal, envolvimento cortical e diâmetro da MAV maior de 3 cm apresenta risco aumentado de convulsão.

Há um risco de 58%, em 5 anos, de desenvolvimento de crise convulsiva após a primeira crise.

As MAV de fossa posterior não desencadeiam crises convulsivas.[21]

Pacientes que apresentem crise convulsiva recebem tratamento com difenil-hidantoína 15 mg/kg em dose de ataque e posterior manutenção com 100 mg, a cada 8 horas; ou levotirocetan IV na dose de 500 mg, a cada 12 horas (não ultrapassar 2 gramas) em 24 horas.

Em quadros de agitação, considera-se sedação com desmedetomidina na dose 0,2 µg/kg/minuto (não ultrapassar 1,4 µg/kg/minuto) que se apresenta ainda como alternativa ao propofol na população obstétrica.[7]

Os pacientes devem permanecer euvolêmicos e fazer uso de proteção gástrica. Realiza-se profilaxia para trombose venosa profunda mecanicamente. Se após 72 horas, o sangramento estiver controlado e não houver evidência de expansão do hematoma, inicia-se anticoagulação profilática com posterior alta da UTI.

A conduta de pacientes em uso de anticoagulantes orais antagonistas da vitamina K (Quadro 16.2) e com INR alterado é a reversão com uso de vitamina K 10 mg IV e reposição de fatores de coagulação (fatores II, VII, IX, X). A dose recomendada para concentrado de fatores protrombinicos é de 30 µg/kg.

Se a correção for realizada com plasma, recomenda-se a quantidade de 15 a 20 mL/kg até normalização do INR.

Caso o paciente faça uso de anticoagulantes novos como o inibidor da trombina (Dabigatran) com presença de sangramento, INR alargado e esteja na janela de 2 horas, realiza-se hemodiálise ou carvão ativado com o intuito de reduzir a absorção.

Os inibidores diretos do fator Xa (rivaroxaban), alteram os testes de coagulação indicando que o paciente está anticoagulado (Quadros 16.2 e 16.3).[15-17]

Segundo o estudo PATCH, a utilização de plaquetas é recomendada em pacientes que fazem uso de antiagregante plaquetário e serão submetidos a procedimentos intracranianos. A administração deve ser preferencialmente de plaquetas por aferesis; caso não exista essa opção, realizar plaquetas randômicas 1 unidade a cada 10 kg. Não é recomendado o uso de forma profilática. Podemos empregar DDAVP 0,4 µg/kg para esses pacientes.

Em pacientes jovens com diagnóstico de sangramento supratentorial, verifica-se que as causas mais comuns de hipertensão intracraniana (HIC) são hidrocefalia e edema produzido pelo hematoma. Devem-se adotar, como conduta, medidas para controle de HIC.

O controle de temperatura é de grande importância, visto sua considerável incidência, principalmente em pacientes com inundação ventricular. A duração da febre está associada com a piora da função, além de consistir em um fator independente de pior prognóstico.

CMIB   DOENÇAS CEREBROVASCULARES

QUADRO 16.2 — PROPRIEDADES DOS ANTICOAGULANTES

Medicação	Nome	Mecanismo de ação	Eliminação	Meia-vida	Comprometimento na excreção		Dialisável
					Renal	Hepática	
Antagonistas da vitamina K	Varfarina	Inibe a ɣ-carboxilação dos fatores de vitamina K dependente (II, VII, IX e X), reduzindo a atividade dos fatores	Metabolismo hepático; 92% eliminação renal	20 a 60 horas	Sim	Sim	Não
Inibidores direto do fator Xa	Rivaroxaban	Impede conversão da protrombina em trombina mediada pelo fator Xa	66% renal; 28% fecal	5 horas	Sim	Sim	Não
	Apixaban	Impede conversão da protrombina em trombina mediada pelo fator Xa	Maioria fecal; 27% renal	12 horas	Sim	Sim	Mínima, a área sob a curva diminui 14% em 4 horas
	Edoxaban	Impede conversão da protrombina em trombina mediada pelo fator Xa	50% renal	10 a 14 horas	Sim	Sim	Não
Inibidores diretos da trombina	Dabigatran	Inibição competitiva direta da trombina (fator IIa), incluindo ativação e agregação plaquetária mediada pela trombina	> 80% renal	• 12 a 17 horas • 16,6 horas em falência renal leve; • 18,8 horas em moderada; • 27,5 horas em severa; • 34,1 horas em paciente em diálise	Sim	Não	Sim, 57% ao longo de 4 horas

Fonte: Cuker A, Siegal DM, Crowther MA, Garcia DA, 2014; Barrett YC, Wang Z, Frost C, Shenker A., 2010; Morishima Y, Kamisato C., 2015.

Capítulo 16 Manejo Pós-Operatório de Correção das Malformações Arteriovenosas Cerebrais

QUADRO 16.3 — CONTROLE DE ANTICOAGULAÇÃO

Teste	Dabigatran	Rivaroxaban	Apixaban	Edoxaban	Problemas relacionados ao teste
TP	Insensível em concentrações terapêuticas	PT normal pode excluir níveis significativos da droga	Insensível	Baixa sensibilidade	Valores altamente variáveis, não pode ser padronizado entre os laboratórios
TTPa	TTPa normal pode excluir anticoagulação	Insensível	Insensível	Prolongamento dose-dependente	Valores altamente variáveis, não pode ser padronizado entre os laboratórios. Relevância clínica de recuperação desconhecida
TT	Alta sensibilidade, deve ser diluída. Valores normais podem excluir anticoagulação	Insensível	Insensível	Insensível	Teste preferível para dabigatran; reagente-dependente
Anti-FXa	Insensível	Sensível quando calibrado; FXa normal pode excluir anticoagulação	Sensível quando calibrado; FXa normal pode excluir anticoagulação	Sensível quando calibrado; FXa normal pode excluir anticoagulação	Valores variáveis, variabilidade interlaboratorial, não é amplamente disponível. Teste preferível para rivaroxaban, apixaban e edoxaban

TP: Tempo de protrombina; TTPa: tempo de tromboplastina parcial ativada; TT: tempo de trombina; FXa: fator direto Xa

Fonte: Cuker A, Siegal DM, Crowther MA, Garcia DA, 2014; Barrett YC, Wang Z, Frost C, Shenker A., 2010; Morishima Y, Kamisato C., 2015.

Caso clínico

Acervo dos Doutores Feres Chadad Neto, Hugo Dória e José Maria de Campos Filho.

Paciente sexo feminino, 25 anos, cursando com cefaleia crônica associada a dois episódios de crise convulsiva nos últimos 2 meses.

Investigação

Ressonância nuclear magnética (RNM) e angiografia cerebral com evidência de MAV (Figuras 16.1 a 16.3).

Protocolo de atendimento em nosso serviço[22]

Monitorização de pressão arterial invasiva.

Manter saturação de oxigênio ≥ 94%.

Manter temperatura menor que 37,6 °C.

Glicemia > 80 mg/dL e < 160 mg/dL.

Manter monitorização cardíaca contínua por ≥ 24 horas.

Manejo de via aérea conforme necessário.

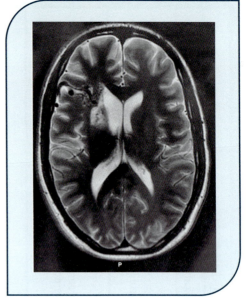

Figura 16.1. Ressonância magnética em corte axial T2 evidenciando nidus de MAV. (Fonte: Acervo dos Doutores Feres Chadad Neto, Hugo Dória e José Maria de Campos Filho.)

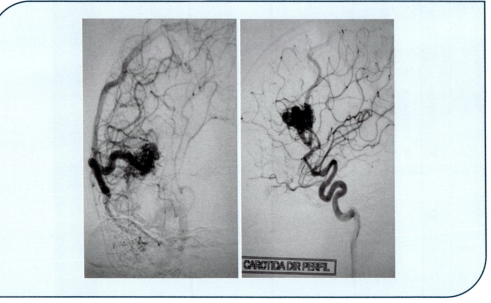

Figura 16.2. Angiografia cerebral em incidências oblíqua e perfil evidenciando nidus de MAV em região de giro frontal inferior à direita, e cabeça do núcleo caudado à direita, nítida por ramos insulares e operculares da artéria cerebral média, com drenagem venosa precoce para sistema Trollard. (Fonte: Acervo dos Doutores Feres Chadad Neto, Hugo Dória e José Maria de Campos Filho.)

Capítulo 16 Manejo Pós-Operatório de Correção das Malformações Arteriovenosas Cerebrais

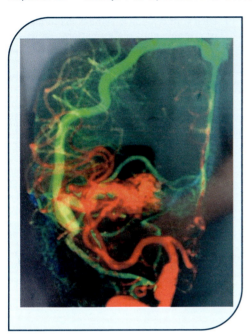

Figura 16.3. *Software* de neuronavegação mostrando perfusão arterial em vermelho e venosa em amarelo e verde. (Fonte: Acervo dos Doutores Feres Chadad Neto, Hugo Dória e José Maria de Campos Filho.)

Para o controle da pressão arterial, utilizamos drogas tituláveis como esmolol intravenoso e/ou nitroprussiato de sódio e, até mesmo, a associação de ambos com o objetivo de manter uma pressão arterial sistólica ente 90 mm e 110 mm de mercúrio e controle rigoroso da diurese, para manter sempre o paciente euvolêmico.

- Esmolol 1 ampola: 2500 mg =10 mL: diluir 1 ampola em 240 mL de soro fisiológico 0,9% = 10 mg/mL. Dose de ataque: 0,5 mg/kg em 1 minuto – por exemplo, paciente de 70 kg = 3,5 mL. Depois infusão contínua de 0,05-3,0 mg/kg/minuto (iniciar com a menor dose e ajustar a cada 4 minutos, repetindo a dose de ataque e aumentando a infusão até atingir a PA desejada).
- Nitroprussiato de sódio: 1 ampola = 50 mg diluída em solução de glicose 5%. Aplicar EV: 0,5 a 8 µg/kg/minuto, fazendo reajustes, se necessário, a cada 10 minutos.

Referências

1. Fleetwood IG, Steimberg GK. Arteriovenous malformation. Lancet, 2002;359:863-73.
2. Claro E, Dias A, Girithari G, Massano A, Duarte MA. Non traumatic Hematomyelia.
3. Ogily CS, Stieg PE, Awad I, Brown RD, Kondziolka D, Rosenwasser R, et al. Recomendations for the management of intracranial arteriovenous malformations: a statement for healthcare Professionals from a special writing group of the stroke council, American stroke association. Circulation. 2001;103:2644-57.
4. Langer DJ, Lasner TM, Hurst RW, et al. Hypertension, small size, and deep venous drainage are associated with risk of hemorrhagic presentation of cerebral arteriovenous malformations. Neurosurgery 1998;42(3):481-6.
5. De Oliveira E, Tedeschi H, Raso J. Comprehensive management of arteriovenous malformations. Neurol Res 1998;20(8):673-83.
6. Blount JP, Oakes WJ, Tubbs RS, et al. History of surgery for cerebrovascular disease in children. Part III. Arteriovenous malformations. Neurosurg Focus 2006;20(6):E11.
7. Kitsiripant C, Kamata K, Kanamori R, Yamaguchi K, Makoto Ozaki M, et al. Postoperative management with dexmedetomidine in a pregnant patient who underwent AVM nidus removal: a case report JA Clinical Reports 2017;3:17. DOI 10.1186/s40981-017-0085-6.
8. Pollock BE, Lunsford LD, Kondziolka D, et al. Patient outcomes after stereotactic radiosurgery for "operable" arteriovenous malformations. Neurosurgery 1994;35(1):1-8.
9. Hartmann A, Mast H, Mohr JP, et al. Determinants of staged endovascular and surgical treatment outcome of brain arteriovenous malformations. Stroke 2005;36(11):2431-5.
10. Haw CS, terBrugge K, Willinsky R, et al. Complications of embolization of arteriovenous malformations of the brain. J Neurosurg 2006;104(2):226-32.
11. Hartmann A, Pile-Spellman J, Stapf C, et al. Risk of endovascular treatment of brain arteriovenous malformations. Stroke 2002;33(7):1816-20.
12. Spetzler RF, Martin NA, Carter LP, et al. Surgical management of large AVM's by staged embolization and operative excision. J Neurosurg 1987;67(1):17-28.
13. Ledezma CJ, Hoh BL, Carter BS, et al. Complications of cerebral arteriovenous malformation embolization: multivariate analysis of predictive factors. Neurosurgery 2006;58(4):602-11; discussion 602-11.
14. Purdy PD, Batjer HH, Samson D, et al. Intraarterial sodium amytal administration to

guide preoperative embolization of cerebral arteriovenous malformations. J Neurosurg Anesthesiol 1991;3(2):103-6.

15. Cuker A, Siegal DM, Crowther MA, Garcia DA. Laboratory measurement of the anticoagulant activity of the non-vitamin K oral anticoagulants. J Am Coll Cardiol. 2014;64:1128-39.

16. Barrett YC, Wang Z, Frost C, Shenker A. Clinical laboratory measurement of direct factor Xa inhibitors: anti-Xa assay is preferable to prothrombin time assay. Thromb Haemost. 2010;104:1263-71.

17. Morishima Y, Kamisato C. Laboratory measurements of the oral direct factor Xa inhibitor edoxaban: comparison of prothrombin time, activated partial thromboplastin time, and thrombin generation assay. Am J Clin Pathol.2015;143:241-7.

18. Ross J, Al-Shahi Salman R. Interventions for treating brain arteriovenous malformations in adults. Cochrane Database Syst Rev 2010:CD003436. doi:10.1002/14651858.CD003436.pub3.

19. Iated with cerebral cavernous malformations or arteriovenous malformations. Epilepsia. 2012;53(4):34-42. doi: 10.1111/j.1528-1167. 2012.03611.x.

20. Josephson CB, Leach JP, Duncan R, Roberts RC, Counsell CE, Al-Shahi Salman R. Scottish Audit of Intracranial Vascular Malformations (SAIVMs) Steering Committee and Collaborators. Seizure risk from Cavernous or Arteriovenous Malformations: prospective population-based study. Neurology. 2011;76:1548-1554. doi: 10.1212/WNL.0b013e3182190f37.

21. Jiang P, Lv X, Wu Z, Li Y, Jiang C, Yang X, et al. Characteristics of brain arteriovenous malformations presenting with seizures without acute or remote hemorrhage. Neuroradiol J. 2011;24:886-8. doi: 10.1177/197140091102400610.

22. Rojas SSO, Veiga VC. Manual de Neurointensevismo BP: A Beneficência Portuguesa São Paulo. 2. ed. São Paulo, Rio de Janeiro, Belo Horizonte, 2018.

17

Profilaxias nas Doenças Cerebrovasculares – Quais São Fundamentais?

Daniere Yurie Vieira Tomotani | Viviane Cordeiro Veiga

Introdução

O tratamento inicial do paciente neurocrítico inclui o manejo da doença aguda e a prevenção de lesão secundária. Este perfil de pacientes também apresenta risco aumentado de desenvolver complicações preveníveis, como úlcera gástrica de estresse e tromboembolismo venoso (TEV). Conhecer as indicações e evidências para o uso das profilaxias dessas complicações é fundamental e está relacionado à boa prática médica.

Profilaxia de úlcera gástrica de estresse

As erosões de mucosa gástricas são muito frequentes nos pacientes críticos, estando presentes em até 90% dos doentes no 3º dia de internação na unidade de terapia intensiva (UTI).[1] A fisiopatologia é multifatorial e diretamente relacionada à hipoperfusão esplâncnica e do trato gastrointestinal (TGI), lesões da mucosa por isquemia e reperfusão e hipersecreção gástrica de pepsina e ácidos.[2-4] Porém, apesar da alta incidência, apenas a minoria sangrará (1,5% a 8,5%).[2]

Os sangramentos de TGI clinicamente importantes são ainda mais raros (1% a 3%)

e caracterizados pela presença no período de 24 horas de pelo menos um entre os seguintes critérios: queda da pressão arterial sistólica, média ou diastólica ≥ 20 mmHg; hipotensão ortostática ou taquicardia postural (aumento ≥ 20 batimentos por minuto); queda da hemoglobina ≥ 2 g/dL; necessidade de transfusão de ≥ 2 unidades de concentrado de hemácias; e necessidade de vasopressores ou de intervenção invasiva endoscópica.[2]

Inúmeros fatores de risco estão associados ao desenvolvimento de úlceras de estresse em pacientes críticos, os mais conhecidos foram identificados por Cook DJ et al.,[5] em 1994. Os autores realizaram um estudo de coorte prospectivo multicêntrico com 2.252 pacientes. Do total, 33 pacientes (1,5%) tiveram sangramento clinicamente importante, sendo a ventilação com pressão positiva por tempo superior a 48 horas (OR 15,6; p < 0,001) e a presença de coagulopatia (plaquetas < 50.000/μL, RNI > 1,5 ou TTPa > 2 vezes o valor de controle) (OR 4,3; p < 0,001) os dois principais fatores relacionados. A incidência de sangramentos foi de 0,1% nos pacientes sem fatores de risco, de 0,5% nos com coagulopatia, 2% nos com insuficiência respiratória e 8,4%, nos com ambos os fatores. O risco de óbito também foi superior no grupo que sangrou (48,5 × 9,1; p < 0,001). Desde então, vários estudos surgiram com o objetivo de identificar outros potenciais fatores de risco, como história de úlcera gastrointestinal (GI) ou hemorragia digestiva alta (HDA) no último ano, traumatismo cranioencefálico (TCE) agudo ou lesão medular e queimadura com superfície corporal queimada ≥ 35%.[2]

Com relação ao subgrupo de pacientes neurocríticos, os achados variam de acordo com a população estudada. Entre os possíveis fatores de risco encontrados, temos: escala de coma de Glasgow (ECG) < 9 no pré-operatório de neurocirurgias não relacionadas ao trauma;[6] coma barbitúrico e uso de vasopressores em neurocirurgias;[7] idade avançada e alto nível de cortisol sérico em TCE;[8] volume do hematoma, septicemia, valores baixos de ECG,[9] presença de marcadores de hipertensão intracraniana (hiperventilação, assimetria pupilar, perda de função cerebral, decorticação e alterações motoras no hemicorpo não plégico) em pacientes com acidente vascular cerebral hemorrágico (AVCh);[10] valores baixos de eletrocardiograma (ECG), presença de infecção e infarto de circulação posterior em pacientes com acidente vascular cerebral isquêmico (AVCi);[11] ventilação mecânica (VM) por tempo prolongado, *clearance* de creatinina < 60 mL/min, coagulopatia, aumento da pressão intracraniana e vasoespasmo em pacientes com hemorragia subaracnóidea (HSA);[12] e VM por mais de 48 horas, antecedente de HDA por úlcera e uso de anticoagulantes em pacientes neurocríticos.[13]

Nas últimas décadas, prescrever profilaxia de úlcera de estresse passou a fazer parte da vida do intensivista e visto como boa prática médica para pacientes críticos de alto risco.[14] No entanto, não existem evidências robustas de que o uso rotineiro dos inibidores da bomba de prótons (IBP), dos antagonistas dos receptores H2 da histamina (ARH2) ou do sucralfato esteja associado com maior sobrevida e, além disto, alguns estudos trouxeram resultados divergentes quanto à possibilidade de aumento de eventos adversos, como pneumonia (PNM) nosocomial e infecção por *Clostridium difficile*.[4]

O maior estudo multicêntrico, randomizado e controlado que avaliou o desfecho de mortalidade em pacientes com pelo menos um fator de risco para úlcera de estresse e em uso de profilaxia foi o SUP-ICU. Foram incluídos 3.298 pacientes, destes, 20% apresentavam coagulopatia e 79% estavam em VM. Os autores não observaram diferenças nas taxas de mortalidade em 90 dias no grupo pantoprazol 40 mg *versus* placebo (31,1 × 30,4%; RR 1,02 [IC 95%, 0,91 a 1,13]; p 0,76)[15] e a ausência de diferença se manteve por 1 ano.[16] O estudo também não demonstrou diferença em um composto de sangramento clinicamente relevante, PNM, infecção por *Clostridium difficile* ou isquemia miocárdica; porém, a intervenção resultou em menor número absoluto de sangramento digestivo clinicamente importante (2,5 × 4,2%; RR 0,58 [IC 95%, 0,4 a 0,86], p 0,009) com um número necessário para tratar (NNT) de 59.[15]

O estudo PEPITIC comparou o uso de IBP *versus* ARH2 em pacientes em VM quanto ao desfecho de mortalidade intra-hospitalar. Tratou-se de um estudo randomizado em cluster e *crossover* após 6 meses que incluiu 26.982 pacientes (99,2% foram incluídos na análise de mortalidade). Os autores não demonstraram diferença de mortalidade em 90 dias (18,3 × 17,5%; p 0,054) e de sangramento de TGI (1,3 × 1,8%; p 0,92). Também não demonstraram aumento na incidência de infecção por *Clostridium difficile* ou aumento no tempo de internação hospitalar.[17]

Com relação ao melhor tipo de terapêutica medicamentosa para neurocríticos e seus desfechos, Lee *et al.*[18] randomizaram 60 pacientes neurocirúrgicos em VM para receber esomeprazol 40 mg enteral *versus* famotidina 20 mg intravenosa (IV) a cada 12 horas, durante o período de 7 dias, e não observaram diferença em sangramentos por úlcera e PNM associada à VM entre os grupos. Liu *et al.*[10] randomizaram 165 pacientes com

Capítulo 17 — Profilaxias nas Doenças Cerebrovasculares - Quais São Fundamentais?

hemorragia intracraniana (HIC) para receber omeprazol 40 mg intravenosa (IV), cimetidina 300 mg IV a cada 6 horas e placebo. As taxas de sangramento foram de 15,5% com o omeprazol, 27,8% com a cimetidina e 45,3% com o placebo (p 0,003). A ocorrência de sangramento esteve relacionada com maior mortalidade, porém esse efeito não foi observado após 1 mês. Não houve diferença no tempo de internação na UTI e na incidência de PNM nosocomial. Alguns estudos avaliaram os efeitos da ranitidina nessa população,[3] porém, no início de 2020, a medicação teve sua comercialização proibida pela Agência Nacional de Vigilância Sanitária (Anvisa) e virtude da detecção da presença de N-nitrosodimetilamina (provável agente cancerígeno) em sua composição, não estando mais disponível para uso no Brasil.[19]

Uma revisão sistemática recente avaliou 14 estudos com 1.036 pacientes neurocríticos (maioria TCE e HIC) e, destes, 11 ensaios envolvendo 930 pacientes foram incluídos na metanálise. Os autores observaram que os receptores H2 de histamina (ARH2) e os inibidores da bomba de prótons (IBP) propiciaram menor incidência de sangramento GI em comparação ao placebo ou a nenhuma profilaxia (RR 0,42; IC 95% [0,30 a 0,58]; p < 0,001; e RR 0,37; IC 95% [0,23 a 0,59]; p < 0,001, respectivamente), sem diferença significativa na comparação entre as medicações. Porém, a metanálise utilizou estudos com baixas taxas de eventos e tamanhos modestos de amostra, o que pode ocasionado risco geral alto ou incerto de viés.[20]

Após o exposto e frente às evidências disponíveis até o momento, um painel de especialistas se reuniu para estabelecer recomendações para profilaxia de úlcera gástrica de estresse em pacientes críticos. A diretriz recomenda (recomendações fracas) o uso da profilaxia apenas para pacientes críticos com alto risco (> 4%) de sangramento GI clinicamente importante, sugere o não uso em pacientes com menor risco e sugere a preferência por IBP em vez de ARH2. Por fim, o painel traz uma recomendação forte contra o uso de sucralfato.[21]

Profilaxia de trombose venosa profunda

O TEV é uma causa importante de morte prevenível em pacientes críticos. No universo de pacientes neurocríticos, sua incidência varia de 2,5% nos casos de AVCi, até 21% em vítimas de TCE.[22] Os casos de tromboembolismo pulmonar (TEP) variam de 1% a 30% em pacientes com AVC.[23] Quando observamos o subgrupo neurocirúrgico, os casos de TVP podem ser superiores a 34%[24] e, entre os vários fatores de risco, temos a duração da intervenção cirúrgica, o longo período de internação hospitalar, as comorbidades (AVC prévio, entre outras), a idade, a imobilização prolongada (déficits motores, deambulação tardia), o uso de anticoncepcionais orais e os estados de hipercoagulabilidade (trauma, sepse, tumores, entre outros).[24-26]

Uma recente revisão sistemática e metanálise em rede de 13 ensaios clínicos randomizados (9.619 pacientes) avaliou a eficácia da tromboprofilaxia farmacológica, mecânica ou combinada em pacientes críticos. Em comparação ao controle (placebo, meias elásticas ou sem profilaxia), a heparina de baixo peso molecular (HBPM) reduziu a incidência de trombose venosa profunda (TVP) (OR 0,59 [IC 95%, 0,33 a 0,90]), com alta qualidade de certeza, sendo, então, o agente de 1ª escolha para tal. Em comparação ao controle, a heparina não fracionada (HNF) e a compressão mecânica também reduziram as chances de TVP, porém com baixa qualidade de certeza. A heparina de baixo peso molecular (HBPM) provavelmente demonstrou superioridade à heparina não fracionada (HNF) (moderada certeza), enquanto os benefícios de terapia combinada *versus* isolada não foram claros.[27]

A despeito da existência de evidência dos benefícios do uso de profilaxia farmacológica de tromboembolismo venoso (TEV) em pacientes críticos, a incerteza quanto à possibilidade de eventos adversos por sangramento, principalmente na fase aguda de doenças neurovasculares e em pós-operatórios neurocirúrgicos, tem retardado o início dessas medicações[22,25] e tornado a profilaxia mecânica a mais utilizada nesses cenários.[22]

Sauro KM *et al.*[22] realizaram um estudo de coorte retrospectiva em 10 unidades de terapia intensiva (UTI) clinicocirúrgicas e neurológicas, incluindo 4.632 pacientes neurocríticos. Do total de dias de UTI, em 87,8% das vezes, pelo menos um tipo de profilaxia para TEV foi administrado. Das admissões que não apresentassem contraindicação para profilaxia farmacológica, as medicações foram administradas em 60,9%, a profilaxia mecânica em 46,9% e a associação de ambas em 17,6% de todos os dias de UTI. A proporção de dias de UTI em que o uso das profilaxias esteve de acordo com as recomendações das principais diretrizes foi de 56%, mas variou de 6% a 100% de acordo com a população estudada, sendo pior em casos de TCE e HIC. Estar de acordo com as diretrizes foi associado à diminuição de mortalidade; além disso, o uso de profilaxia farmacológica esteve associado com menor chance de TEP e de mortalidade.

Uma metanálise avaliou a eficácia e a segurança no uso de profilaxia farmacológica de TVP em 3.893 pacientes com HIC. Os autores observaram que a profilaxia foi associada com menor chance de TEP, sem piora da incidência de eventos adversos, como ressangramento, aumento do volume do hematoma, incapacidade maior (pontuação do Rankin modificada de 3 a 5) e morte.[28] Esses achados são semelhantes aos encontrado em pacientes neurocirúrgicos, em que uma metanálise com nove estudos mostrou benefício de moderada a alta qualidade no uso da profilaxia farmacológica de TVP *versus* placebo, sem aumentar a chance de HIC e extracraniana maior ou de complicações menores relacionadas a sangramentos.[25] Com relação ao tempo para o início e à chance de complicações, um estudo observacional

avaliou o uso precoce (< 72 horas) *versus* tardio (≥ 72 horas) de profilaxia farmacológica de TVP em 3.634 pacientes com TCE grave. O uso da profilaxia precoce foi associado com menor incidência de TEP e de TVP, sem aumentar a chance de intervenção neurocirúrgica tardia (≥ 72 horas) ou morte.[26]

No AVCi, as evidências em relação aos benefícios da profilaxia farmacológica devem ser contrabalanceadas pelo aumento dos riscos. A Sociedade Europeia de AVC realizou uma revisão sistemática sobre o tema, em que foi observado que a profilaxia farmacológica propiciou a redução estatisticamente significativa de TEP sintomático (OR 0,69 [IC 95%, 0,49 a 0,98]; p 0,04) e de TVP (maioria assintomática) (OR 0,21 [IC 95%, 0,15 a 0,29]; p < 0,001), porém com aumento estatisticamente significante de HIC (OR 1,68 [IC 95%, 1,11 a 2,55]; p 0,01) e extracraniana sintomática (OR 1,65 [IC 95%, 1,0 a 2,75]; p 0,05).[29] Quando comparamos HBPM *versus* HNF nesse subgrupo de pacientes, o estudo PREVAIL[30] demonstrou eficácia clínica superior da enoxaparina 40 mg/dia sobre a HNF 5000U via subcutânea (SB) a cada 12 horas para prevenção de TVP. No estudo, os autores incluíram 1.762 pacientes com AVCi agudo que eram incapazes de andar sem assistência e demonstraram que a HBPM reduziu o risco de TEV em 43% em comparação com HNF (RR 0,57; IC 95% [0,44 a 0,76]; p 0,0001).

Sobre a profilaxia mecânica, o trabalho mais conhecido é o CLOTS 3.[31] Os autores avaliaram 2.867 pacientes com AVCi agudo quanto ao uso de terapia-padrão (hidratação, meias elásticas e ácido acetilsalicílico (AAS)) associado ou não ao uso de compressor pneumático intermitente (CPI). Trinta e um por cento dos pacientes receberam heparina profilática, mas a distribuição era uniforme entre os grupos. Após a exclusão de 323 pacientes que faleceram antes dos desfechos, o grupo-intervenção teve menor incidência de TVP (9,6% × 14%, p 0,001) e maior sobrevida em 6 meses, porém não houve diferença em relação a incapacidade e houve aumento da incidência de lesões de pele (3,1% × 1,4%, p 0,002). Os benefícios da profilaxia mecânica também foram observados por Zhang D *et al.*[23] em uma metanálise com 3.551 pacientes com AVC. Os autores observaram uma redução na incidência de TVP e aumento da sobrevida; porém, quando a sobrevida era ajustada pela qualidade de vida, o efeito passou a ser não significativo. A intervenção também ocasionou maior chance de eventos adversos relacionados ao CPI.

As recomendações para tromboprofilaxia variam de acordo com as doenças. Nesse sentido, as diretrizes de 2022 da American Heart Association/American Stroke Association[32] (AHA/ASA) para o manejo de pacientes com HIC espontânea trazem como recomendações o uso de CPI no dia do diagnóstico (recomendação forte); a sugestão de que baixas doses de HNF ou HBPM poderiam ser utilizadas para reduzir o risco de TEP (recomendação moderada); e a sugestão de que a introdução da profilaxia farmacológica (HNF ou HBPM em baixas doses) em 24 a 48 horas do início do sangramento poderia ser razoável para otimizar os benefícios da prevenção de trombose com vigilância quanto ao risco de expansão do hematoma (recomendação fraca).

Com relação aos pacientes com HSA, o *guideline* de profilaxia de TVP em pacientes neurocríticos organizado pela Sociedade Americana de Cuidados Neurocríticos traz como orientações com grau de recomendação forte: uso do CPI assim que o paciente for admitido no hospital; uso de HNF em todos os pacientes, exceto quando o aneurisma ainda não foi clipado e o paciente estiver aguardando intervenção cirúrgica; e a introdução de HNF pelo menos 24 horas após a clipagem cirúrgica ou após a abordagem endovascular do aneurisma.[33]

Por fim, com relação a pacientes com AVCi, as recomendações divergem de acordo com as sociedades. As diretrizes da AHA/ASA para o manejo precoce de pacientes com AVCi recomendam que indivíduos imóveis e sem contraindicações devem receber CPI associado aos cuidados de rotina, como AAS e hidratação (recomendação forte). Sobre a profilaxia farmacológica, o benefício da dose profilática de heparina não está bem estabelecido (recomendação fraca) e, nos casos em que a anticoagulação profilática for usada, o benefício da HBPM sobre a HNF ainda é incerto (recomendação fraca).[34] Já a Sociedade Americana de Cuidados Neurocríticos orienta o início da profilaxia farmacológica assim que possível (recomendação forte); o uso de terapia combinada (preferência à HBPM associada ao CPI) para pacientes com restrição de mobilidade (recomendação forte); e a sugestão do uso de HNF, HBMP e/ou CPI no pós-operatório imediato de craniectomias ou terapia endovascular, exceto nos casos de trombólise em que a profilaxia farmacológica deve ser postergada em 24 horas (recomendação fraca).[33]

Independentemente da etiologia, o uso de meias elásticas não demonstrou benefício em nenhum estudo, não sendo recomendado.[32-34] Nos pacientes com TVP confirmada, deve-se iniciar anticoagulação plena. Nos casos em que exista contraindicação em virtude da alta chance de sangramentos, o implante de filtro de veia cava pode ser uma opção terapêutica.[33,35]

Conclusão

O risco de sangramento GI importante parece estar relacionado com a gravidade da doença (ECG < 9), doenças coexistentes (coagulopatia, doença hepática) e a necessidade de suporte artificial de vida (VM, terapia substitutiva renal). As evidências atuais não mostram aumento de sobrevida associada ao uso de profilaxia farmacológica de úlcera de estresse, mas demonstram redução da chance de sangramento clinicamente importante, sem aumento relevante de eventos adversos. Logo, a indicação de profilaxia com IBP ou ARH2 deve ser restrita a pacientes com alto risco de sangramento. O TEV é uma causa importante de morte prevenível em pacientes críticos. A profilaxia mecânica deve ser indicada logo na admissão hospitalar e substituída pela farmacológica assim que possível. Seguir as orientações dos principais *guidelines* foi associado à diminuição de mortalidade

Referências

1. Eddleston JM, Pearson RC, Holland J, et al. Prospective endoscopic study of stress erosions and ulcers in critically ill adult patients treated with either sucralfate or placebo. Crit Care Med. 1994;22(12):1949-54.
2. Saeed M, Bass S, Chaisson NF. Which ICU patients need stress ulcer prophylaxis? Cleve Clin J Med. 2022;89(7):363-7.
3. Barletta JF, Mangram AJ, Sucher JF, et al. Stress ulcer prophylaxis in neurocritical care. Neurocrit Care 2018;29(3):344-57.
4. Finkenstedt A, Berger MM, Joannidis M. Stress ulcer prophylaxis: Is mortality a useful endpoint? Intensive Care Med. 2020;46(11):2058-60.
5. Cook DJ, Fuller HD, Guyatt GH, et al. Risk factors for gastrointestinal bleeding in critically ill patients. Canadian Critical Care Trials Group. N Engl J Med. 1994;330(6):377-81.
6. Chan KH, Mann KS, Lai EC, et al. Factors influencing the development of gastrointestinal complications after neurosurgery: results of multivariate analysis. Neurosurgery. 1989;25(3):378-82.
7. Hatton J, Lu WY, Rhoney DH, et al. A step-wise protocol for stress ulcer prophylaxis in the neurosurgical intensive care unit. Surg Neurol. 1996;46(5):493-9.
8. Li ZM, Wang LX, Jiang LC, et al. Relationship between plasma cortisol levels and stress ulcer following acute and severe head injury. Med Princ Pract. 2010;19(1):17-21.
9. Misra UK, Kalita J, Pandey S, et al. A randomized placebo controlled trial of ranitidine versus sucralfate in patients with spontaneous intracerebral hemorrhage for prevention of gastric hemorrhage. J Neurol Sci 2005;239(1):5-1.
10. Liu BL, Li B, Zhang X, et al. A randomized controlled study comparing omeprazole and cimetidine for the prophylaxis of stress-related upper gastrointestinal bleeding in patients with intracerebral hemorrhage. J Neurosurg. 2013;118(1):115-20.
11. Fu J. Factors affecting the occurrence of gastrointestinal bleeding in acute ischemic stroke patients. Medicine (Baltimore). 2019;98(28):e16312.
12. Ali D, Barra ME, Blunck J, et al. Stress-Related Gastrointestinal Bleeding in Patients with Aneurysmal Subarachnoid Hemorrhage: a multicenter retrospective observational study. Neurocrit Care. 2021;35(1):39-45.
13. Wei J, Jiang R, Li L, et al. Stress-related upper gastrointestinal bleeding in adult neurocritical care patients: a Chinese multicenter, retrospective study. Curr Med Res Opin. 2019;35(2):181-7.
14. Vincent JL. Give your patient a fast hug (at least) once a day. Crit Care Med. 2005;33(6):1225-9.
15. Krag M, Marker S, Perner A, et al. Pantoprazole in patients at risk for gastrointestinal bleeding in the ICU. N Engl J Med. 2018;379(23):2199-208.
16. Marker S, Krag M, Perner A, et al. Pantoprazole in ICU patients at risk for gastrointestinal bleeding-1-year mortality in the SUP-ICU trial. Acta Anaesthesiol Scand. 2019;63(9):1184-90.
17. PEPTIC Investigators for the Australian and New Zealand Intensive Care Society Clinical Trials Group, et al. Effect of stress ulcer prophylaxis with proton pump inhibitors vs histamine-2 receptor blockers on in-hospital mortality among ICU patients receiving invasive mechanical ventilation: the PEPTIC randomized clinical trial. JAMA. 2020;323(7):616-626.
18. Lee TH, Hung FM, Yang LH. Comparison of the efficacy of esomeprazole and famotidine against stress ulcers in a neurosurgical intensive care unit. Adv Dig Med 2014;1:50-3.
19. Diretoria FGB – Gestão 2019/20. Nota da FBG sobre ranitidina. Associação de medicina brasileira, 2020. Disponível em: https://amb.org.br/noticias/nota -da-fbg-sobre-ranitidina/. [2022 jul. 27].
20. Daou M, Dionne JC, Teng JFT, et al. Prophylactic acid suppressants in patients with primary neurologic injury: a systematic review and meta-analysis of randomized controlled trials. J Crit Care. 2022;71:154093. doi: 10.1016/j.jcrc.2022.154093.
21. Ye Z, Reintam BA, Lytvyn L, et al. Gastrointestinal bleeding prophylaxis for critically ill patients: a clinical practice guideline. BMJ. 2020;368:l6722.
22. Sauro KM, Soo A, Kramer A, et al. Venous thromboembolism prophylaxis in neurocritical care patients: are current practices, best practices? Neurocrit Care. 2019;30(2):355-63.
23. Zhang D, Li F, Li X, et al. Effect of intermittent pneumatic compression on preventing deep vein thrombosis among stroke patients: a systematic review and meta-analysis. Worldviews Evid Based Nurs. 2018;15(3):189-96.
24. Caprini JA. Thrombosis risk assessment as

a guide to quality patient care. Dis Mon. 2005;51(2-3):70-8.

25. Khan NR, Patel PG, Sharpe JP, et al. Chemical venous thromboembolism prophylaxis in neurosurgical patients: an updated systematic review and meta-analysis. J Neurosurg. 2018;129(4):906-15.

26. Byrne JP, Mason SA, Gomez D, et al. Timing of pharmacologic venous thromboembolism prophylaxis in severe traumatic brain injury: a propensity-matched cohort study. J Am Coll Surg. 2016;223(4):621-631.e5.

27. Fernando SM, Tran A, Cheng W, et al. VTE prophylaxis in critically Ill adults: a systematic review and network meta-analysis. Chest. 2022;161(2):418-428.

28. Shojaei F, Chi G, Memar Montazerin S, et al. Clinical outcomes of pharmacological thromboprophylaxis among patients with intracerebral hemorrhage: systematic review and meta-analysis. Clin Neurol Neurosurg. 2022;212:107066.

29. Dennis M, Caso V, Kappelle LJ, et al. European Stroke Organisation (ESO) guidelines for prophylaxis for venous thromboembolism in immobile patients with acute ischaemic stroke. Eur Stroke J. 2016;1(1):6-19. doi:10.1177/2396987316628384.

30. Sherman DG, Albers GW, Bladin C, et al. The efficacy and safety of enoxaparin versus unfractionated heparin for the prevention of venous thromboembolism after acute ischaemic stroke (PREVAIL Study): an open-label randomised comparison. Lancet. 2007;369(9570):1347-55.

31. Dennis M, Sandercock P, Graham C, et al. The Clots in Legs Or sTockings after Stroke (CLOTS) 3 trial: a randomised controlled trial to determine whether or not intermittent pneumatic compression reduces the risk of post-stroke deep vein thrombosis and to estimate its cost-effectiveness. Health Technol Assess. 2015;19(76):1-90.

32. Greenberg SM, Ziai WC, Cordonnier C, et al. 2022 Guideline for the management of patients with spontaneous intracerebral hemorrhage: a guideline from the American Heart Association/American Stroke Association. Stroke. 2022;53(7):e282-e361.

33. Nyquist P, Bautista C, Jichici D, et al. Prophylaxis of venous thrombosis in neurocritical care patients: an evidence-based guideline: a statement for healthcare professionals from the Neurocritical Care Society. Neurocrit Care. 2016;24(1):47-60.

34. Powers WJ, Rabinstein AA, Ackerson T, et al. Guidelines for the early management of patients with acute ischemic stroke: 2019 update to the 2018 guidelines for the early management of acute ischemic stroke: a guideline for healthcare professionals from the American Heart Association/American Stroke Association. Stroke. 2019;50(12):e344-e418.

35. White RH. The epidemiology of venous thromboembolism. Circulation. 2003;107(23-1):I4-8.

18

Complicações Sistêmicas em Doenças Cerebrovasculares

Barbara Cristina de Abreu Pereira | João Roberto Sala Domingues
Claudia Righy

Introdução

As doenças cerebrovasculares (DCV) constituem uma das principais causas de morte e incapacidade em todo o mundo, incluindo o Brasil. Aproximadamente 70% dos indivíduos não retornam ao trabalho em virtude das sequelas e 50% tornam-se funcionalmente dependentes em algum grau (ver <avc.org.br>). Apesar de atingirem com mais frequência uma população acima de 60 anos, as DCV podem ocorrer em qualquer idade, inclusive em crianças.

O cuidado geral dos acometidos pelas DCV envolve não apenas o tratamento nos casos agudos, mas também a prevenção de complicações secundárias que prolongam a hospitalização, elevam os custos dos cuidados e, principalmente, dificultam a recuperação funcional. Uma equipe multifuncional formada por médicos especialistas, enfermeiros, fisioterapeutas, fonoaudiólogos, terapeutas ocupacionais, psicólogos e outros profissionais de saúde aliados nos cuidados agudos e nos concernentes ao ambiente de reabilitação devem estar cientes dos possíveis problemas que um sobrevivente de DCV pode encontrar e devem fornecer cuidados preventivos adequados e intervenção quando necessário.

Enquanto a maioria das mortes que ocorrem na 1ª semana após o *ictus* da DCV é atribuída aos efeitos diretos da doença, a mortalidade depois da 1ª semana é amplamente atribuída a complicações.[1,2]

Vários estudos sugerem que as complicações são comuns, com estimativas de frequência que variam de 40% a 96% dos pacientes: na fase aguda, além do insulto da própria doença, hipertermia, hiperglicemia, resposta inflamatória sistêmica, hipóxia ou medicamentos usados para tratar algumas dessas complicações podem ter um efeito fisiológico diretamente prejudicial em um cérebro lesionado ou comprometer sua capacidade de plasticidade, e muitas dessas complicações descritas são potencialmente evitáveis ou tratáveis se reconhecidas.[3]

A frequência relatada dessas complicações varia em decorrência de diferenças nos desenhos de estudo, seja pelo tempo do estudo, seja pelo local em que foram coletados os dados (unidade de terapia intensiva (UTI), enfermaria ou centros de reabilitação): o tempo do estudo pode afetar a seleção das complicações observadas; já estudos feitos durante a reabilitação são mais propensos a omitir pacientes que morreram de complicações médicas ou neurológicas durante a hospitalização.

No entanto, os pacientes em instalações de reabilitação provavelmente tiveram mais derrames incapacitantes do que os pacientes que receberam alta hospitalar mais cedo, e pacientes com déficits menos graves provavelmente tiveram alta mais precoce. Apesar dessas diferenças, esses artigos fornecem informações úteis sobre complicações médicas sistêmicas em pacientes com DCV.

A doença cerebrovascular pode ser classificada em dois grandes grupos: isquêmicas ou hemorrágicas; e hemorragia subaracnóidea (HSA). A trombose venosa cerebral (TVC) pode ser considerada uma terceira entidade, porém é muito mais rara e seu quadro clínico pouco se assemelha às outras duas entidades descritas, sendo abordada ao fim deste capítulo.

Os principais registros da literatura exibem grande predominância do acidente vascular encefálico isquêmico (AVEi) sobre as formas hemorrágicas: aproximadamente 80% a 85% das doenças vasculares cerebrais são isquêmicas, daí um volume maior de publicações para esta doença.

Acidente vascular encefálico

Acidente vascular encefálico (AVE) é uma das principais causas de incapacidade ou morte no mundo. Complicações clínicas são frequentes nestes indivíduos, o que aumenta o tempo e os custos da hospitalização. Essas complicações são as maiores causas de morte nas fases agudas e subagudas do AVE. Doenças preexistentes, idade avançada e incapacidades anteriores ao AVE podem aumentar o risco de complicações pós-evento. Os indivíduos com AVE graves também são mais vulneráveis a complicações.

Muitos estudos têm, sistematicamente, coletado e analisado dados de complicações clínicas após o AVE. A frequência dessas complicações varia de acordo com os estudos, e a maioria deles fornece dados de pacientes internados ou em centros para reabilitação.

As principais complicações clínicas são: pneumonia; infecção do trato urinário; febre; dor; alterações pressóricas; quedas; depressão; trombose venosa profunda (TVP); tromboembolismo pulmonar (TEP); infarto agudo do miocárdio (IAM); insuficiência cardíaca (IC); arritmias e parada cardíaca; sangramento gastrointestinal; disfagia; e incontinência urinária.

Complicações cardíacas

AVE e doença coronariana dividem vários fatores de risco. Por um lado, doenças cardíacas como fibrilação atrial (FA), doenças valvares ou IC podem aumentar o risco de AVE. Por outro lado, o AVE pode provocar alterações do controle autonômico e predispor o paciente a complicações cardíacas. Pacientes com IC, diabetes *mellitus* (DM), AVE extenso, insuficiência renal e intervalo QT prolongado no eletrocardiograma (ECG) têm um risco maior de evoluir com essas complicações.

Infarto do miocárdio

O IAM e a morte de origem cardíaca são complicações que podem surgir após um AVE isquêmico em virtude da desregulação autonômica e da resposta fisiológica ao estresse induzida pelo evento. As enzimas de injúria miocárdica em pacientes com AVE recente podem se encontrar elevadas, indicando uma possível lesão miocárdica induzida pelo quadro neurológico. Identificar pacientes com alto risco de evento coronariano pode ser importante na prevenção de complicações. Pacientes com doença coronariana conhecida, DM, doença vascular periférica e AVEi prévio têm risco maior para IAM no período imediato após o AVE.

Arritmias cardíacas

Arritmias cardíacas, incluindo FA, taquicardia supraventricular, extrassístoles e taquicardia ventricular são comuns nos pa-

Complicações Sistêmicas em Doenças Cerebrovasculares

cientes após um AVE. As arritmias cardíacas podem causar instabilidade hemodinâmica e levar ao óbito. FA aumenta o risco de um novo AVE ou tromboembolismo sistêmico. Indivíduos com intervalo QT prolongado são mais predispostos a arritmias ventriculares.

Insuficiência cardíaca e miocardiopatia

Se, por um lado, o dano cerebral pode modificar as regulações autonômica e neuro--hormonal, afetando a função cardíaca; por outro, o débito cardíaco se torna o principal responsável pelo fluxo sanguíneo cerebral, visto que a autorregulação cerebral está prejudicada (interação entre cérebro e coração).

Estima-se que entre 13% e 29% dos pacientes desenvolvam disfunção sistólica do ventrículo esquerdo pó-AVE.[4]

Uma miocardiopatia característica com balonamento apical do ventrículo esquerdo pode ocorrer como complicação do AVE. A miocardiopatia de Takotsubo costuma cursar com elevação temporária do segmento ST e ondas T largas e negativas, mais frequentemente nas derivações V3 e V4, e elevação nos níveis de peptídeo natriurético cerebral (BNP). Essa complicação ocorre geralmente nas primeiras 2 semanas após o evento isquêmico cerebral. Pacientes do sexo feminino, com AVE envolvendo a região da ínsula ou do tronco cerebral, parecem ter maior risco para desenvolver essa complicação que está associada com morte súbita, IC e tromboembolismo recorrente.

Complicações pulmonares

Pneumonia

Pneumonia é uma das complicações clínicas mais frequentes no AVE. Em geral, é secundária a microaspirações de material colonizado da orofaringe ou aspiração de conteúdo gástrico. A aspiração de conteúdo gástrico pode causar uma pneumonite, que é um evento inflamatório (não infeccioso) e autolimitado, não necessitando de terapia antimicrobiana. Entretanto, esse quadro inicial pode evoluir posteriormente com infecção bacteriana e/ou síndrome respiratória aguda grave.

Os pacientes com maior risco de pneumonia são os acima de 65 anos e os que evoluem com distúrbios da fala, alteração cognitiva e disfagia. Outros fatores que resultam em maior risco são: rebaixamento do nível de consciência; paralisia facial; ventilação mecânica; AVE de tronco cerebral; e múltiplos infartos cerebrais. Para reduzir o risco dessa complicação, algumas medidas como decúbito elevado, higiene adequada da cavidade oral e tentativa de redução do tempo de ventilação mecânica devem ser instituídas.

Dessaturação e apneia

Quase 20% dos pacientes com AVE apresentam dessaturação após o evento. A hipóxia pode agravar a lesão principalmente na área de penumbra. As razões para hipoxemia e apneia são principalmente lesão do centro respiratório e fraqueza dos músculos respiratórios. Além disso, complicações como pneumonia, síndrome respiratória aguda grave, atelectasia e TEP podem prejudicar a troca gasosa.

Pacientes com AVE extenso, idade avançada, disfagia, doenças cardíacas e pulmonares prévias têm maior risco de apresentar dessaturação ou apneia.

Complicações gastrointestinais

Disfagia

Entre 37% e 73% dos pacientes com AVE desenvolvem algum grau de disfagia. A alteração da deglutição causa restrição da ingesta oral, causando risco nutricional, desidratação e maior risco de pneumonia por aspiração. Nesses casos, pode haver necessidade de uma via alternativa de alimentação, normalmente por sonda nasoentérica ou, mais posteriormente, por gastrostomia.

A avaliação e o acompanhamento pela equipe de fonoaudiologia são fundamentais nesses casos.

Sangramento gastrointestinal

Alguns estudos mostram que entre 1% e 5% dos pacientes com AVE podem apresentar sangramento gastrointestinal durante seu período de internação.

O uso de protetor gástrico deve ser avaliado nos pacientes com risco aumentado de desenvolver úlcera de estresse, sempre levando em conta o risco-benefício do uso dessa classe de medicamento.

Alteração do hábito Intestinal

Ocorre em 30% a 60% dos pacientes com AVE, sendo de origem multifatorial. A constipação pode ser resultado da inatividade, redução na ingestão de água e de nutrientes, prejuízo cognitivo e uso de medicamentos constipantes.

Incontinência fecal também pode ocorrer, sendo mais comum em pacientes com idade avançada, AVE extenso e alteração do nível de consciência.

Complicações urinárias

Infecção do trato urinário (ITU)

Idade avançada, uso de sonda vesical de demora (SVD), gravidade do AVE e gênero feminino são preditores independentes para ITU. Deve-se considerar retirar a SVD e priorizar a sonda vesical de alívio em detrimento da SVD sempre que possível.

Tromboembolismo Venoso

Trombose venosa profunda (TVP)

A maioria dos casos de TVP ocorre na 1ª semana do AVE. Idade avançada, gravidade do evento e das sequelas motoras e desidratação são importantes fatores de risco. O quadro clínico mais clássico é o edema do membro afetado, dor e aumento da temperatura local, porém muitos casos são assintomáticos ou oligossintomáticos. A TVP pode complicar com TEP e síndrome pós-trombótica.

Tromboembolismo pulmonar (TEP)

TEP é uma importante causa de óbito nos pacientes com AVE. A maioria dos eventos fatais de TEP ocorre entre as 2ª e 4ª semanas pós-AVE. O diagnóstico é dificultado pelo fato de o paciente normalmente apresentar outras possíveis causas para um quadro de piora respiratória (com ou sem piora hemodinâmica), por exemplo, pneumonia e atelectasia. A profilaxia com heparina de baixo peso molecular (HBPM) ou heparina não fracionada (HNF) previne tanto o TEP como a TVP. Caso o paciente tenha risco aumentado para sangramento, deve-se considerar a profilaxia não medicamentosa com meias elásticas/compressor pneumático.

Dor

A identificação da dor nos pacientes com AVE é dificultada pela presença de distúrbios cognitivos ou de linguagem. Uma estimativa mostra que um terço dos pacientes pode apresentar dor, principalmente cefaleia e dor em cintura escapular, com escala de intensidade de dor acima de 7. A dor pode interferir na reabilitação física, interromper sono e contribuir para um quadro depressivo.

A causa da dor é multifatorial, podendo estar relacionada a fatores preexistentes ou a fatores relacionados com o evento isquêmico, este último consequente à diminuição da mobilidade e à adoção de postura corporal atípica.

Alguns pacientes podem apresentar dor de origem central pós-AVE acompanhada de hipoestesia em virtude de lesão do trato espinotalâmico, podendo ser de difícil controle. Nesses casos, pode ser necessário o uso de terapia medicamentosa combinada para seu controle.

Depressão

Aproximadamente 33% dos pacientes com AVE apresentam sintomas de depressão. Há certa dificuldade no diagnóstico, principalmente naqueles com alterações cognitivas ou de linguagem. Mulheres, jovens e pacientes com sequelas motoras e de linguagem importantes são a população com maior risco para depressão.

Uma alteração na produção de neurotransmissores causadas pelo evento isquêmico pode ser a causa dessa complicação.

O tratamento é feito preferencialmente com psicoterapia e antidepressivos, com resposta variável.

Úlcera de pressão

Pacientes com AVE extensos, pouca mobilidade, incontinência fecal e/ou urinária têm risco aumentado de desenvolver úlceras de pressão. Os locais com proeminências ósseas são os mais acometidos.

Mudança frequente de decúbito, hidratação da pele e nutrição adequada minimizam esse risco.

Hemorragia subaracnóidea

A hemorragia subaracnóidea (HSA) é uma doença grave com elevadas mortalidade e morbidade. Rebaixamento do nível de consciência na admissão, idade avançada, tamanho do aneurisma (> 10 mm) e ressangramento são preditores de pior desfecho neurológico após a HSA.[5] A isquemia cerebral tardia (ICT) do vasoespasmo, que afeta de 20% a 45% dos pacientes, também está associada a pior desfecho neurológico e a aumento da mortalidade.

Além das complicações neurológicas, a HSA tem efeitos sistêmicos que podem impactar no desfecho e aumentar o tempo de permanência hospitalar. As complicações sistêmicas mais comuns citadas pelo *Cooperative Aneurysm Study* foram anemia, hipertensão,

arritmia cardíaca, febre e distúrbios eletrolíticos. A proporção de óbitos diretamente atribuíveis a essas complicações (23%) foi semelhante àquelas por vasoespasmo (23%) e ressangramento (22%).[6] Avanços no tratamento do aneurisma, seja ele cirúrgico, seja ele endovascular, e nos cuidados com o paciente neurocrítico têm proporcionado maior sobrevida desses pacientes.

Claassen *et al.* (2004) criaram um escore de desordem fisiológica da HSA (SAH-PDS), que varia de 0 a 8, a partir das medidas mais alteradas de quatro variáveis fisiológicas (gradiente alvéolo-arterial de oxigênio, bicarbonato de sódio sérico, glicose sérica e pressão arterial média) dentro de 24 horas da admissão por HSA.[5] A escala SAH-PDS foi independentemente associada à morte ou à incapacidade moderada a grave e considerada superior ao escore APACHE-2 e à síndrome da resposta inflamatória sistêmica (SIRS) para quantificar o impacto imediato das alterações fisiológicas no desfecho da HSA.

Anemia

Na HSA, a segunda complicação clínica mais comumente observada foi anemia, provavelmente por uma combinação de fatores como perda sanguínea pela própria HSA, pela perda sanguínea decorrente de coleta de sangue para exames laboratoriais e de procedimentos invasivos e pela hemodiluição com administração de fluidos. A anemia foi observada em 36% de 580 pacientes em um estudo conduzido pela Universidade de Columbia: *SAH Outcomes Project Anemia* (definida como hemoglobina < 9 g/dL).[7] A necessidade de transfusão de sangue na HSA esteve associada com maior mortalidade e pior resultado funcional, incluindo associação com o desenvolvimento do vasoespasmo, confirmado angiograficamente.[8,9] A monitorização multimodal em pacientes com HSA demonstrou hipóxia tecidual cerebral (pressão parcial de oxigênio no tecido cerebral [$PbtO_2$] < 20 mmHg) e disfunção energética celular (relação lactato/piruvato > 40) quando os valores de hemoglobina eram inferiores a 9 g/dL;

no entanto, esse estudo não investigou se houve relação com o resultado funcional dos pacientes.[10]

Ainda não está claro se a anemia na HSA reflete a gravidade geral da doença ou se o tratamento para anemia – transfusão de sangue – poderia contribuir diretamente para um resultado ruim. Kramer *et al.*, 2009. investigaram em uma coorte retrospectiva o efeito da anemia em oposição à transfusão de sangue, complicações secundárias e desfecho após a HSA. A transfusão sanguínea, mas não a anemia, foi associada a um pior resultado funcional e ao desenvolvimento de infecções nosocomiais, mas não ao vasoespasmo sintomático.[11] A queda da hemoglobina durante as primeiras 2 semanas após a HSA parece predizer desfecho desfavorável, incapacidade ou morte, tendo sido mais pronunciada em pacientes com HSA com maior volume de sangramento, coágulo cisternal espesso e hemorragia intraventricular.[12]

No projeto *SAH Outcomes*, da Universidade de Columbia, as transfusões de sangue foram relacionadas ao vasoespasmo sintomático e foram um preditor significativo de mortalidade e de pior resultado aos 3 meses. A anemia por si só não influenciou o resultado funcional a longo prazo nesse modelo.[13] A transfusão de hemácias aumenta a pressão parcial de oxigênio local ($PbtO_2$) na maioria dos pacientes com HSA e outras lesões cerebrais graves independentemente da pressão de perfusão cerebral e da saturação periférica de oxigênio; entretanto, tem efeitos pró-inflamatórios e pode induzir disfunção celular e citotoxicidade neutrofílica e polimorfonuclear que podem exacerbar a resposta inflamatória do vasoespasmo e aumentar, inclusive, o risco de infecções nosocomiais.[11] As bolsas de concentrados de hemácias, pelos métodos de extração e manutenção, podem ter o óxido nítrico exaurido, um vasodilatador endógeno que pode reverter a vasoconstrição das artérias cerebrais e das arteríolas durante o vasoespasmo. Assim, a transfusão pode resultar na diluição desse vasodilatador ativo e, conse-

quentemente, piorar o fluxo microcirculatório ou, inclusive, predispor à vasoconstrição cerebral intraoperatória.[8] A deformabilidade dos eritrócitos armazenados e transfundidos é reduzida, o que pode gerar pequenos coágulos microvasculares e uma depleção de trifosfato de adenosina e 2,3 difosfoglicerato, resultando em ligação e liberação de oxigênio alteradas.[8] Os eritrócitos transfundidos também contêm ferro livre, o que pode aumentar os processos oxidativos em sua forma ferrosa e agravar a isquemia.[8] Foi verificado que o armazenamento dos concentrados de hemácias gera interleucinas 1, 6 e 8 e fator de necrose tumoral α, que podem aumentar a formação de isquemia e edema.[8]

Dados os potenciais efeitos prejudiciais da transfusão de hemácias, sua indicação deve ser fundamentada em critérios fornecidos pela monitorização multimodal. Atualmente, indica-se transfusão para aqueles pacientes que apresentem uma Hb < 7 g/dL. Para os pacientes que apresentem valores entre 7 e 10 g/dL, devem ser considerados $PbtO_2$ < 20 mmHg, saturação regional de O_2 (rSO_2 medida por dispositivos não invasivos (NIRS)) com valores < 60% ou presença de comprometimento cardiopulmonar para se indicar a transfusão de hemácias.

A prevenção de anemia na HSA com eritropoetina, particularmente considerando suas potenciais propriedades neuroprotetoras,[14] tem sido discutida, mas com dados ainda inconclusivos.

Complicações cardíacas

As complicações cardíacas mais comumente observadas na fase aguda da HSA são hipertensão (27%) e hipotensão (18%), inclusive com necessidade do uso de droga vasoativa; eventos menos comuns são arritmias graves (8%), isquemia do miocárdio (6%) e parada cardiorrespiratória (4%). O desenvolvimento de arritmias clinicamente relevantes, sobretudo FA ou *flutter*, está associado com idade mais avançada, história prévia de arritmia, hiperglicemia, herniação do tronco cerebral, infarto do miocárdio, tempo prolongado de internação na unidade de terapia intensiva e prejuízo funcional.[15] Já as anormalidades eletrocardiográficas (ECG) são frequentes em pacientes com HSA (92%); porém, nem sempre apresentam repercussão clínica e abrangem alterações do segmento ST (15% a 67%), alterações da onda T (12% a 92%), ondas U proeminentes (4% a 52%), prolongamento do intervalo QT (11% a 66%), anormalidades na condução (7,5%), bradicardia sinusal (16%) e taquicardia sinusal (8,5%).[16] Embora a maioria dessas anormalidades não contribua diretamente para a morbimortalidade, a depressão do segmento ST está relacionada a um risco maior de ICT e a pior desfecho clínico em 3 meses.[17]

A cardiomiopatia transitória, síndrome de Takotsubo, é a forma mais grave de lesão cardíaca após a HSA. É encontrada em até 26% dos pacientes, podendo ser identificada até o 9º dia pós-*ictus*. A taquicardia e a elevação da troponina I são quase universalmente encontradas em conjunto com o atordoamento neurogênico do miocárdio secundário à liberação excessiva de catecolaminas dos nervos simpáticos cardíacos. Histologicamente, essa cardiomiopatia é caracterizada por necrose da banda de contração miocárdica. A síndrome clínica de disfunção aguda do miocárdio pode cursar com acidose láctica, choque cardiogênico, edema pulmonar, inversões generalizadas da onda T, intervalo QT prolongado e anormalidades reversíveis na movimentação da parede do ventrículo esquerdo.[18] O fator de risco mais importante para a cardiomiopatia transitória é um maior volume de sangramento cerebral.[19] Outros fatores incluem idade avançada[20] e polimorfismos de adrenorreceptores.[21] Uma metanálise sugeriu que anormalidades cardíacas no eletrocardiograma e no ecocardiograma e alterações da troponina estão relacionadas à ICT, a um desfecho ruim e a óbito até 6 meses após a HSA.[22]

Elevações menores de enzimas cardíacas ocorrem com frequência após a HSA, mas seu significado não é claro. Uma análise de 253 pacientes com HSA considerados de risco para lesão do miocárdio com base em alterações agudas no ECG revelou elevação da troponina I cardíaca na admissão em 68% desses indivíduos. Os níveis de troponina I atingiram o pico em até 2 dias e as anormalidades de contração da parede ventricular esquerda foram identificadas pela ecocardiografia em 22%. Graus mais altos na escala de Hunt-Hess na admissão, hemorragia intraventricular ou edema cerebral difuso na TC de crânio de entrada, perda de consciência no *ictus* e distúrbios fisiológicos na admissão foram preditivos de aumento dos níveis de troponina I cardíaca.[23] A associação com a patologia intracraniana reforça um mecanismo neurogênico de lesão cardíaca. A elevação da troponina I foi associada a um risco significativamente aumentado de anormalidades na contração da parede do ventrículo esquerdo, edema pulmonar, hipotensão arterial com necessidade de vasopressores, ICT e infarto cerebral por qualquer causa. A elevação da troponina I também foi preditor para incapacidade grave e morte.[23] Outro estudo prospectivo encontrou níveis de troponina I superiores a 1 mg/L em 20% dos 223 pacientes com HSA. Nesse estudo, gênero feminino, obesidade, escala de Hunt-Hess maior ou igual a 3, taquicardia, hipotensão, doses mais altas de drogas vasoativas, maior índice de massa ventricular esquerda (aumento da demanda de oxigênio) e menor tempo desde o início dos sintomas da HSA foram associados independentemente às elevações da troponina I dentro de 2 dias após o início dos sintomas.[24] Com um melhor entendimento fisiopatológico, estudos mais recentes têm sugerido estratégias cardio e neuroprotetoras que possam melhorar o desfecho da HSA e de suas complicações.

Complicações pulmonares

Em até 80% dos pacientes com HSA foi encontrada disfunção pulmonar com distúrbio de trocas gasosas (aumento do gradiente alvéolo-arterial de oxigênio). As complicações pulmonares mais frequentes incluíram pneumonia (20%), edema pulmonar (14%), pneumotórax (3%) e embolia pulmonar (0,3%) (figura 18.1). Uma análise anterior correlacionou os eventos pulmonares a aumento da frequência de vasoespasmo sintomático, mas isso pode refletir uma sobrecarga hídrica relacionada à terapia hipertensiva-hipervolêmica-hemodiluição (terapia dos 3H) usada antigamente.[25]

As complicações pulmonares têm sido independentemente relacionadas ao aumento dos tempos de permanência na UTI e de internação hospitalar, a um pior resultado funcional e à mortalidade em vários estudos.[12,26] Infiltrados pulmonares bilaterais se desenvolveram em 27% dos 245 pacientes com HSA, principalmente resultante de edema pulmonar neurogênico, pneumonia por aspiração e edema pulmonar associado à cardiomiopatia transitória. Apenas infiltrados pulmonares que se desenvolveram após 72 horas do *ictus* foram preditivos de morte ou de mau resultado funcional. Os infiltrados pulmonares também foram associados a pior Glasgow na admissão, vasoespasmo sintomático e tempo prolongado de internação hospitalar. A síndrome do desconforto respiratório do adulto estava presente em 11% dos pacientes, mas não foi considerada um preditor independente de pior prognóstico.[27]

A síndrome do desconforto respiratório do adulto e a lesão pulmonar aguda após a HSA foram associadas a elevações da troponina I, tempo de internação na UTI e no hospital e desfecho ruim a curto prazo (2 semanas), mas não a longo prazo.[28] A lesão pulmonar aguda em pacientes com HSA também tem sido associada a piores valores na escala de Hunt-Hess, transfusão de concentrado de hemácias e sepse.[26]

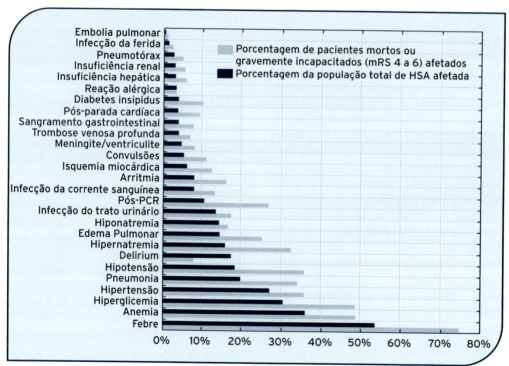

Figura 18.1. Frequency of medical complications in the total SAH population (576 patients) and among patients with poor outcome (220 patients, mRS 4 a 6) at 4 months. (Fonte: Wartenberg KE, Schmidt JM, Claassen J, *et al.*, 2006.)

Alterações eletrolíticas e hiperglicemia

Tanto a hiponatremia (20% a 40%) como a hipernatremia (20%) podem ser observadas em pacientes com HSA. Hipomagnesemia (40%) e hipocalemia (25%) também são comuns.

A hiponatremia pode ser resultado da síndrome de secreção inapropriada do hormônio antidiurético (SIHAD), da síndrome perdedora de sal ou ambos. Na hiponatremia, os níveis do peptídeo natriurético atrial e cerebral aumentam inicialmente como consequência do sangramento e os níveis de renina e aldosterona tendem a ser suprimidos pela resposta simpática aguda. Isso pode resultar em natriurese excessiva e hiponatremia, a menos que essas perdas sejam reparadas pela ressuscitação isotônica de líquidos cristaloides. A adrenomedulina, um peptídeo vasorrelaxante, também pode induzir natriurese e encontra-se elevada no líquido cefalorraquidiano (LCR) de pacientes com HSA, tendo sido correlacionada com a ocorrência de hiponatremia e ICT.[29]

O conivaptano é um antagonista dos receptores da arginina-vasopressina (V1A/V2) aprovado para o tratamento da hiponatremia euvolêmica e hipervolêmica. Os resultados iniciais do uso em pacientes neurocríticos com hiponatremia parecem promissores.[30]

Wartenberg *et al.* (2007) consideraram a hipernatremia consequência do tratamento para edema cerebral com manitol ou soluções salinas hipertônicas e, portanto, de causa principalmente iatrogênica. Apenas 4% dos pacientes desse estudo experimentaram diabetes *insipidus*.[7] Em outro estudo, Fisher *et al.* (2006) encontraram uma forte associação da hipernatremia com disfunção ventricular esquerda e elevação da troponina I,[31] podendo a hipernatremia ser um marcador para disfunção orgânica.

Sabe-se que a hiperglicemia tem efeito deletério em pacientes com acidente vascular cerebral isquêmico agudo. Wartenberg *et al.* identificaram que 30% de seus pacientes tinham glicemia superior a 200 mg/dL, sendo um preditor significativo de pior morbimortalidade 3 meses após a HSA.[7] Em estudo semelhante, Frontera *et al.*, 2006. estudaram pacientes entre os dias 0 e 10 da HSA com hemoglobina glicada superior a 5,8 mmol/L ou 105 mg/dL, verificando que a hiperglicemia tinha uma associação mais forte com incapacidade moderada a grave (escala de Rankin modificada [mRS] 4-6) e perda funcional do que com mortalidade, sugerindo que a hiperglicemia pudesse contribuir para pior reabilitação funcional.[32] Um estudo retrospectivo do Massachusetts General Hospital de 352 pacientes com HSA identificou hiperglicemia (valores maiores do que 140 mg/dL) em 73% dos pacientes e encontrou associação com vasoespasmo sintomático e aumento do tempo de permanência na UTI.[33]

A lesão cerebral aguda pode desencadear uma resposta endocrinometabólica importante, o que pode explicar a alta frequência de hiperglicemia após HSA em pacientes que não têm história de diabetes *mellitus*.[32] A hiperglicemia parece estar associada a diabetes *mellitus* prévio, idade avançada, pacientes mais graves clinicamente, compressão do tronco encefálico por herniação, escores mais graves no APACHE-2 e piora respiratória.[32] A hiperglicemia é, portanto, apenas um aspecto da resposta ao estresse generalizada após a HSA, que pode ser desencadeada por uma variedade de fatores; a ativação do sistema nervoso simpático aumenta a secreção de glucagon, corticosteroides e somatotropina e diminui a liberação de insulina, causando hiperglicemia relacionada ao estresse. Quando essa resposta metabólica aguda é persistente, a hiperglicemia prediz a ocorrência de vasoespasmo, ICT e pior desfecho funcional a longo prazo.[32]

Infecções

As infecções mais comuns durante o curso da HSA incluem pneumonia (20%), infecção do trato urinário (13%), infecção da corrente sanguínea (8%) e meningite/ventriculite bacteriana (5%).[34]

Tempo de internação na UTI, idade avançada, rebaixamento do nível de consciência na admissão e ventilação mecânica foram fatores de risco para pneumonia. As infecções da corrente sanguínea foram associadas à ventilação mecânica, infecções do trato urinário no sexo feminino e necessidade de acesso central. Meningite/ventriculite foram associadas à presença de drenagem extraventricular e hemorragia intraventricular.[34] Essas complicações aumentaram de forma independente o risco para ICT e foram associadas a um tempo maior de permanência na UTI e de internação hospitalar.[34]

Outras complicações

Insuficiência renal, insuficiência hepática, TVP e hemorragia gastrointestinal ocorreram com uma frequência inferior a 5% na população com HSA e não tiveram impacto no resultado neurológico.[7]

Trombose venosa cerebral

A apresentação dos pacientes com TVC é variável e pode ser classificada em quatro síndromes clínicas: 1) hipertensão intracraniana isolada com cefaleia, diplopia, redução da acuidade visual decorrente de papiledema, diminuição do nível de consciência e paralisia do sexto par craniano; 2) deficit neurológico focal; 3) encefalopatia; ou 4) convulsões (acompanhadas ou não de déficit neurológico focal).[35]

Cefaleia é o sintoma mais comum, afetando aproximadamente 90% dos pacientes com TVC. A apresentação de cefaleia associada a sintomas focais ou convulsões pode sugerir a presença de infarto venoso. A transformação hemorrágica foi relatada entre 35% e 39%

dos pacientes. As características demográficas associadas à transformação hemorrágica incluem idade avançada, sexo feminino e início agudo (48 horas). O seio venoso mais comumente afetado é o sagital superior (62%) seguido pelo seio transverso (41 % a 45%).[36] Os pacientes apresentam mais raramente oclusão venosa cerebral profunda da veia cerebral interna ou veia de Galeno (11%) ou seio reto (18%), mas apresentam um risco quase três vezes maior de morte e dependência funcional durante o seguimento.[36] Esses pacientes podem apresentar infarto bilateral dos núcleos talâmico ou basal e, geralmente, apresentam nível diminuído de consciência e rápida deterioração neurológica. Alguns sintomas podem orientar a localização ou extensão da TVC. Por exemplo, pacientes com oclusão venosa cerebral profunda ou TVC extensa (envolvendo o sagital superior mais outros seios) podem apresentar diminuição do nível de consciência e papiledema bilateral. O desenvolvimento de cefaleia e febre no contexto de uma otite ou sinusite subjacentes pode levantar a suspeita de TVC envolvendo os seios transversais ou sigmoides.[37] Atrasos no diagnóstico são comuns, provavelmente relacionados a um curso insidioso em até dois terços dos pacientes.[36]

Conclusões

A internação e os cuidados dos pacientes com as doenças cerebrovasculares aqui descritas são frequentemente desafiados pela ocorrência de eventos médicos adversos. Esses eventos não apenas afetam o tempo de permanência e os custos da internação, mas afetam diretamente a recuperação funcional do paciente. O emprego cada vez maior da monitorização multimodal tem facilitado o manejo do paciente neurocrítico. Publicações mais recentes têm fornecido um novo ímpeto à pesquisa sobre o papel de intervenções específicas que podem reduzir o efeito de complicações sistêmicas. A estreita colaboração multidisciplinar e entre diferentes

Referências

especialidades médicas é fundamental para um melhor desfecho funcional. Espera-se que essas medidas acabem se traduzindo em melhores cuidados para os pacientes e reduzam a morbimortalidade relacionada às doenças cerebrovasculares.

Referências

1. Silver FL, Norris JW, Lewis AJ, Hachinski VC. Early mortality following stroke: a prospective review. Stroke 1984;15(3):492-6.
2. Johnston KC, Li JY, Lyden PD, et al. Medical and neurological complications of ischemic stroke: experience from the RANTTAS trial. RANTTAS Investigators. Stroke 1998;29(2):447-53.
3. Langhorne P, Stott DJ, Robertson L, et al. Medical complications after stroke: a multicenter study. Stroke 2000;31(6).
4. Battaglini D, Robba C, Lopes da Silva A. et al. Brain-heart interaction after acute ischemic stroke. Crit Care, 2020;24:163.
5. Claassen J, Vu A, Kreiter KT, et al. Effect of acute physiologic derangements on outcome after subarachnoid hemorrhage. Crit Care Med. 2004;32:832.
6. Solenski NJ, Haley EC Jr, Kassell NF, et al. Medical complications of aneurysmal subarachnoid hemorrhage: a report of the multicenter, cooperative aneurysm study. Participants of the Multicenter Cooperative Aneurysm Study. Crit Care Med. 1995;23:1007.
7. Wartenberg KE, Schmidt JM, Claassen J, et al. Impact of medical complications on outcome after subarachnoid hemorrhage. Crit Care Med 2006;34:617.
8. Smith MJ, Le Roux PD, Elliott JP, et al. Blood transfusion and increased risk for vasospasm and poor outcome after subarachnoid hemorrhage. J Neurosurg 2004;101:1.
9. Di Georgia MA, Deogaonkar A, Ondrejka J, et al. Blood transfusion following subarachnoid hemorrhage worsens outcome [abstract]. Stroke 2005;36:506.
10. Oddo M, Milby A, Chen I, et al. Hemoglobin concentration and cerebral metabolism in patients with aneurysmal subarachnoid hemorrhage. Stroke 2009;40:1275.
11. Kramer AH, Gurka MJ, Nathan B, et al. Complications associated with anemia and blood transfusion in patients with aneurysmal subarachnoid hemorrhage. Crit Care Med 2008;36:2070.
12. Kramer AH, Zygun DA, Bleck TP, et al. Relationship between hemoglobin concentrations

and outcomes across subgroups of patients with aneurysmal subarachnoid hemorrhage. Neurocrit Care 2009;10:157.
13. Wartenberg KE, Fernandez A, Frontera JA, et al. Impact of red blood cell transfusion on outcome after subarachnoid hemorrhage [abstract]. Crit Care Med 2007;34:A124.
14. Siren AL, Fratelli M, Brines M, et al. Erythropoietin prevents neuronal apoptosis after cerebral ischemia and metabolic stress. Proc Natl Acad Sci USA 2001;98:4044.
15. Frontera JA, Parra A, Shimbo D, et al. Cardiac arrhythmias after subarachnoid hemorrhage: risk factors and impact on outcome. Cerebrovasc Dis 2008;26:71.
16. van den Bergh WM, Algra A, Rinkel GJ. Electrocardiographic abnormalities and serum magnesium in patients with subarachnoid hemorrhage. Stroke 2004;35:644.
17. Schuiling WJ, Algra A, de Weerd AW, et al. ECG abnormalities in predicting secondary cerebral ischemia after subarachnoid haemorrhage. Acta Neurochir (Wien) 2006;148:853.
18. Mayer SA, Fink ME, Homma S, et al. Cardiac injury associated with neurogenic pulmonary edema following subarachnoid hemorrhage. Neurology 1994;44:815.
19. Kothavale A, Banki NM, Kopelnik A, et al. Predictors of left ventricular regional wall motion abnormalities after subarachnoid hemorrhage. Neurocrit Care 2006;4:199.
20. Urbaniak K, Merchant AI, Amin-Hanjani S, et al. Cardiac complications after aneurysmal subarach-noid hemorrhage. Surg Neurol 2007;67:21.
21. Zaroff JG, Pawlikowska L, Miss JC, et al. Adrenoceptor polymorphisms and the risk of cardiac injury and dysfunction after subarachnoid hemorrhage. Stroke 2006;37:1680.
22. van der Bilt IA, Hasan D, Vandertop WP, et al. Impact of cardiac complications on outcome after aneurysmal subarachnoid hemorrhage: a meta-analysis. Neurology 2009;72:635.
23. Naidech AM, Kreiter KT, Janjua N, et al. Cardiac troponin elevation, cardiovascular morbidity, and outcome after subarachnoid hemorrhage. Circulation 2005;112:2851.
24. Tung P, Kopelnik A, Banki N, et al. Predictors of neurocardiogenic injury after subarachnoid hemorrhage. Stroke 2004;35:548.
25. Friedman JA, Pichelmann MA, Piepgras DG, et al. Pulmonary complications of aneurysmal subarachnoid hemorrhage. Neurosurgery 2003;52:1025.
26. Kahn JM, Caldwell EC, Deem S, et al. Acute lung injury in patients with subarachnoid hem-

orrhage: incidence, risk factors, and outcome. Crit Care Med 2006;34:196.

27. Kramer AH, Bleck TP, Dumont AS, et al. Implications of early versus late bilateral pulmonary infiltrates in patients with aneurysmal subarachnoid hemorrhage. Neurocrit Care 2009;10:20.

28. Naidech AM, Bassin SL, Garg RK, et al. Cardiac troponin I and acute lung injury after subarachnoid hemorrhage. Neurocrit Care 2009;11:177.

29. Kubo Y, Ogasawara K, Kakino S, et al. Cerebrospinal fluid adrenomedullin concentration correlates with hyponatremia and delayed ischemic neurological deficits after subarachnoid hemorrhage. Cerebrovasc Dis 2008;25:164.

30. Neena I. Marupudi NI, Mittal S. Diagnosis and Management of Hyponatremia in Patients with Aneurysmal Subarachnoid Hemorrhage. J. Clin. Med. 2015;4:756-67.

31. Fisher LA, Ko N, Miss J, et al. Hypernatremia predicts adverse cardiovascular and neurological outcomes after SAH. Neurocrit Care 2006;5:180.

32. Frontera JA, Fernandez A, Claassen J, et al. Hyperglycemia after SAH: predictors, associated complications, and impact on outcome. Stroke 2006;37.

33. Badjatia N, Topcuoglu MA, Buonanno FS, et al. Relationship between hyperglycemia and symptomatic vasospasm after subarachnoid hemorrhage. Crit Care Med 2005;33:1603.

34. Frontera JA, Fernandez A, Schmidt JM, et al. Impact of nosocomial infectious complications after subarachnoid hemorrhage. Neurosurgery 2008;62:80.

35. Bousser MG, Ferro JM. Cerebral venous thrombosis: an update. Lancet Neurol 2007;6(2):162-70.

36. Ferro J, Canhao P, Stam J, et al. Prognosis of cerebral vein and dural sinus thrombosis: results of the International Study on Cerebral Vein and Dural Sinus Thrombosis (ISCVT). Stroke 2004;35(3):664-70.

37. Saposnik G, Barinagarrementeria F, Brown R, et al. Diagnosis and management of cerebral venous thrombosis: a statement for healthcare professionals from the American Heart Association/American Stroke Association. Stroke 2011;42(4):1158-92.

19

Monitorização no Acidente Vascular Cerebral Isquêmico

Diana Lara Pinto de Santana | Julio L. B. Pereira

Introdução

O acidente vascular cerebral isquêmico (AVCi) é uma importante causa de morbi-mortalidade no Brasil e no mundo, representando aproximadamente 80% a 85% de todos acidentes vasculares encefálicos.[1,2] Segundo a Organização Mundial da Saúde (OMS), cerca de 15 milhões de pessoas sofrem AVC anualmente, com uma mortalidade de 3% a 8%. Por ser um quadro de instalação súbita e de grande incidência, é considerado uma emergência neurológica de grande importância.[3,4]

A monitorização do paciente com AVCi deve levar em consideração o tempo de instalação dos sintomas e o território arterial acometido. Os AVCi cerebelares e no território da artéria cerebral média (síndrome de circulação anterior total) apresentam maior risco de hipertensão intracraniana (HIC) e de herniação. Esse quadro aw instala geralmente entre o 2º e o 5º dia do início dos sintomas; portanto, é imprescindível que o clínico e o neurologista saibam diagnosticar e manejar de maneira precisa esses pacientes, a fim de evitar quadros de hipertensão intracraniana que podem ser fatais.[5]

Manifestações clínicas

As manifestações clínicas do AVCi estão relacionadas ao local da isquemia e, nos casos mais críticos, ao aumento da pressão intracraniana (PIC). A forma de instalação geralmente é súbita, com perda das funções neurológicas relacionadas ao território vascular acometido, como a fala, a motricidade, a sensibilidade ou a coordenação.

Casos que cursam com aumento da PIC podem apresentar como manifestações tardias:

- Alteração do nível de consciência
- Cefaleia
- Crise convulsiva
- Piora dos déficits focais prévios

A gravidade do quadro clínico está diretamente relacionada ao volume da área que sofreu isquemia. Alguns aspectos são bastante relevantes na história clínica e podem influenciar na tomada de decisões como a faixa etária do paciente, o uso de medicações e as morbidades prévias associadas. Destacaremos, no decorrer deste capítulo, a importância de alguns desses fatores para auxiliar no diagnóstico dos casos que necessitarão de alguma intervenção neurocirúrgica.

Diagnóstico

Pacientes que se apresentam clinicamente com um déficit neurológico súbito deverão obrigatoriamente ser submetidos a uma tomografia de crânio simples após estabilização inicial, a fim de afastar um sangramento ou uma lesão expansiva focal. Esse exame associado ao quadro clínico do paciente orientará as etapas seguintes do manejo. A atuação conjunta na interpretação do exame pelo radiologista e pelo neurologista direcionará a proposta terapêutica em cada caso.

Exames complementares

Tomografia de crânio

Tomografia de crânio é o exame padrão para manejo inicial do paciente com AVCi. Pode não apresentar alterações caso seja realizado imediatamente após o início dos sintomas, mas é fundamental para indicação da terapia trombolítica. Ajuda também na localização da extensão da isquemia, auxiliando na avaliação dos riscos de danos secundários.

Ressonância nuclear magnética de encéfalo

A RNM de encéfalo é um exame de suporte, que tem sido utilizado na maioria dos casos de pacientes com AVCi. Ela tem papel de extrema importância no diagnóstico e na melhor definição da extensão da isquemia.

Doppler transcraniano

O doppler transcraniano permite identificar áreas de estenose arterial intracraniana além de ser a única ferramenta capaz de detectar, com alta sensibilidade, sinais de microembolia cerebral. Por esse motivo, tem se tornado um exame de rotina na avaliação do paciente com doença cerebrovascular (DCV), além de auxiliar no diagnóstico da etiologia do AVCi.

Doppler de carótidas e vertebrais

Exame de grande importância para detectar trombos e estenoses nos vasos extracranianos, auxiliando no diagnóstico etiológico do AVCi.

Ecocardiograma transesofágico

O ecocardiograma transesofágico auxilia na detecção de trombos intracavitários, permitindo o auxílio diagnóstico da etiologia do AVCi.

Manejo clínico inicial

O manejo inicial de todo paciente com AVCi envolve controle da pressão arterial (PA) e glicêmico, além da investigação complementar da etiologia do AVCi para que o tratamento específico seja definido.

Monitorização no AVCi

O AVCi é considerado uma emergência neurológica e, caso não diagnosticado e tratado de forma precoce, oferece um grande risco de sequelas neurológicas e de mortalidade para os pacientes acometidos. A monitorização e o acompanhamento desses pacientes de forma adequada podem evitar, de forma significativa, esses danos.

Como mencionado anteriormente, o exame diagnóstico principal é a tomografia de crânio (Figuras 19.1 e 19.2). Na maioria dos casos, ela é suficiente para o diagnóstico e para o manejo clínico inicial. Muitos desses pacientes serão submetidos à trombólise e necessariamente serão monitorizados em uma UTI neurológica. Nesse momento, o exame neurológico será a base da monitorização do paciente pós-AVCi caso ele esteja em ventilação espontânea e sem sedação.

Capítulo 19 — Monitorização no Acidente Vascular Cerebral Isquêmico

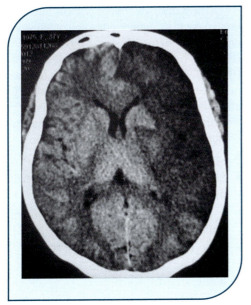

Figura 19.1 Tomografia de crânio evidenciando AVCi hemisférico. (Fonte: Acervo da autoria.)

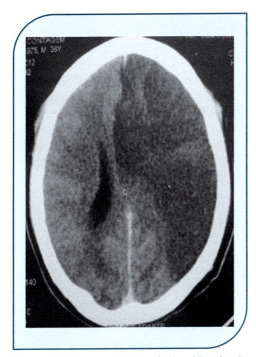

Figura 19.2 Tomografia de crânio evidenciando AVCi hemisférico com desvio de linha média. (Fonte: Acervo da autoria.)

Manejo inicial e monitorização no período de observação na neuro-UTI

Repouso no leito com cabeceira a 30°

- Dieta: varia de acordo com o nível de consciência e com a capacidade de deglutição
- Escala de coma de Glasgow: deverá ser realizada a cada 1 a 2 horas nos pacientes em ventilação espontânea, a depender do protocolo institucional
- Escala FOUR: deverá ser realizada a cada 1 a 2 horas nos pacientes entubados, a depender do protocolo institucional
- Escala do NIHSS: realizada a cada 6 horas
- Escala motora e pupilar: realizada a cada 2 a 4 horas
- Escala de Oxfordshire: realizada na admissão

Manejo após as primeiras 24 horas no paciente que permanece estável

Fisioterapia motora no mínimo três vezes/dia e estimular deambulação precoce

- Avaliação precoce da capacidade de deglutição (teste do canudo)
- Realização de ecocardiograma, doppler de carótidas e vertebrais, doppler transcraniano
- Definição da etiologia conforme a escala de TOAST
- Instituição do tratamento específico de prevenção secundária conforme a escala de TOAST

Caso o paciente apresente qualquer mudança no quadro neurológico, será necessariamente solicitada uma tomografia de crânio para nova avaliação. Destacam-se duas situações em que pode ser necessária uma intervenção neurocirúrgica: na transformação hemorrágica; e no infarto maligno ou AVCi hemisférico.

Transformação hemorrágica

Na transformação hemorrágica, é importante notar que individualizaremos e utilizaremos os mesmos critérios para indicação de drenagem cirúrgica dos casos de AVC hemorrágico.[5-7]

Quanto à indicação de drenagem do hematoma, o tema ainda é muito controverso principalmente nas hemorragias profundas. Existem alguns ensaios clínicos, em especial o MISTIE III, que avalia o uso da técnica minimamente invasiva endoscópica para drenagem. No geral, os critérios de abordagem neurocirúrgica em caso de hemorragia são:

- Hematoma de fossa posterior sintomático ou com diâmetro > 3 cm
- Hematoma cortical maior do que 30 cc (controverso)
- Hematomas lobares nos pacientes com rebaixamento do sensório – eletrocardiograma (ECG) 9-12 (controverso)
- No hematoma profundo, o tema é bastante controverso, sendo necessário individualizar a abordagem. Alguns autores têm demonstrado o benefício da craniectomia descompressiva sem a drenagem do hematoma.

O uso da monitorização da pressão intracraniana (PIC) é quase uma rotina no pós-operatório de drenagem do hematoma e/ou craniectomia. A literatura ainda é controversa sobre qual catéter utilizar (intraparenquimatoso, intraventricular ou subdural); entretanto, tem sido cada vez mais comum o uso do catéter intraparenquimatoso em razão do menor índice de infecção associado a uma boa acurácia na aferição da PIC.

Infarto maligno ou AVCi hemisférico

Pacientes que se apresentam com uma isquemia extensa envolvendo mais do que 50% do território da ACM são os casos denominados como AVCi hemisférico ou infartos malignos. Essas são situações de extrema gravidade apresentam mortalidade de cerca de 80%. Nesses casos, devemos entender que há uma necessidade de acompanhamento conjunto com a neurocirurgia, pois pode ser indicada uma craniectomia descompressiva.

Existem diversos ensaios clínicos que analisam o papel da craniectomia descompressiva, entre eles podemos destacar o DECIMAL, o DESTINY, o HAMLET, o DESTINY II e o HeaDDFIRST. Devemos lembrar que todos os casos devem ser individualizados já que o AVCi atinge uma população bastante heterogênea.[8-10] As principais indicações de craniectomia descompressiva retiradas desses estudos são:

- Idade < ou igual a 60 anos
- Sintomas clínicos que evidenciem herniação cerebral
- Escala de coma de Glasgow menor ou igual a 8 nas primeiras 48 horas
- TC de crânio de controle em 36 horas com desvio da linha média maior ou igual a 8 mm
- Aumento em 2 mm do desvio da linha média quando comparado à tomografia de crânio de controle de 36 horas

O uso de monitorização da PIC é uma rotina no pós-operatório de craniectomia por AVCi hemisférico.

Monitorização da pressão intracraniana não invasiva

Não é incomum um paciente com AVCi extenso gerar dúvidas sobre a existência ou não de aumento da PIC. Os procedimentos cirúrgicos não são isentos de riscos para os pacientes críticos com AVCi, por isso têm se desenvolvido inúmeros equipamentos para tentar mensurar a PIC de forma não invasiva. Ainda não temos grandes estudos que definam essas técnicas como padrão–ouro, mas já é possível a sua utilização na prática clínica.[11] Podemos destacar:

- Doppler transcraniano: auxilia analisando o fluxo sanguíneo cerebral. Avaliar as características das ondas possibilita predizer se existirão sinais de HIC.
- Ultrassonografia (US) de bainha do nervo óptico: auxilia por meio da análise do diâmetro da bainha do nervo óptico. Alguns estudos demonstraram que essas

medidas conseguem predizer o risco da elevação da PIC.

Monitorização multimodal com técnicas avançadas

O paciente neurocrítico necessita não apenas de informações sobre o valor da pressão intracraniana. Dados que informem os parâmetros fisiológicos, com o objetivo de suplementar a monitorização da PIC, cada vez mais têm sido integrados para o tratamento desses pacientes. Essas técnicas permitem a medição dos parâmetros metabólicos cerebrais, da oferta de oxigênio, do fluxo sanguíneo cerebral e da temperatura, com o objetivo de melhorar a detecção precoce dessas alterações e o manejo da lesão cerebral secundária.[12] Ainda são necessários mais estudos a respeito desta técnica para que a sua integração à prática clínica diária seja mais difundida.

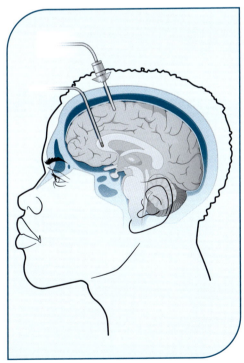

Figura 19.3 Modalidades de monitorização da PIC. (Fonte: Desenvolvida pela autoria.)

Conclusão

O AVCi tem por etiologia um grupo heterogêneo de doenças que, apesar de apresentarem a mesma manifestação clínica, devem ter um tratamento individualizado. O neurologista e o emergencista devem estar prontos para identificar as causas do AVCi a fim de realizar o tratamento mais adequado o mais precocemente possível, minimizando, assim, os altos índices de morbidade e de mortalidade da patologia em questão.

Referências

1. Feigin VL, Lawes CM, Bennett DA, Anderson CS. Stroke epidemiology: a review of population-based studies of incidence, prevalence, and case-fatality in the late 20. ed. century. Lancet Neurol. 2003;2(1):43-53.
2. Global, regional, and national age-sex specific mortality for 264 causes of death, 1980-2016: a systematic analysis for the Global Burden of Disease Study 2016. GBD 2016 Causes of Death Collaborators. Lancet, 2017;390:1151-210.
3. Candelise L, Gattinoni M, Bersano A, et al. Stroke-unit care for acute stroke patients: an observational follow-up study. Lancet, 2007;369:299-305.
4. Shiber JR, Fontane E, Adewale A. Stroke registry: hemorrhagic vs ischemic strokes. Am J Emerg Med. 2010;28(3):331-3.
5. Jauch EC, Saver JL, Adams HP Jr., Bruno A, Connors JJ, Demaerschalk B M, et al. Guidelines for the early management of patients with acute ischemic stroke: A guideline for healthcare professionals from the American Heart Association/American Stroke Association. Stroke, 2013;44(3):870-947.
6. Kirkman MB., Gregson WM, et al. The effect of the STICH trial on management of intracerebral haemorrhage in Newcastle. Br J Neurosurg. 2008;22:739-46.
7. Mendelow AD, Gregson BA, Fernandes HM, et al. Early surgery versus initial conservative treatment in patients with spontaneous supratentorial intracerebral haematomas in the International Surgical Trial in Intracerebral Haemorrhage (STICH): a randomised trial. Lancet. 2005;365:387-397.
8. Simard JM, Sahuquillo J, Sheth KN, Kahle KT, Walcott BP. Managing Malignant Cere-

bral Infarction. Current treatment options in neurology. 2011;13(2):217-29. doi:10.1007/s11940-010-0110-9.

9. Back L, Nagarja V, Kapur A, Eslick GD. Role of decompressive hemicraniectomy in extensive middle cerebral artery strokes: a meta-analysis of randomised trials, Internal Medicine Journal, 2015;45(7):711-7.

10. Cruz-Flores S, Berge E, Whittle IR. Surgical decompression for cerebral oedema in acute ischaemic stroke. Cochrane Database of Systematic Reviews 2012(1).

11. Khan MN, Shallwani H, Khan MU, Shamim MS. Noninvasive monitoring intracranial pressure – a review of available modalities. Surgical Neurology International. 2017;8:51.

12. Roh D, Park S. Brain Multimodality Monitoring: Updated Perspectives. Current neurology and neuroscience reports. 2016;16(6):56. doi:10.1007/s11910-016-0659-0.

20

Unidade de AVE - Stroke Unit

Alex Machado Baeta | Bárbara Maini de Carvalho

O acidente vascular encefálico (AVE) é uma desordem neurológica de grande impacto global e considerado tanto um problema de saúde pública como político, destacando-se como uma das principais causas de incapacidade permanente. Neste sentido, veremos neste capítulo que a intervenção precoce e adequada no AVE é fundamental para promover um atendimento eficaz, com foco em suas reais necessidades, a fim de planejar e desenvolver a melhor terapêutica ao paciente com AVE.

Mundialmente, o AVE é a segunda causa mais comum de mortalidade e a terceira mais incapacitante.[1] Apresenta vasto impacto socioeconômico advindo das altas taxas de morbimortalidade, com anos de vida perdidos em virtude da doença e do prejuízo tanto no contexto social e familiar *do indivíduo* como no aspecto econômico para o país. Ainda no grupo das afecções cerebrovasculares, o ataque isquêmico transitório (AIT) assume importância clínica tendo em vista que cerca de 20% dos casos precedem a ocorrência de um AVE isquêmico, sendo, portanto, passíveis de abordagem precoce com objetivo na prevenção.[1,2]

Embora haja diferenças entre as diversas populações/etnias, ainda se destaca como uma doença com importantes taxas de in-cidência e prevalência nas diversas regiões do mundo. O risco de AVE ao longo da vida para homens e mulheres adultos (após os 25 anos de idade) é de aproximadamente 25%.[3] Sua ocorrência está associada a fatores ambientais, genéticos e epigenéticos, e é sabido que aumenta com a idade e as comorbidades, a citar a hipertensão arterial sistêmica, que guarda estreita relação com esse distúrbio cerebrovascular, tanto isquêmico como hemorrágico. Além do mais, algumas particularidades devem ser consideradas quando avaliamos esses indicadores epidemiológicos no AVE em determinada região, como seu desenvolvimento e a faixa etária dos indivíduos.

A taxa geral de mortalidade relacionada ao AVE está reduzindo, mas o número absoluto de pessoas com acidente vascular encefálico sobreviventes é alto e crescente. Neste mesmo sentido, enquanto a incidência desta doença está diminuindo em países de alta renda, como os Estados Unidos, ela está aumentando em países de baixa renda, incluindo o Brasil.[4,5]

A redução nos indicadores de mortalidade, que vem ocorrendo ao longo dos últimos anos, decorre em parte de políticas e de ações voltadas à conscientização da população, ao manejo dos fatores de riscos modificáveis, ao rápido reconhecimento do quadro clínico e ao acionamento do serviço de urgência/emergência. Ademais, o advento de protocolos clínicos, avanços em tecnologia /capacitação de profissionais especializados e cuidados em unidade de terapia intensiva (UTI) também impactaram em uma abordagem diagnóstica ampla e manejo terapêutico precoce.

O acesso a intervenções de reperfusão e aos cuidados de alta complexidade no AVE depende em parte do local do atendimento inicial, que está intimamente ligado à região onde os pacientes residem. Sabe-se que a evolução atual no tratamento e diagnóstico nem sempre foi acompanhada por mudanças na estrutura local e amplo acesso ao cuidado do AVE em todos os grupos raciais e étnicos, principalmente em nosso país que abriga grande desigualdade social e ingresso restrito a serviço público de saúde de qualidade.

Nesse contexto, ressalta-se a importância das unidades especializadas de AVE (do inglês *stroke unit)* amplamente implementadas segundo as diretrizes que foram desenvolvidas pela Brain Attack Coalition,[6,7,14] um grupo de especialistas que atualizaram as recomendações baseadas em evidências para estabelecer centros primários de AVE. Atualmente presentes em várias sociedades como na Europa, Estados Unidos, Canadá, Chile e Brasil, essas unidades atuam reduzindo a morte e a incapacidade por meio da prestação de cuidados multidisciplinares especializados para diagnóstico, tratamento de emergência, prevenção de complicações, reabilitação e prevenção secundária no AVE.[18]

Infelizmente, o atendimento organizado na unidade especializada não é uma realidade mundial, bem como na maioria dos serviços em nosso país. Em 2012, o Ministério da Saúde do Brasil publicou uma portaria específica com vista à regulamentação das unidades de AVE no país,[8] e atualmente, de acordo com a literatura nacional, apresenta resultados promissores e são inegáveis os avanços no cuidado do paciente com acidente vascular encefálico. Logo, as unidades de AVE com equipe multidisciplinar e cuidados intensivos especializados se apresentam como uma ferramenta adicional para aperfeiçoar o tratamento e melhorar o desfecho, reduzindo, assim, a morbimortalidade associada à doença e o prognóstico desses doentes.[12-13]

Segundo Rocha *et al.* (2013), o atendimento na unidade especializada de AVE é uma das intervenções mais eficazes na redução da mortalidade, institucionalização e dependência geral dos pacientes.[5] Diversos ensaios clínicos e metanálises randomizadas demonstraram a superioridade dos cuidados abrangentes na unidade de AVE sobre o tratamento convencional fornecido em enfermarias de hospitais gerais. Como exemplo, a revisão da Cochrane Library em 2001,[9,10] acrescentou cinco novas séries randomizadas ao estudo colaborativo e mostrou que, além de menor mortalidade, o grupo experimental foi capaz de oferecer uma melhora de 25% a 29% nas taxas de independência funcional, menor morbimortalidade e consequentemente maior qualidade de vida após 1 ano do evento isquêmico. Outro estudo multicêntrico observacional e prospectivo na Espanha, em 2011,[5,6,19] mostrou melhor resultado em 6 meses quando os pacientes foram admitidos em uma unidade especializada, além de menores taxas de recorrência do evento do que aqueles tratados em uma enfermaria convencional.

Publicado em 2011 pelo International Journal of Stroke,[11] um estudo de coorte prospectivo contemplou 6.223 pacientes com acidente vascular encefálico isquêmico (AVEi) de variadas etiologias, admitidos em centros regionais em Ontário, Canadá. A média de idade foi de 72 anos e 52,4% eram do sexo masculino. A mortalidade geral em 30 dias foi de 12,2%. A mortalidade nos primeiros 30 dias foi menor para os cuidados na unidade de AVE. Na análise multivariada de idade, sexo, comorbidades e gravidade, houve redução significativa na mortalidade independentemente da etiologia, concluindo que todos os subtipos de AVE se beneficiam da internação em uma unidade especializada.

Evidências sugerem que pacientes com AVE agudo ou uma situação de alto risco para AVE têm melhores resultados quando admitidos em uma unidade hospitalar especializada, são tratados com menor atraso, têm mais oportunidades de tratamento efetivo e melhores resultados em comparação com aqueles que estão em enfermaria não especializada. Os componentes precisos de uma unidade de AVE variam entre os centros e os países, mas geralmente incluem a presença de uma enfermaria empenhada, uma equipe multiprofissional de médicos, enfermeiros e outros profissionais especializados, enfatizando a experiência em neurologia e neurocirurgia vascular, bem como uma organização abrangente de toda a estrutura. Outro ponto importante é a implementação de protocolos e medidas de desempenho que contribuam para melhores resultados e redução do risco de complicações relacionadas ao AVE.

A unidade deve ter disponível uma sala de emergência organizada, adesão ao tempo da janela diagnóstica e terapêutica, disponibilidade de terapia trombolítica, monitorização automatizada, acesso à craniectomia descompressiva e à trombectomia mecânica, assim como suporte para reabilitação precoce, alta e cuidados pós-alta com tratamento dos fatores de risco e prevenção pós-AVE. Componentes adicionais incluem disponibilidade imediata de neuroimagem (tomografia computadorizada (TC), ressonância nuclear magnética (RNM), angiografia digital, ultrassom com Doppler transcraniano, entre outros) e exames cardiovasculares.

Pacientes que necessitam de suporte vital (ventilação artificial, tratamento de choque, complicações sépticas, entre outros) requerem internação e cuidados em uma UTI e devem ser monitorados quanto à deterioração clínica precoce e tardia e necessitam de uma ação imediata para determinar uma causa neurológica ou não, bem como estabelecer o tratamento precoce de acordo com sua demanda.

Outro ponto que vale a pena destacar seriam os serviços de cuidados paliativos idealmente presentes em uma unidade de AVE, visto que podem fornecer informações valiosas para casos complexos e apoiar uma alta hospitalar com maior qualidade. Segundo dados de The Royal College of Physicians em Londres (2016), 14% dos pacientes com AVE agudo morrem no hospital e 5% recebem cuidados paliativos dentro de 72 horas após a admissão, sendo de suma importância que as equipes das unidades especializadas tenham as habilidades e conhecimentos para fornecer cuidados de alta qualidade em todos os aspectos para o paciente e sua família.[14]

A reabilitação é cada vez mais baseada em evidências de ensaios clínicos e deve ser considerada no contexto e preferências individuais dos pacientes quando do retorno ao convívio social. Idealmente a alta precoce deve ser fornecida por uma equipe multidisciplinar especializada para pacientes com incapacidade leve/moderada. O serviço de apoio deve começar preferencialmente dentro de 24 horas após a alta e fornecer reabilitação com a mesma intensidade que os cuidados na unidade de acidente vascular encefálico.

Nesta mesma perspectiva, atualmente em países desenvolvidos, tem crescido a estratégia de unidade móvel de acidente vascular cerebral (*mobile stroke unit* (MSU)), a qual é implantada para encurtar a duração do reconhecimento do AVEi e realizar o tratamento eficaz da trombólise, reduzindo, assim, a incapacidade, a mortalidade e o ônus econômico relacionado após um AVE.[15,16]

A MSU consiste em uma trombólise pré-hospitalar. Seu veículo principal é uma ambulância especializada e equipada com um *scanner* de TC e um laboratório de pronto atendimento. A equipe é composta por enfermeiro, técnico de radiologia e médico especializado em neurologia e/ou medicina de emergência. O veículo é enviado quando um quadro característico de AVE agudo é identificado por uma chamada de emergência. Dependendo dos sintomas clínicos, são realizados no local TC de crânio e exames de sangue. Após o diagnóstico confirmado, a trombólise é iniciada imediatamente dentro do veículo da MSU. Avanços nas unidades móveis de AVE podem encurtar o tempo pré-hospitalar em virtude da pontualidade da terapia trombolítica, melhorando, assim, o prognóstico destes pacientes.[15-17]

A seguir, abordaremos os critérios essenciais exigidos pela European Stroke Organization (ESO) para uma unidade de AVE, de acordo com as últimas recomendações estabelecidas em 2008.[2,20] Pormenorizamos aspectos como população-alvo, infraestrutura e equipamentos, diagnóstico, intervenção terapêutica, equipe de reabilitação multiprofissional e assistência, resumidos na Figura 20.1.

1) População-alvo

Todos os grupos de pacientes com AVE, incluindo acidente vascular encefálico hemorrágico (AVEh) e AVEi, sem limitação quanto a sexo e idade, além de pacientes com AIT. Outros grupos que também podem ser incluídos são pacientes com trombose venosa cerebral e hemorragia subaracnóidea.

2) Infraestrutura e equipamentos

Uma rápida transferência do serviço de emergência para a unidade de AVE deve ser garantida. A unidade de AVE deve dispor de leitos para a fase aguda e pós-aguda. Na fase aguda, necessita-se de monitorização contínua de diversos parâmetros (eletrocardiograma (ECG), pressão arterial, saturação de O_2, temperatura e outros), que deve garantir um monitoramento mínimo de 24 horas. Nas acomodações de fase pós-aguda (preferencialmente o dobro do número de leitos da fase aguda), o paciente permanecerá para investigação diagnóstica, prevenção secundária do AVE, além de continuidade da mobilização e da reabilitação neurológica.

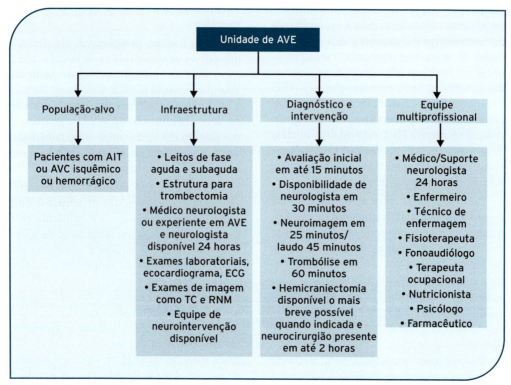

Figura 20.1. Unidade de AVE segundo a European Stroke Organization (ESO). (Fonte: Desenvolvida pela autoria.)

Capítulo 20 — Unidade de AVE - Stroke Unit

A unidade também deve dispor de médico neurologista ou médico experiente em AVE disponível 24 horas. Nas unidades com médico experiente, a avaliação na urgência de um neurologista deve estar disponível se houver necessidade.

Deve haver disponibilidade para exames laboratoriais 24 horas do dia e de serviço de cardiologia com eletrocardiograma de 12 derivações, ecocardiograma transtorácico e transesofágico quando necessário.

Pelo menos uma TC de crânio deve ser realizada para diferenciar o acidente vascular isquêmico do hemorrágico, complementando com angiotomografia e, quando indicada, a perfusão cerebral. A ressonância com angiorressonância magnética também pode ser uma alternativa. A complementação com ultrassom Doppler transcraniano deve idealmente ser feito dentro das primeiras 24 horas (monitorar microembolias, placas ulceradas e/ou reperfusão pós-trombólise).

O serviço deve dispor de acesso imediato à UTI para suporte vital, se necessário, e disponibilizar uma equipe de neurointervenção tanto de prontidão para os casos candidatosàa trombectomia mecânica e/ou trombólise intra-arterial, como para investigação complementar com angiografia cerebral.

3) Vias de diagnóstico e intervenção terapêutica

A avaliação médica inicial deve ser realizada em até 15 minutos e de um neurologista em até 30 minutos da admissão.

A neuroimagem (TC ou RNM) deve ser realizada em até 25 minutos da admissão, com disponibilidade do laudo em até 45 minutos.

Os exames laboratoriais devem estar prontos em até 20 minutos da coleta nos casos que têm indicação de trombólise e/ou trombectomia.

O serviço deve ter disponível trombólise, com tempo porta-agulha inferior a 60 minutos.

A hemicraniectomia, quando indicada, deve estar disponível no serviço ou outro local próximo acessível no período inferior a 30 minutos. Um neurocirurgião deve ser consultado em até 2 horas, seja no local ou por telemedicina.

A admissão na unidade de AVE deve ocorrer em até 3 horas e a prevenção secundária deve ser iniciada nas primeiras 24 horas.

4) Reabilitação multiprofissional e assistência de enfermagem

Uma equipe multiprofissional deve conter um médico e o suporte de um neurologista 24 horas por dia, um enfermeiro e pelo menos um técnico de enfermagem para cada quatro leitos. É necessário também um profissional de cada área, como fisioterapeuta, fonoterapeuta, terapeuta ocupacional e assistente social pelo menos 6 horas/dia, a cada dez leitos. Psicólogo, nutricionista e farmacêutico devem estar disponíveis na instituição. Toda a equipe deve receber treinamento contínuo do manejo do AVE, com educação continuada pelo menos uma vez por ano.

A equipe multiprofissional deve fornecer cuidados diários e reabilitação precoce já nas primeiras 24 horas após estabilização do quadro. Mobilização e reabilitação motora pelo menos uma vez ao dia pela fisioterapia, avaliação das atividades de vida diárias pela terapia ocupacional, controle de distúrbios de deglutição e fonoterapia, avaliação neuropsicológica e reabilitação cognitiva.

A equipe deve ter estabelecimento de metas terapêuticas, reuniões formais semanais permitindo que o paciente seja avaliado por toda a equipe pelo menos uma vez, disponibilizar informações ao paciente e seus familiares sobre diagnóstico, tratamento, reabilitação e prognóstico, além do planejamento dos cuidados pós-alta em conjunto com a assistência social.

A equipe deve ser liderada por um diretor, que deve ser um médico com um ano de treinamento em neurologia/AVE, preferencialmente um neurologista, com pelo menos 6 meses de experiência em unidade de AVE.

Neste sentido, concluímos que todos os doentes com acidente vascular agudo necessitam de cuidados multidisciplinares em uma unidade de AVE. Os serviços de saúde especializados buscam estabelecer uma infra-estrutura ideal para que possam oferecer essas intervenções a todos os pacientes que delas precisarem.

No Brasil, em virtude da extensão do nosso território e das diferenças socioeconômicas regionais, as unidades de AVE ainda são uma realidade distante. Desta maneira, é imperativo que as autoridades de saúde planejem adequadamente sua demanda futura para que uma unidade de AVE se torne uma estratégia possível e acessível, visando aumentar a expectativa de vida, reduzir os anos de vida perdidos e as incapacidades, influenciando diretamente também na economia e na qualidade de vida populacional a médio e longo prazo em nosso país.

Referências

1. Jauch EC, et al. Early management of acute ischemic stroke. Stroke –March, 2013;44(3). doi: 10.1161/STR.0b013e318284056a.
2. The European Stroke Organisation (ESO) Executive Committee and the ESO Writing Committee. Guidelines for Management of IschaemicStroke and Transient Ischaemic Attack 2008.Cerebrovasc Dis 2008;25:457-507. doi: 10.1159/000131083.
3. Krishnamurthi RV, et al. Stroke prevalence, mortality and disability-adjusted life years in adults aged 20-64 years in 1990-2013: data from the Global Burden of Disease 2013 Study. Neuroepidemiology 2015;45:190-202. doi: 10.1159/000441098.
4. Rocha MS, Almeida CFA, et al. Impact of stroke unit in a public hospital on length of hospitalization and rate of early mortality of ischemic stroke patients. Arq. Neuro-Psiquiatria, 2013;71(10). https://doi.org/10.1590/0004-282X20130120.
5. Cabral LN, Moro C, Silva GR, et al. Study comparing the stroke unit outcome and conven-

tional ward treatment: a randomized study in Joinville, Brazil. Arq. Neuro-Psiquiatria 2003;61(2A). https://doi.org/10.1590/S0004-282X2003000200006.
6. Falavigna A, et al. Awareness of stroke risk factors and warning signs in southern Brazil. Arq. Neuro-Psiquiatria, 2009;67(4):1076-81.
7. Alberts MJ, Latchaw RE, Jagoda A, Wechsler LR, Crocco T, George MG, et al. Revised and updated recommendations for the establishment of primary stroke centers: a summary statement from the brain attack coalition. 2011;42(9):2651-65.
8. Brasil, Ministério da Saúde. Portaria n. 665, de 12 de Abril de 2012. Disponível em: http://bvsms.saude.gov.br/bvs/saudelegis/gm/2012/PRT0665_12_04_2012.html [2021 ago. 19].
9. Powers WJ, Rabinstein AA, Ackerson T, Adeoye OM, Bambakidis NC, Becker K, et al. Guidelines for the Early Management of Patients With Acute Ischemic Stroke: A guideline for healthcare professionals from the American Heart Association/American Stroke Association. 2019;50(12):e344-e418. doi: 10.1161/STR.0000000000000211.
10. Stroke Unit Trialists' Collaboration. Organised inpatient (stroke unit) care for stroke. Cochrane Database of Systematic Reviews 2007;(4):C000197. doi: 10.1002/14651858.CD000197.pub2.
11. Thrift AG, et al. Global stroke statistics. International Journal of Stroke, 2017;12(1):13-32. doi: 10.1177/1747493016676285.
12. Pontes-neto OM, et al. Stroke awareness in Brazil: alarming results in a community-based study. Stroke. 2008;39:292-296.
13. Douglas VC, Tong DC, Gillum LA, Zhao S, Brass LM, Dostal J, et al. Neurology. Do the brain attack coalition's criteria for stroke centers improve care for ischemic stroke? 2005;64(3).
14. The Intercollegiate Stroke Working Party (ICSWP) published the 5th edition of the National clinical guideline for stroke, 2016.
15. Chen J, Lin X, Cai Y, Huang R, et al. A systematic review of mobile stroke unit among acute stroke patients: time metrics, adverse events, functional result and cost-effectiveness. Front Neurol. 2022;13:803162. Published online 2022 Mar 9. doi: 10.3389/fneur.2022.803162.
16. Benefits of Stroke Treatment Using a Mobile Stroke Unit Compared With Standard Management. The BEST-MSU Study Run-In Phase. Bowry R, Parker S, Rajan SS, Yamal JM, Wu TC, Richardson L, et al. [2015 Out. 27] https://doi.

org/10.1161/STROKEAHA.115.011093Stroke. 2015;46:3370-3374.

17. Fassbender K, Merzou F, Lesmeister M, Walter S, Grunwald IQ, et al. J Neurol Neurosurg Psychiatry. doi: 10.1136/jnnp-2020-324005. 2021;92(8).

18. GBD 2016 Stroke Collaborators. Global, regional, and national burden of stroke, 1990-2016: a systematic analysis for the Global Burden of Disease Study 2016. Stroke Collaborators Lancet Neurol. 2019;18(5):439.

19. Rodríguez-castro E, et al. Trends in stroke outcomes in the last tenYears in a european tertiary hospital. BMC Neurology. 2018;18:164.

20. Ringelstein EB, et al. European Stroke Organisation Recommendations to Establish a Stroke Unit and Stroke Center. 2013;44:828-840. doi: 10.1161/STROKEAHA.112.670430.

21

Telemedicina no Acidente Vascular Cerebral – Onde Estamos?

José Luciano Cunha

Introdução

O acidente vascular cerebral (AVC) ainda é a segunda causa de morte em todo o mundo, perdendo apenas para as doenças cardiovasculares. Aproximadamente 52 bilhões de dólares são gastos anualmente com AVC nos Estados Unidos, entre custos diretos e indiretos.[1]

Nesse cenário epidemiológico, as terapias para o tratamento do AVC têm avançado de forma considerável, e diversos centros especializados no tratamento dessa doença foram criados no intuito de obter desfechos clínicos mais favoráveis e recuperar mais rapidamente os pacientes afetados. Contudo, a presença de especialistas nesse tipo de tratamento, mesmo nos grandes centros, ainda é escassa. Nem todos os hospitais contam com neurologistas de plantão para atendimento 24 horas por dia, 7 dias por semana, o que limita o uso da alteplase, um medicamento utilizado na trombólise química endovenosa. Alguns estudos já demonstraram que o médico emergencista tem receio da utilização dessa medicação sem o apoio do neurologista, o que, na maioria das vezes, retarda ou elimina a possibilidade de tratamento.[4]

A Organização Mundial de Saúde (OMS) define a telemedicina como troca de informações de saúde por meio da utilização de tecnologias de informação e de comunicação (TIC).[5] A telemedicina tem a proposta de levar atendimento especializado a locais onde há uma limitada disponibilidade de profissionais, por meio de métodos custo-efetivos, atendendo, por exemplo, a necessidade de pacientes que estão com um quadro de AVC nos setores de urgência de hospitais distantes dos grandes centros.

História do Tele-AVC

Os primeiros estudos sobre Tele-AVC foram realizados na década de 1990, nos Estados Unidos, onde já era demonstrado que a realização do exame neurológico com a escala do National Institute of Health Stroke Scale (NIHSS) não tinha diferença em relação ao mesmo exame feito por meio de um sistema dedicado de videoconferência.[6] Naquela época, a qualidade das câmeras de vídeo nem se comparavam à das que temos atualmente, com alta capacidade de resolução e *zoom*, e, mesmo assim, já era considerado seguro o método de avaliação a distância. A questão maior, naquele momento, era se o custo de implantação

215

seria impeditivo para escalar o modelo, e, de fato, a tecnologia utilizada ainda era muito cara. Além disso, os sistemas de videoconferência ainda estavam evoluindo em termos de segurança e qualidade, e o mercado era bastante restrito.

A realidade foi tomando outro rumo quando a internet se disseminou ainda mais pelo mundo, permitindo que sistemas móveis e baseados na *web* fossem desenvolvidos, levando a videoconferência não apenas para escritórios e hospitais, mas também para as casas das pessoas. A cultura digital, juntamente com a utilização de diversos aplicativos que permitem a realização de interações por vídeo como o ®Skype, ®Facetime e ®Whatsapp acabaram por desmistificar a videoconferência e reduzir seus custos de implantação. Dessa forma, o Tele-AVC avançou rapidamente em diversos serviços de saúde nos Estados Unidos, sendo também utilizado posteriormente em outros países como Canadá, Austrália, França, Reino Unido, Japão e China.[7]

No Brasil, o uso da telemedicina no tratamento do AVC ainda é incipiente. Não existem estudos amplos que demonstrem a porcentagem exata de hospitais que utilizam algum sistema de teleatendimento na emergência para o AVC na fase aguda. Todavia, algumas iniciativas isoladas são tidas como exemplos de sucesso do método como acontece em algumas redes hospitalares, operadoras de saúde, grandes hospitais e redes universitárias.

Formação de um serviço de Tele-AVC

Apesar de a tecnologia ser um fator importante no processo de implantação de um serviço de Tele-AVC, ela não é crucial. Para que o serviço funcione adequadamente, é necessário ter em mente que a tecnologia conecta indivíduos, os quais têm emoções e histórias próprias. Essas pessoas conectadas necessitam de treinamento não só para utilização da tecnologia em si, mas também para a abordagem do paciente com AVC na fase aguda como um todo. Ou seja, de nada adianta implantar um sistema de Tele-AVC sem a implantação em conjunto de um protocolo de atendimento ao AVC bem estruturado e treinado com as equipes multidisciplinares. Após essa estruturação humana, a tecnologia utilizada pode ter o seu maior impacto para ambos os grupos de usuários – os profissionais de saúde e os pacientes.

Sabendo-se desse aspecto global da formação de um serviço de Tele-AVC, é necessário escolher a tecnologia que será utilizada, considerando-se *softwares* e *hardwares*. Atualmente, os *softwares* de videoconferência profissionais oferecem boa conectividade e são, em sua maioria, baseados na *web*, o que os torna mais leves, dinâmicos e fáceis de usar. Portanto, dois dos itens importantes para avaliação de um sistema de videoconferência são as suas usabilidade e mobilidade. Um sistema totalmente *mobile*, que permita sua instalação e seu uso em qualquer dispositivo (*tablets*, *smartphones*, *notebooks* e *desktops*) pode resultar na formação de uma rede ampla de troca de informações de saúde dentro de uma determinada organização, o que pode economizar tempo, melhorar processos e diminuir custos operacionais.

Hardwares também são importantes para a construção do serviço de Tele-AVC. Câmeras de alta definição em conjunto com carrinhos de telemedicina e monitores podem fornecer melhor impressão da telepresença para os usuários. Hoje, existem já alguns aparelhos controlados remotamente, denominados "robôs de telepresença", que permitem maior autonomia para o profissional de saúde, que consegue movimentar o aparelho pelas unidades do hospital ou em um setor específico, simplesmente operando um controle no *smartphone*.

Os dados referentes às consultas também precisam ser anotados e guardados com segu-

Capítulo 21 — Telemedicina no Acidente Vascular Cerebral - Onde Estamos?

rança nos sistemas de prontuário eletrônico. Para isso, as plataformas integradas com os prontuários precisam obedecer a diversas regras de segurança em conformidade com a Lei Geral de Proteção de Dados (LGPD). A assinatura digital, em conjunto com o processo de certificação digital, pode dar ao processo de registro em prontuário maiores segurança e confiabilidade.

Modelos de atendimento no Tele-AVC

Existem diversas formas de interação entre os profissionais de saúde e os pacientes por meio da telemedicina. Elas são definidas pelo meio de interação e pelas pessoas que participam da consulta. A forma mais comum de interação na telemedicina é a segunda opinião médica, com interação entre dois profissionais médicos para discutir determinado caso, apresentando a história clínica e os exames pertinentes. Nesse modelo, o especialista emite sua opinião com base no relato do colega e nos exames realizados. Outro modo de atendimento se faz pela interação direta entre o médico e o paciente, estando este, geralmente, em seu domicílio ou em um ambulatório de telepresença. No Tele-AVC, existem as duas formas de interação, cujos detalhes este capítulo passa a descrever.

Segunda opinião médica – interação médico-médico

Nesse modelo, o médico neurologista remoto interage com o médico presencial (p. ex., um emergencista ou intensivista) e discute o caso clínico de um paciente com sinais e sintomas de AVC. Nessa situação, o paciente já deve ter realizado os exames principais, incluindo avaliação de escala do NIHSS. Juntos, médico neurologista e assistente, determinarão a melhor conduta para o caso, anotando em prontuário tudo o que foi discutido. Se houver indicação de trombólise

química endovenosa, ou de trombectomia mecânica, o neurologista responsável pelo atendimento orientará o passo a passo para o sucesso do tratamento e acompanhará o resultado da trombólise por intermédio do contato com o médico assistente no local.

Atendimento médico com equipe multidisciplinar – interação médico--paciente-equipe multidisciplinar presencial

Nessa forma de interação, o neurologista interage inicialmente com o médico de plantão, colhe as informações essenciais sobre o caso clínico e interage, em seguida, com o paciente e os familiares deste, esclarecendo suas dúvidas e explicando-lhes as alternativas de investigação e de tratamento. Nesses casos, sempre que necessário, há auxílio da equipe presencial, principalmente para a realização de alguma manobra específica do exame físico – como reflexos e sensibilidade. Feita a avaliação, o médico neurologista registra, no prontuário, as condutas tomadas.

Formação do time de atendimento no Tele-AVC

O time do Tele-AVC deve ser formado por uma série de pessoas ligadas à área clínica assistencial, administrativa e de pesquisa. Neurologistas, médicos emergencistas, enfermeiros e radiologistas devem colaborar entre si para prover o melhor cuidado aos pacientes com AVC agudo. Em geral, os neurologistas que participam do time do Tele-AVC são especialistas em doenças cerebrovasculares, porém essa não é uma regra absoluta. Um neurologista remoto em conjunto com um enfermeiro presencial treinado consegue, de forma segura e eficiente, determinar o valor da escala do NIHSS e definir o melhor tratamento a ser realizado. Esse time precisa estar sempre atualizado quanto às melhores condutas no tratamento do AVC agudo, devendo, portanto, ser atualizado com frequência por um sistema de educação continuada envolvendo todos os profissionais.

Quando a equipe trabalha de forma integrada, o benefício logo é sentido por todos, principalmente pelos pacientes e familiares. O apoio do neurologista na decisão terapêutica de trombólise química endovenosa é essencial para o emergencista e aumenta para 90% a porcentagem do uso da alteplase em pacientes com indicação de trombólise na chegada ao pronto-socorro.[2]

Importância do Tele-AVC na UTI e cuidados pós-trombólise

Os benefícios do Tele-AVC extrapolam o tratamento agudo do AVC, com potencial de utilização nos cuidados pós-alta, principalmente nas unidades hospitalares sem neurologistas que visitem o paciente durante a internação, ou em hospitais em que não haja uma unidade de AVC com neurologista de plantão (UAVC). Alguns estudos já demonstraram que os cuidados do AVC realizados por equipe dedicada multidisciplinar composta de neurologistas, enfermeiros, fonoaudiólogos, nutricionistas e fisioterapeutas na fase aguda são mais eficazes, o que melhora significativamente o prognóstico dos pacientes. Portanto, os cuidados do Tele-AVC podem se estender ao tratamento intensivo, orientando os intensivistas sobre as principais medidas de controle que devem ser realizadas nas primeiras horas, além das opções diagnósticas para esclarecimento da etiologia do AVC. O Tele-AVC pode ser utilizado ainda como uma forma de acompanhamento do paciente após a alta hospitalar e fornecer possibilidades terapêuticas referentes à telerreabilitação por meio de programas específicos orientados por fisioterapeutas.

Aspectos éticos e legais

A telemedicina no Brasil está sob a regulamentação do Conselho Federal de Medicina (CFM) e começa a ser utilizada, em 2002, restrita às áreas assistenciais e apenas como segunda opinião médica. Considerando os objetivos de um sistema de Tele-AVC, que tem por objetivo prover assistência decisória à trombólise na fase aguda e orientações pós-trombólise, o modelo que contempla a segunda opinião médica, regulamentado em 2002 pelo próprio CFM, serviu como base jurídica para a utilização de um programa de Tele-AVC.

Em abril de 2022, por meio da Resolução CFM n. 2.314, foi definida e regulamentada a telemedicina na forma de serviços médicos mediados por tecnologias de comunicação, sendo ainda revogada a Resolução n. 1.643/2002.

Na Resolução CFM n. 2.314/2022, foram definidas sete categorias de atendimento: teleconsulta (consulta médica não presencial); teleinterconsulta (troca de informações e opiniões entre médicos, com ou sem a presença do paciente, para auxílio diagnóstico ou terapêutico); telediagnóstico (emissão de laudo ou parecer de exames); telecirurgia (procedimento cirúrgico à distância, com utilização de equipamento robótico); telemonitoramento ou televigilância (realização sob coordenação, indicação, orientação e supervisão de aspectos de saúde ou doença, por meio de estudo clínica ou obtenção direta de imagens, assim como sinais e dados de equipamentos ou dispositivos agregados ou implantáveis); teletriagem (realizada por um médico para avaliação dos sintomas do paciente, à distância, para correto direcionamento e regulação ambulatorial ou hospitalar); e teleconferência (transmissão síncrona de procedimentos para fins de educação, pesquisa e treinamento).

Outra importante normatização se fez em relação à investigação e ao julgamento em casos de infração ética, sendo definido que apuração de eventual infração ética será feita pelo Conselho Regional de Medicina (CRM) de jurisdição do paciente e julgada no CRM de jurisdição do médico responsável.

Custos do Tele-AVC: vale a pena?

Para a implantação de uma rede de telemedicina, são necessários investimentos em equipamentos e em manutenção, além de suporte prestado por uma equipe de tecnologia de informação e por uma equipe administrativa e de credenciamento, permitindo que os profissionais de saúde estejam focados 100% nos atendimentos. Isso pode elevar os custos relacionados ao programa de Tele-AVC, principalmente em sua fase inicial de implementação, uma vez que poucos hospitais são cobertos pela equipe de especialistas. Analisando esses detalhes, em 2011, um estudo publicado na revista *Neurology*, revelou que o sistema de Tele-AVC pode, de fato, ser custo-efetivo, principalmente quando a avaliação tem como objeto os efeitos de longo prazo da terapia trombolítica e dos cuidados pós-trombólise, que aumentam a taxa de recuperação dos pacientes e diminuem sequelas e mortalidade.[3]

Outra questão importante para o desenvolvimento de redes de Tele-AVC é o financiamento, que pode ser público ou privado. O Ministério da Saúde do Brasil publicou a Portaria n. 665 em 12 de abril de 2012 criando fomento para abertura de unidades de AVC nas instituições ligadas ao Sistema Único de Saúde (SUS). Essa Portaria estabelece a necessidade de neurologistas de plantão 24/7 presencial ou por telemedicina, o que abre a possibilidade para a criação de redes de Tele-AVC. Contudo, a maioria das Santas Casas e de outros hospitais ligados ao SUS ainda não adotou esses critérios e nem mesmo tem estrutura para a implantação de uma rede de telemedicina voltada ao tratamento do AVC na fase aguda.

Dentro do financiamento privado, as operadoras de saúde têm investido cada vez mais na telessaúde como forma de ganhar escala, qualidade, e eficiência e reduzir custos. A criação de redes de Tele-AVC já não é novidade, e elas já existem desde 2011, iniciando-se no estado de São Paulo com a operadora Amil. Outras empresas estão seguindo esses passos na tentativa de melhorar o cuidado nas suas redes de hospitalares, unindo qualidade a custo efetividade.

Perspectivas

Com a ampliação cada vez maior do acesso à internet e com os avanços das tecnologias digitais e do 5G, será possível montar redes de telessaúde completas com baixo custo de implantação e com alto nível de usabilidade e de engajamento dos usuários profissionais de saúde e dos pacientes. No Brasil, com a regulamentação da telemedicina, são grandes as perspectivas de progressão das redes de Tele-AVC, bem como de outras modalidades.

Considerações finais

A telemedicina moderna é uma realidade que há mais de 20 anos vem mudando a forma como profissionais de saúde e pacientes interagem, resultando em maior eficiência e qualidade no cuidado, quebrando barreiras físicas e culturais. O Tele-AVC, que já é utilizado desde a década de 1990, tem se ampliado em diversos países, levando cuidados neurológicos críticos para quem sofre um evento cerebrovascular agudo. Isso reduz custo a médio e a longo prazo e possibilita tratamento àqueles pacientes que ficariam com graves sequelas ou morreriam por causa do AVC. Com a regulamentação da telemedicina promovida em 2022, barreiras jurídicas e éticas foram quebradas, de modo a permitir o avanço e o estabelecimento desta tecnologia.

Referências

1. Mensah GAB, Norrving VL, et al. The Global Burden of Stroke. Neuroepidemiology 2015;45(3):143-5.
2. Demaerschalk BMML, Miley TE, Kiernan BJ, Bobrow DA, Corday KE, Wellik MI, et al. Coinvestigators (2009). Stroke telemedicine. Mayo Clin Proc 2009;84(1):53-64.

3. Nelson RE, Saltzman GM, Skalabrin EJ, Demaerschalk BM, Majersik JJ (2011). The cost-effectiveness of telestroke in the treatment of acute ischemic stroke. Neurology 2011;77(17):1590-8.

4. Schwamm L. A review of the evidence for the use of telemedicine within stroke systems of care. Stroke 2009;40:2616-34.

5. Organization WH. Telemedicine: opportunities and developments in member states: report on the Second Global Survey on eHealth. 2010.

6. Levine SR. Gorman M. (1999). Telestroke: the application of telemedicine for stroke. Stroke 1999;30(2):464-9.

7. Meyer BC. Telestroke evolution: from maximization to optimization. Stroke 2012;43(8):2029-30.

22

Cuidados de Enfermagem nas Doenças Cerebrovasculares

Solange Diccini | Rennan Martins Ribeiro

Introdução

As doenças cerebrovasculares são doenças com alta morbidade e mortalidade. Os pacientes com esse diagnóstico devem ser cuidados em unidades especializas, como as unidades de acidente vascular cerebral (unidade AVC) ou de terapia intensiva (UTI), para obtenção de melhores resultados. Dessa forma, as equipes de enfermagem dessas unidades devem ser treinadas com evidências científicas para que o cuidado seja realizado com conhecimento e de forma segura. Este capítulo tem por finalidade discutir as melhores práticas de enfermagem no manejo das doenças cerebrovasculares, evidenciando seu papel na equipe multiprofissional.

Cuidados de enfermagem no paciente com acidente vascular cerebral isquêmico

A assistência de enfermagem no paciente com acidente vascular cerebral isquêmico (AVCi) ocorre em diferentes momentos. Este capítulo discute a assistência de enfermagem nas fases hiperaguda e aguda realizada na unidade de cuidados intensivos.[1-3]

Cuidados de enfermagem no tratamento do acidente vascular cerebral isquêmico com trombolítico endovenoso

O marco histórico no tratamento do AVCi com uso trombolítico endovenoso (rt-PA EV) foi instituído a partir dos resultados do estudo NINDS, em que se observaram os benefícios do rt-PA endovenoso em pacientes com AVCi até 3 horas do início dos sintomas. Anos depois, após resultados obtidos com o ECASS III, a terapia trombolítica foi estendida para 4 horas e meia do início dos sintomas; tornando, assim, a trombólise endovenosa uma terapia amplamente difundida na prática clínica.[4,5]

Para garantir segurança na administração endovenosa do trombolítico, o enfermeiro deve:

- Orientar paciente e/ou família sobre procedimento
- Obter peso do paciente
- Obter dois acessos venosos calibrosos
- Monitorizar paciente com monitor multiparamétrico (frequência cardíaca, pressão arterial, saturação periférica de oxigênio)
- Preparar trombolítico conforme posologia indicada

- Obter sinais vitais prévio à trombólise por via endovenosa (EV)
- Avaliar estado neurológico antes da trombólise EV pela escala de coma de Glasgow (ECGl) ou pela escala de AVC do NIH (*National Institute of Health Stroke Scale* – NIHSS)

O AVCi, na sua grande maioria, pode ser de origem trombótica ou embólica. O rt-PA (alteplase) é um ativador de plasminogênio tecidual humano recombinante. Na administração do rt-PA por via EV, ele é ativado quando entra em contato com o coágulo dentro da artéria cerebral. Uma vez ligado à fibrina do coágulo, ocorre a conversão do plasminogênio em plasmina e, consequentemente, a dissolução do coágulo, com reperfusão da região afetada.[1,3,4]

A apresentação do rt-PA pode ser frasco-ampola com pó liofilizado injetável de 10 mg mais 10 mL de diluente, ou frasco-ampola de 20 mg mais 20 mL de diluente, ou frasco-ampola de 50 mg mais 50 mL de diluente. Após a solução reconstituída, para cada 1 mL da solução, contém 1 mg de alteplase. O pó liofilizado tem uma coloração de branco a amarelo-claro e a solução reconstituída de límpida, incolor a amarelo claro.[1,3,4]

O alteplase deve ser armazenado em temperatura ambiente de 15 °C a 30 °C e protegido da luz. Após a diluição, o rt-PA deve ser usado imediatamente. Caso não seja utilizado de imediato, dever ser mantido em geladeira (2 °C a 8 °C) por um período máximo de 24 horas ou de 8 horas fora da geladeira, sob temperatura abaixo de 30 ºC.

As etapas para o preparo do rt-PA são: checar a prescrição médica com a dose em miligramas; diluir o rt-PA imediatamente antes da administração EV; remover a tampa protetora dos frascos-ampola; limpar com solução antisséptica a parte superior da borracha de cada frasco-ampola; pegar o frasco-ampola do diluente estéril e colocá-lo em posição vertical sobre uma superfície plana; tirar uma da tampas da cânula de transferência; furar o centro da tampa de borracha do frasco-ampola do diluente de modo suave, firme e sem torcer; segurar o frasco-ampola do diluente e a cânula de transferência com uma das mãos, utilizando as duas abas laterais; tirar a outra tampa da parte superior da cânula de transferência; pegar o frasco-ampola contendo o pó liofilizado do rt-PA; perfurar com a ponta da cânula de transferência o centro da tampa de borracha, de modo suave, firme e sem torcer, do frasco-ampola com o pó liofilizado; inverter os dois frascos-ampola e observar o diluente escorrer completamente para o frasco-ampola do pó liofilizado; remover o frasco-ampola do diluente vazio com a cânula de transferência; pegar o frasco-ampola com o rt-PA reconstituído e fazer movimentos giratórios, lentamente, para dissolver qualquer pó restante (não agitar o frasco, para não produzir espuma); com uma agulha e seringa e aspirar volume prescrito.

O rt-PA endovenoso (alteplase) é administrado na dose de 0,9 mg/kg, sendo a dose máxima de 90 mg. O medicamento deve ser diluído em diluente próprio na concentração de 1 mg/mL. A administração do rt-PA EV pelo enfermeiro ocorre em dois momentos distintos: dose em bólus ou de ataque, seguida imediatamente pela dose de manutenção. Para facilitar o preparo e a administração da dose de ataque e de manutenção, bem como a segurança no manejo do trombolítico, sugere-se a utilização de um quadro de administração do rt-PA EV no posto de enfermagem (Tabela 22.1). A dose em bólus refere-se à administração em seringa, de 10% da dose total calculada, como um tempo de administração EV de 1 a 2 minutos. A dose de manutenção, por sua vez, é administrada por meio de bomba de infusão, durante 1 hora, com os 90% restantes da dose total calculada.[1,3,4]

No Quadro 22.1, são apresentados os cuidados de enfermagem durante a administração do rt-PA EV.

No Quadro 22.2, são apresentados os cuidados de enfermagem após a administração do rt-PA EV.

Capítulo 22 · Cuidados de Enfermagem nas Doenças Cerebrovasculares

TABELA 22.1	ADMINISTRAÇÃO DO RT-PA POR VIA ENDOVENOSA EM BÓLUS E POR BIC	
Peso (kg)	Dose em mL (bólus - 10% da dose) 1 minuto - EV	Dose em mL (manutenção - 90% da dose) 1 hora - BIC
≥ 100	9	81
97,5	8,8	79
95,0	8,6	77
92,5	8,3	75,0
90	8,1	72,9
87,5	7,9	70,9
85	7,7	68,8
82,5	7,4	66,9
80	7,2	64,8
77,5	7	62,8
75	6,8	60,7
72,5	6,5	58,8
70	6,3	56,7
67,5	6,1	54,7
65	5,9	52,6
62,5	5,6	50,7
60	5,4	48,6
57,5	5,2	46,6
55	5	44,5
52,5	4,7	42,6
50	4,5	40,5
47,5	4,3	38,8
45	4,1	36,6
42,5	3,8	34,5
40	3,6	32,4

BIC: bomba de infusão contínua.
Fonte: Desenvolvida pela autoria.

QUADRO 22.1 — CUIDADOS DE ENFERMAGEM DURANTE A TROMBÓLISE EV[1-4]

Cuidados de Enfermagem	Justificativa
Monitorização da pressão arterial e frequência cardíaca de 15 em 15 minutos	O trombolítico pode causar sangramentos intracranianos levando a efeito de massa e, por consequência, hipertensão intracraniana. Sangramentos sistêmicos podem ocorrer, causando hemorragias e hipovolemia
Avaliação neurológica (escala coma de Glasgow/escala de AVC do NIH) de 15 em 15 minutos	Piora neurológica durante a infusão do trombolítico pode refletir transformação hemorrágica, bem como se precedida de melhora clínica representar síndrome de reclusão secundário à obstrução de um segmento do trombo em um vaso distal de menor calibre
Não realizar procedimentos invasivos	O rt-PA predispõe o paciente ao desenvolvimento de sangramentos
Ajustar alarmes do monitor para limites PAS ≤ 180 mmHg e PAD ≤ 105 mmHg	Hipertensão arterial associada aos efeitos do rt-PA predispõe o paciente ao sangramento intracraniano e/ou sistêmico
Administrar anti-hipertensivo endovenoso conforme prescrição médica, se hipertensão arterial	O controle pressórico deve ser rigoroso, devendo obter-se controle sobre os efeitos do medicamento por via EV, que não pode ser obtido com anti-hipertensivos via oral
Interromper infusão do rt-PA se hipertensão arterial refratária ou piora neurológica	A hipertensão não tratada favorece sangramentos
Encaminhar paciente para TC de crânio se piora neurológica	

AVC: acidente vascular cerebral; EV: (via) endovenosa; NIH: National Institutes of Health; PAD: pressão arterial distólica; PAS: pressão arterial sistólica; TC: tomografia computadorizada.
Fonte: Adaptado de Amatangelo MP, Thomas SB, 2020; Powers WJ, Rabinstein AA, Ackerson T, Adeoye OM, Bambakidis NC, Becker K, *et al.*, 2019; Hickey JV, Livesay SL., 2016; Diccini S., 2017.

Capítulo 22 — Cuidados de Enfermagem nas Doenças Cerebrovasculares

QUADRO 22.2 — CUIDADOS DE ENFERMAGEM APÓS A TROMBÓLISE EV[1-4]

Cuidados de Enfermagem	Justificativa
Monitorização da pressão arterial, frequência cardíaca: • A cada 15 minutos nas primeiras 2 horas • A cada 30 minutos, nas próximas 6 horas • A cada hora, até completar 24 horas de trombólise EV	O trombolítico pode causar sangramentos intracranianos, o que gera efeito de massa e, por consequência, hipertensão intracraniana. Sangramentos sistêmicos podem ocorrer, causando hemorragias e hipovolemia
Não realizar procedimentos invasivos nas primeiras 24 horas Considerar cateterismo vesical se retenção urinária, somente após 30 minutos do término da trombólise	O rt-PA predispõe o paciente ao desenvolvimento de sangramentos
Manter repouso nas primeiras 24 horas	A mobilização imediata após administração do rt-PA expõe o paciente ao risco de traumas ou lesões que, caso ocorram, apresentam dificuldades de hemostasia em vigência do efeito do trombolítico
Encaminhar paciente para TC de crânio para controle	Delimitar área isquemia e fazer avaliação de transformação hemorrágica
Não administrar antiagregantes plaquetários antes de 24 horas da trombólise e TC de crânio de controle	Iniciar prevenção secundária e prevenir e/ou evitar progressão transformação hemorrágica
Realizar avaliação para risco de disfagia antes da ingestão de líquidos ou alimentos por via oral	A disfagia é comum após o AVCi, favorecendo a broncoaspiração, portanto todo paciente deve ser avaliado para disfagia
Inspecionar cavidade oral	Em pacientes com história de uso de IECA, em raros casos, pode ser observado angiodema, prejudicando a respiração e troca gasosa
Monitorar glicemia capilar. Objetivar glicemia entre 80 e 140 mg/dL	A hiperglicemia está associada a piores resultados como aumento da área de isquemia, diminuição da efetividade de recanalização e risco de transformação hemorrágica. A hipoglicemia por sua vez favorece a lesão neuronal

AVCi: acidente vascular cerebral isquêmico; EV; (via) endovenosa; IECA: inibidores da enzima conversora da angiotensina; TC: tomografia computadorizada.
Fonte: Adaptado de Amatangelo MP, Thomas SB, 2020; Powers WJ, Rabinstein AA, Ackerson T, Adeoye OM, Bambakidis NC, Becker K, *et al.*, 2019; Hickey JV, Livesay SL., 2016; Diccini S., 2017.

Cuidados de enfermagem no tratamento do acidente vascular cerebral isquêmico com trombectomia mecânica

Estudos recentes como *Mr Clean, Escape, Extend IA, Swift-Prime, Defuse 3, Dawan* demonstraram o benefício e as boas taxas de recanalização com terapia endovascular ou trombectomia no manejo de pacientes com AVCi, sendo um avanço no tratamento desses pacientes.[2,5,6] A seguir, são descritos os cuidados de enfermagem nos pacientes submetidos à terapia com trombectomia (Quadro 22.3).

QUADRO 22.3	CUIDADOS DE ENFERMAGEM NO PACIENTE SUBMETIDO À TROMBECTOMIA MECÂNICA[7,8]
Cuidados de Enfermagem	**Justificativa**
Realizar avaliação neurológica: ECGI, escala de AVC do NIH	Identificar progressão e melhora do AVCi pós-procedimento
Avaliar na região inguinal, a presença ou ausência do introdutor. Na sua presença, o paciente deve permanecer em repouso e com o membro estendido	Prevenção e detecção precoce de sangramentos O aumento da circunferência da coxa do membro do qual foi retirado o introdutor pode indicar a presença de sangramento interno Avaliar sinais vitais, para choque hemorrágico, em razão de sangramento interno na região do introdutor
Avaliar a presença de sangramento peri-inserção do introdutor, como também a perfusão periférica dos membros os comparando	
Realizar a compressão da região inguinal por volta de 15 minutos ou mais, após a retirada do introdutor. Fazer curativo compressivo e monitorar sangramento	
Manter decúbito dorsal elevado a 30°, orientar o paciente a não fletir o membro nas primeiras 6 horas após o procedimento, restringir o membro se necessário e manter repouso relativo por 24 horas	A flexão da região coxofemoral aumenta o risco de sangramento
Orientar o paciente em relação ao repouso absoluto de 6 a 12 horas, após a retirada do introdutor	
Avaliar a perfusão periférica dos membros inferiores	A cateterização do membro para o procedimento pode provocar lesão do vaso e, consequentemente, alterações de perfusão do membro inferior ou sangramento

AVC: acidente vascular cerebral; AVCi: acidente vascular cerebral isquêmico; ECGI: escala de coma Glasgow; NIH: National Institutes of Health.
Fonte: Adaptado de Jadhav AP, Molyneaux BJ, Hill MD, Jovin TG., 2018; Hill M, Glenn BA, Reese BJ, Morrow B., 2018.

Cuidados de enfermagem no pós-operatório de craniectomia descompressiva

No infarto hemisférico ou AVCi maligno da artéria cerebral média (ACM), ocorre a formação de edema cerebral intenso na região que circunda a região de oclusão vascular cerebral. O edema resulta na deterioração neurológica, hipertensão intracraniana com desvio de estruturas intracranianas, herniação cerebral e, consequentemente, morte encefálica.[9]

Esses pacientes necessitam ser rapidamente identificados, transferidos e tratados em unidades de terapia intensiva (UTI), preferencialmente especializadas em cuidados neurointensivos. O tratamento para hipertensão intracraniana deve ser instituído por meio de medidas clínicas e/ou cirúrgicas. A craniectomia descompressiva pode ser indicada naqueles pacientes com hipertensão intracraniana, que perderam a janela terapêutica para o tratamento de AVCi com trombólise EV ou com trombectomia mecânica.[1,9]

A craniectomia descompressiva consiste na descompressão do tecido cerebral hipertenso com a remoção temporária da calota craniana e duroplastia extensiva. Para ser efetiva, a craniectomia deve envolver uma área ampla (aproximadamente 12 cm de diâmetro). A craniectomia descompressiva está associada a complicações, que devem ser identificadas no pós-operatório.[10]

As complicações pós-operatórias da craniectomia descompressiva podem ser classificadas como de curto prazo (primeiros dias a semanas), médio prazo (semanas a meses) e longo prazo.[10]

As complicações a curto prazo, comumente ainda observadas na UTI, incluem: expansão e herniação cerebral pela janela óssea de craniectomia; síndrome do trefinado ou *"sinking skin flap syndrome"*; hematoma; infecção; higroma; fístula do líquido cefalorraquidiano (LCR); e crises convulsivas. A médio prazo, a complicação comumente observada inclui a hidrocefalia e a manutenção de sintomas da síndrome do trefinado ou *"sinking skin flap syndrome"* e, por fim, a longo prazo, as complicações estão relacionadas à cranioplastia, como infecção do sítio cirúrgico e síndrome de reabsorção.[10,11] Os cuidados com pacientes submetidos à craniectomia descompressiva são descritos no Quadro 22.4.

QUADRO 22.4	CUIDADOS DE ENFERMAGEM EM PACIENTES SUBMETIDOS À CRANIECTOMIA DESCOMPRESSIVA[3,4,10]	
Cuidado de Enfermagem	**Justificativa**	
Monitorar nível de consciência	Identificar precocemente hipertensão intracraniana, edema cerebral, hematomas ou outras complicações neurológicas	
Avaliar pupilas (forma, tamanho, reatividade)		
Atentar para sinais de crises convulsivas		
Avaliar a monitorização da PIC, se disponível		

Continua...

CMIB   DOENÇAS CEREBROVASCULARES

QUADRO 22.4	CUIDADOS DE ENFERMAGEM EM PACIENTES SUBMETIDOS À CRANIECTOMIA DESCOMPRESSIVA[3,4,10] – CONTINUAÇÃO
Cuidado de Enfermagem	**Justificativa**
Monitorar alterações comportamentais	Identificar precocemente síndrome do trefinado ou *"sinking skin flap syndrome"* ou hidrocefalia
Atentar para diminuição súbita e aguda da consciência	
Identificar alterações neurológicas associadas à posição ou desidratação	
Não posicionar cabeça do paciente sobre área de craniectomia	Prevenir lesão cerebral associada a efeito da pressão atmosférica sobre o cérebro e identificar precocemente lesões associadas
Utilizar coxins com almofadas, cobertores ou toalhas para apoiar a cabeça	
Consultar protético para construção de capacetes	
Utilizar capacetes quando retirar paciente do leito	
Consultar avaliação neuropsicológica	
Realizar curativo com técnica asséptica	Prevenir infecção de sítio cirúrgico, promoção da cicatrização
Avaliar diariamente presença de coleção subgaleal e fístula do LCR	
Manter enfaixamento cefálico com discreta compressão nos primeiros dias	Diminuir incidência de hematoma e herniação do tecido cerebral pela janela óssea

LCR: líquido cefalorraquidiano; PIC: pressão intracraniana.
Fonte: Adaptado de Hickey JV, Livesay SL, 2016; Diccini S, 2017; Livesay S, Moser H, 2014.

Cuidados de enfermagem no tratamento no pós-operatório de endarterectomia e angioplastia de carótida

Estudos recentes têm demonstrado a eficácia e a efetividade da adoção de protocolos de cuidados padronizados no pós-operatório de endarterectomia. As primeiras 8 horas no pós-operatório de endarterectomia são cruciais para obtenção de melhores desfechos. Estudos evidenciam que 15% dos pacientes apresentam hipotensão e 12% desses pacientes necessitam de intervenções e de infusão de drogas vasoativas. Dessa forma, pacientes em pós-operatório de endarterectomia necessitam de cuidados pós-operatórios em UTI ou em unidades especializadas.[12]

Protocolo padronizado de cuidados de enfermagem em pacientes submetidos à endarterectomia é apresentado na Tabela 22.2.

228

Capítulo 22   Cuidados de Enfermagem nas Doenças Cerebrovasculares

TABELA 22.2	PROTOCOLO DE CUIDADOS DE ENFERMAGEM EM PACIENTES SUBMETIDOS À ENDARTERECTOMIA[13,14]		
	POI (pós--operatório imediato)	1 PO (primeiro pós-operatório)	2 PO (segundo pós-operatório)
• Monitorização Neurológica: ECGl, escala de AVC do NIH, avaliação pupilar, avaliação dos pares de nervos cranianos	A cada hora	A cada 2 horas	2 vezes/dia
• Monitorização cardiovascular: PA, FC	A cada hora	A cada 2 horas	2 vezes/dia
• Monitorização da oxigenação: $SpO_2 > 94\%$	A cada hora	A cada 2 horas	2 vezes/dia
• Avaliação da dor	A cada hora	A cada 2 horas	2 vezes/dia
• Balanço hídrico	A cada 6 horas	A cada 6 horas	A cada 6 horas
• Cuidado com dreno (débito)	A cada hora	A cada 2 horas	A cada 6 horas
• Cuidado com incisão	SIM	SIM	SIM
• Mobilização	NÃO	SIM	SIM
• Nutrição	NÃO	SIM	SIM

AVC: acidente vascular cerebral; ECGl: escola de coma de Glasgow; FC: frequência cardíaca; NIH: National Institutes of Health; PA: pressão arterial.
Fonte: Adaptada de Rich K, Treat-Jacobson D, DeVeaux T, Fitzgerald K, Kirk L, Thomson L, *et al.*, 2017; Svensson S, Ohlsson K, Wann-Hansson C, 2012.

Complicações no pós-operatório de endarterectomia

Bradicardia

A bradicardia sintomática pode acontecer em consequência da manipulação do seio carotídeo durante a angioplastia por balão ou colocação do *stent* no bulbo carotídeo. A bradicardia pode se manifestar no intraoperatório como no pós-operatório. A administração profilática de atropina 1 mg antes de insuflação do balão no intraoperatório está associada a menores taxas de complicações.[3,12-14]

No pós-operatório, deve-se monitorar a frequência cardíaca e, se for necessário, administrar atropina, conforme prescrição médica. Em casos mais graves, a inserção de um marca-passo temporário pode ser considerada. Orientar o paciente a tossir ou a realizar respirações profundas, manobras que podem auxiliar no controle da frequência cardíaca.

229

Hipotensão arterial

A hipotensão arterial é a complicação mais frequente após angioplastia de carótida, e está relacionada à manipulação dos barorreceptores localizados no seio carotídeo. Costuma ocorrer nas primeiras 12 horas, com resolução nas primeiras 24 horas.[11-13] Em casos de hipotensão arterial, as primeiras intervenções podem incluir redução do nível de cabeceira da cama e administração de cristaloides. O alvo pressórico consiste em manter uma pressão arterial média acima de 75 mmHg. Nos casos de hipotensão arterial persistente, agentes vasopressores endovenosos, como noradrenalina e dopamina, podem ser considerados.

Em procedimentos realizados por abordagem endovascular com acesso pela artéria femoral, considerar a hipotensão secundaria a sangramento com formação de hematoma retroperitoneal. O paciente pode apresentar sinais e sintomas, como dor em região inguinal, costas e flanco associada à taquicardia, hipotensão e diminuição do hematócrito.

Síndrome de hiperperfusão

A síndrome de hiperperfusão é uma complicação rara (incidência de 0,7% a 7,7%) com altas morbidade e mortalidade. Comumente, ocorre nas primeiras 24 horas e pode se estender até 2 semanas de pós-operatório. A síndrome de hiperperfusão é descrita como conjunto de sinais e sintomas associados ao aumento do fluxo sanguíneo cerebral e diminuição da autorregulação das arteríolas cerebrais. Esse fenômeno ocorre em consequência da dilatação das arteríolas em resposta ao longo período de estreitamento do vaso pela placa de ateroma, aumento da pressão arterial após o procedimento e consequente elevação da perfusão cerebral.[12-14]

As manifestações clínicas incluem alteração do nível de consciência, cefaleia, náuseas, vômitos, déficits neurológicos focais e crises convulsivas. Pacientes com idade superior a 75 anos, hipertensos, com história de AVC prévios ou com oclusões graves e contralaterais da carótida apresentam maior risco para seu desenvolvimento.[12-14]

O cuidado de enfermagem deve priorizar o controle rigoroso da pressão arterial, como principal estratégia para a prevenção da síndrome de hiperperfusão.

Acidente vascular cerebral isquêmico pós-operatório

A isquemia pós-operatória apresenta incidência baixa (2,3%) e está associada à liberação de êmbolos carotídeos em virtude da manipulação cirúrgica. A monitorização intraoperatória com eletroencefalografia, as medidas de fluxo sanguíneo cerebral e as medidas hemodinâmicas têm sido empregadas para redução desta complicação.[12-14]

No pós-operatório, a avaliação neurológica direcionada para AVCi como a escala de AVC do NIH deve ser realizada.

Infecção

A infecção após o procedimento de revascularização carotídea é extremamente baixa (1%). Entretanto, as medidas para prevenção de infecção de sítio cirúrgico devem sem empregadas para manutenção das baixas taxas de infecção relacionada ao procedimento.[3,12,13]

Lesão de nervos cranianos

A lesão de nervos cranianos (NC) é uma complicação frequente após endarterectomia e tem caráter transitório, com resolução em dias ou semanas. Os nervos cranianos comumente afetados incluem o nervo facial (VII par de NC), nervo glossofaríngeo (IX par de NC), nervo vago (X par de NC), nervo acessório (XI par de NC) e nervo hipoglosso (XII par de NC).[3,12,13]

O enfermeiro deve proceder com avaliação dos pares de nervos cranianos e, constatadas alterações, comunicar a equipe médica.

Cuidados de enfermagem no paciente com acidente vascular cerebral hemorrágico

O acidente vascular cerebral hemorrágico (AVCh) é definido como extravasamento de sangue no parênquima cerebral (hemorragia intracerebral (HIC)), sistema ventricular (hemorragia intraventricular (HIV)) ou espaço subaracnóideo (hemorragia subaracnóidea) espontâneo, não provocado por trauma.[15]

Evidências científicas suportam que pacientes com AVCh internados em UTI especializadas em cuidados neurointensivos ou unidades de AVC apresentam melhores resultados.[16-18]

A monitorização neurológica inclui a aplicação de escalas de avaliação neurológica, avaliação pupilar, sinais de hipertensão intracraniana e monitorização multimodal quando indicada. O controle do ressangramento, por sua vez, se dá principalmente com a mensuração adequada da pressão arterial, administração de medicamentos e sua titulação.[16-18]

As ações de enfermagem devem estar voltadas para monitorização neurológica, a fim de identificar deterioração e complicações, bem como controle do sangramento e expansão do hematoma no paciente com hemorragia intracerebral (Quadro 22.5).

QUADRO 22.5	CUIDADOS DE ENFERMAGEM NO PACIENTE COM HEMORRAGIA INTRACEREBRAL[16-19]
Cuidados de Enfermagem	**Justificativa**
Obter dados do caso: idade, local do hematoma, escore ICH, ECGl à admissão, estado da via aérea, resultados de coagulograma, tratamentos iniciados e proposta de tratamento cirúrgico	A passagem de plantão completa permite compreensão da gravidade do quadro, antecipação de eventos, prevenção de complicações, otimização do tempo e recursos melhorando o desfecho
Monitorar nível de consciência com ECGl ou escala FOUR em pacientes não sedados	Identificar deterioração neurológica associada à hipertensão intracraniana
Monitorar nível de sedação com escalas de RASS ou SAS com meta de sedação profunda	Em pacientes com HIC, o alcance da meta de sedação profunda previne injuria cerebral
Avaliar pupilas (tamanho, forma, fotorreação)	Identificar herniação cerebral secundária à HIC
Avaliar dor com escala padronizada e validada	A dor resulta na estimulação simpática e na consequente hipertensão arterial
Obter mensuração rigorosa da pressão arterial. Considerar uso de monitorização da pressão arterial invasiva	O controle pressórico rigoroso permite controle e prevenção da expansão do hematoma cerebral
Administrar anti-hipertensivo endovenoso se PAS > 220 mmHg	

Continua...

QUADRO 22.5	CUIDADOS DE ENFERMAGEM NO PACIENTE COM HEMORRAGIA INTRACEREBRAL[16-19] – CONTINUAÇÃO
Cuidados de Enfermagem	**Justificativa**
Ajustar limites de alarmes para PAS inferior a 140 mmHg	A hipertensão arterial está associada à expansão do hematoma
Monitorar e comunicar hipertensão arterial, bradicardia e alteração do padrão respiratório	Esses sinais indicam HIC e alertam para adoção de medidas de urgência
Encaminhar o paciente para TC de crânio se deterioração neurológica	A TC de crânio é o exame de escolha para avaliação da expansão do hematoma

ECGI: escala de coma de Glasgow; escore FOUR: Full Outline UnResponsiveness Score; HIC: hipertensão intracraniana; PAS: pressão arterial sistólica; RASS: Richmmond Agitation Sedation Scale; SAS: Sedation Agitation Scale.
Fonte: Adaptado de Manoel ALO, Goffi A, Zampieri FG, Turkel-Parrella D, Duggal A, Marotta TR, *et al.*, 2016; Hemphill JC, Greenberg SM, Anderson CS, Becker K, Bendok BR, Cushman M, *et al.*, 2015; Steiner T, Al-Shahi Salman R, Beer R, Christensen H, Cordonnier C, Csiba L, *et al.*, 2014; Dastur CK, Yu W, 2017.

Cuidados de enfermagem no paciente com hemorragia subaracnóidea

O manejo do paciente com hemorragia subaracnóidea (HSA) na UTI visa o monitoramento neurológico a fim de se identificarem complicações como ressangramento, isquemia cerebral tardia e hidrocefalia. A internação na UTI está indicada em pacientes com escores na escala modificada de Fisher (3 e 4) e escala de Hunt Hess (> 3) antes do tratamento definitivo do aneurisma ou independente dos escores obtidos no manejo pós-tratamento em ambas modalidades terapêuticas: clipagem do aneurisma por craniotomia; ou tratamento endovascular.[1,3,20] As especificidades no cuidado de enfermagem a pacientes com HSA podem ser observados no Quadro 22.6.

QUADRO 22.6	CUIDADOS DE ENFERMAGEM NO PACIENTE COM HEMORRAGIA SUBARACNÓIDEA[1,20-22]
Cuidado	**Justificativa**
Monitorar nível de consciência com ECGI, avaliação pupilar e déficit neurológico focal	Alterações no exame neurológico podem indicar isquemia cerebral tardia, hidrocefalia ou ressangramento
Aplicar escala de AVC da NIH	Acompanhamento da gravidade do quadro
Monitorar sinais vitais, atentando-se para sinais de hipertensão intracraniana	A presença de hipertensão, de bradicardia e de alteração do padrão respiratório pode indicar sinais de hipertensão intracraniana secundário à hidrocefalia

Continua...

Capítulo 22 — Cuidados de Enfermagem nas Doenças Cerebrovasculares

QUADRO 22.6	CUIDADOS DE ENFERMAGEM NO PACIENTE COM HEMORRAGIA SUBARACNÓIDEA[1,20-22] (CONTINUAÇÃO)
Cuidado	**Justificativa**
Monitorar rigorosamente a pressão arterial. Considerar a utilização da pressão arterial invasiva	
Ajustar alarmes do monitor para PAS < 160 mmHg em pacientes com aneurismas não tratados Observação: após tratamento definitivo do aneurisma, a pressão arterial ideal é definida a partir dos achados do exame clínico e Doppler transcraniano no tratamento de isquemia cerebral tardia e/ou vasoespasmo	Em pacientes sem tratamento definitivo do aneurisma, a hipertensão deve ser evitada a fim de se prevenir o ressangramento
Considerar a administração de drogas vasoativas	A hipotensão arterial e a hipertensão arterial são deletérias, favorecendo o vasoespasmo e o ressangramento respectivamente
Manter repouso no leito	A mobilização em pacientes com aneurismas não controlados os expõe ao risco de ressangramento
Avaliar e tratar dor com aplicação de escala padronizada	A dor pode ter fonte etiológica para estimulação simpática e consequente hipertensão arterial, expondo o paciente ao risco de ressangramento. A cefaleia é um achado frequente em pacientes com HSA
Monitorar PVC e outras medidas hemodinâmicas funcionais PVC alvo: de 2 a 8 mmHg	Alterações hidroeletrolíticas estão associadas à depleção de volume, e consequentemente, favorecem quadro de hipotensão arterial e de vasoespasmo cerebral. Objetivar a normovolemia A síndrome perdedora de sal é comum em pacientes com HSA, favorecendo a hipovolemia
Realizar controle da diurese a cada 2 horas	
Realizar balanço hídrico a cada 6 horas	
Monitorar níveis séricos de sódio e de magnésio	

Continua...

QUADRO 22.6	CUIDADOS DE ENFERMAGEM NO PACIENTE COM HEMORRAGIA SUBARACNÓIDEA[1,20-22] (CONTINUAÇÃO)
Cuidado	**Justificativa**
Administrar nimodipina conforme prescrição médica e comunicar ao médico condições que impeçam sua administração	A nimodipina 60 mg a cada 4 horas. É um bloqueador do canal de cálcio que tem sido utilizado na proteção cerebral da isquemia cerebral tardia, estando associada a melhores resultados. Um efeito que deve ser monitorado é a hipotensão arterial, portanto pacientes que a recebem devem ter a pressão arterial monitorada. Em casos de queda da pressão, considerar utilizar 30 mg a cada 2 horas
Considerar a administração em vasopressores para indução de hipertensão arterial em casos específicos e seguros	A hipotensão arterial está associada ao desenvolvimento do vasoespasmo cerebral
Monitorar resultados diários do Doppler transcraniano	Acompanhar gravidade do vasoespasmo cerebral
Avaliar para disfagia	Os efeitos da isquemia cerebral podem causar disfagia e risco de aspiração
Considerar administração de dieta laxativa e rica em fibras	A constipação pode requerer a manobra de Valsalva com hipertensão arterial e risco de ressangramento em aneurismas não tratados

AVC: acidente vascular cerebral; ECGl: escala de coma de Glasgow; HSA: hemorragia subaracnóidea; NIH: National Institutes of Health; PAS: pressão arterial sistólica; PVC: pressão venosa central.
Fonte: Adaptado de Amatangelo MP, Thomas SB, 2020; Hickey JV, Livesay SL, 2016; Alexander S, Gallek M, Prescuitti M, Zrelak P, 2012; Connolly ES Jr, Rabinstein AA, Carhuapoma JR, Derdeyn CP, Dion J, Higashida RT, Hoh BL, *et al.*, 2012.

Em pacientes submetidos à craniotomia para clipagem do aneurisma, devem ser considerados alguns cuidados de enfermagem adicionais para manejo de pacientes em pós-operatório de craniotomia, por exemplo: posicionamento no leito; manejo de drenos (dreno subgaleal, derivação ventricular externa, quando indicados); controle e dor; avaliação de déficits neurológicos focais; e cuidados com incisão cirúrgica.

Os pacientes tratados com terapia endovascular devem ser monitorados para efeitos locais no sítio de punção arterial, a fim de se detectarem sangramentos e alterações da perfusão periférica, além do monitoramento para déficits neurológicos focais.

Referências

1. Amatangelo MP, Thomas SB. Priority nursing interventions caring for the stroke patient. Crit Care Nurs Clin North Am. 2020;32(1):67-84.
2. Powers WJ, Rabinstein AA, Ackerson T, Adeoye OM, Bambakidis NC, Becker K, et al. Guidelines for the early management of patients with

acute ischemic stroke: 2019 update to the 2018 guidelines for the early management of acute ischemic stroke: a guideline for healthcare professionals from the American Heart Association/American Stroke Association. Stroke. 2019;50(12):e344-e418.

3. Hickey JV, Livesay SL. The continuum of Stroke care: an interprofissional approach to evidence-based care. In: Seagraves K, Livesay SL. Ischemic Stroke. Philadelphia: Wolters Kluwer; 2016,93-115.

4. Diccini S. Enfermagem em neurologia e neurocirurgia. In: Silva SCF. Intervenções de enfermagem no acidente vascular encefálico isquêmico. 1. ed. São Paulo, Rio de Janeiro, Belo Horizonte: Atheneu; 2017,253-259.

5. Pontes-Neto OM, Cougo P, Martins SC, Ouriques ADG, Nogueira RG, Miranda M, et al. Brazilian guidelines for endovascular treatment of patients with acute ischemic stroke. Arq Neuropsiquiatr. 2017;75(1):50-56.

6. Martins SO, Mont'Alverne F, Rebello LC, Abud DG, Silva GS, Lima FO. Thrombectomy for stroke in the public health care system of Brazil. N Engl J Med. 20201;382(24):2316-26.

7. Jadhav AP, Molyneaux BJ, Hill MD, Jovin TG. Care of the post-thrombectomy patient Stroke. 2018;49(11):2801-07.

8. Hill M, Glenn BA, Reese BJ, Morrow B. Recommendations for endovascular care of stroke patients. Intervent Neurol 2018;7:65-90.

9. Sheth KN. Management of hemispheric infarction and ischemic swelling. Continuum (Minneap Minn). 2015;21(5):1346-61.

10. Livesay S, Moser H. Evidence-based nursing review of craniectomy care. Stroke. 2014;45(11):e217-9.

11. Akins PT, Guppy KH. Sinking skin flaps, paradoxical herniation, and external brain tamponade: a review of decompressive craniectomy management. Neurocrit Care. 2008;9(2):269-76.

12. Oran NT, Oran I. Carotid angioplasty and stenting in carotid artery stenosis: neuroscience nursing implications. J Neurosci Nurs. 2010;42(1):3-11.

13. Rich K, Treat-Jacobson D, DeVeaux T, Fitzgerald K, Kirk L, Thomson L, et al. Society for Vascular Nursing-Carotid endarterectomy (CEA) updated nursing clinical practice guideline. J Vasc Nurs. 2017;35(2):90-111.

14. Svensson S, Ohlsson K, Wann-Hansson C. Development and implementation of a standardized care plan for carotid endarterectomy. J Vasc Nurs. 2012;30(2):44-53.

15. Saco RL. An updated definition of stroke for the 21st century: a statement for healthcare professionals from the American Heart Association/American Stroke Association. Stroke. 2013;44(7):2064-89.

16. Manoel ALO, Goffi A, Zampieri FG, Turkel-Parrella D, Duggal A, Marotta TR, et al. The critical care management spontaneous intracranial hemorrhage: a contemporary review. Critical Care. 2016;18(20):272-94.

17. Hemphill JC, Greenberg SM, Anderson CS, Becker K, Bendok BR, Cushman M, et al. Guidelines for the management of spontaneous intracerebral hemorrhage. A Guideline for healthcare professionals from the American Heart Association/American Stroke Association. Stroke. 2015;46(7):2032-60.

18. Steiner T, Al-Shahi Salman R, Beer R, Christensen H, Cordonnier C, Csiba L, et al. European Stroke Organisation (ESO) guidelines for the management of spontaneous intracerebral hemorrhage. Int J Stroke. 2014;9(7):840-55.

19. Dastur CK, Yu W. Current management of spontaneous intracerebral hemorrhage. Stroke Vasc Neurol. 2017;2(1):21-29.

20. Hickey JV, Livesay SL. The continuum of Stroke care: an interprofessional approach to evidence-based care. In: King, K. Subarachnoid hemorrhage. Philadelphia: Wolters Kluwer; 2016,141-82.

21. Alexander S, Gallek M, Prescuitti M, Zrelak P. AANN Clinical Practice Guideline Series. Care of the Patient with Aneurysmal Subarachnoid Hemorrhage. American Association of Neuroscience Nurses, 2012.

22. Connolly ES Jr, Rabinstein AA, Carhuapoma JR, Derdeyn CP, Dion J, Higashida RT, Hoh BL, et al. Guidelines for the management of aneurysmal subarachnoid hemorrhage: a guideline for healthcare professionals from the American Heart Association/American Stroke Association. Stroke. 2012;43(6):1711-37.

23

Reabilitação em Doenças Cerebrovasculares

Lígia Maria Coscrato Junqueira Silva | Érica Regina Ribeiro Sady
Agnes dos Santos Rosa Ribeiro | Débora Soares Santos
Filipe Sousa Amado

Introdução

Os benefícios funcionais da mobilização precoce em pacientes críticos difundiram-se na última década, embasados em evidências científicas. Todavia, no Brasil, a mobilização ainda é infrequente; em um estudo recente, observou-se que não mais de 10% dos pacientes críticos são mobilizados além do leito.[1,2]

A imobilização prolongada torna estes pacientes suscetíveis a desenvolver complicações como fraqueza muscular, lesões por pressão (LPP), neuropatias da doença crítica ou fraqueza adquirida na unidade de terapia intensiva (UTI), trombose venosa profunda (TVP), longa duração da ventilação mecânica, deficiências cognitivas e distúrbios psicológicos.[1] Essas alterações estão associadas a piores desfechos, incluindo maiores taxas de mortalidade, morbidade e maior custo médico.[2]

Neste contexto, a mobilização precoce, caracterizada como a aplicação da intensificação da reabilitação física instituída a pacientes críticos, iniciada nos primeiros 2 a 5 dias de internação.[3,4] Pode contrabalancear esses efeitos deletérios, já que vários estudos apontam que essa intervenção está associada a melhor prognóstico clínico e melhores resultados funcionais, pois mantém a força muscular, favorece a diminuição do uso de sedação e melhora a qualidade de vida dos pacientes após a UTI, além de ser segura, viável e econômica.[4]

No entanto, as evidências que suportam a mobilização precoce baseiam-se principalmente em ensaios realizados em UTI clínicas e cirúrgicas gerais, enquanto os estudos realizados em ambientes de UTI neurológica ainda são escassos e mostram resultados conflitantes.[5,4]

A reabilitação em UTI neurológica ainda é descrita como desafiadora em virtude da instabilidade fisiológica dos pacientes, especialmente relacionada à danificada capacidade de autorregulação cerebral com anormalidades da perfusão tecidual, assim como das alterações do nível de consciência, de déficits cognitivos e motores e do uso de dispositivos invasivos.[6] Uma limitação adicional é o conceito que a mobilização precoce possa alterar deleteriamente a pressão intracraniana (PIC). Em decorrência da gravidade e da complexidade, há uma cultura de "mínimas intervenções", excluindo frequentemente esta população de programas de reabilitação precoce.[7]

Por essas razões, em geral, pacientes neurocríticos são excluídos de *trials* de programas de reabilitação.[6] No entanto, pacientes em unidades neurointensivas que participam de programas de mobilização precoce apresentam melhora funcional, além de menor ocorrência de complicações, como *delirium*, LPP, infecções, ansiedade e tempo de ventilação mecânica e de internação; além disso, os custos podem ser reduzidos em 15% a 30%.[8]

Objetivando reduzir complicações e promover a recuperação com independência funcional, têm sido formados times interdisciplinares compostos por médicos, enfermeiros, fisioterapeutas, nutricionistas, psicólogos e porque o processo de reabilitação deve ter início ainda na UTI, utilizando-se, preferencialmente, protocolos padronizados e planos terapêuticos compartilhados, com definições de metas diárias; condutas e cuidados que se somam para o benefício do paciente.[7,3]

Resultados seguros e benéficos evidenciados por múltiplos estudos deixam claro que os desafios da reabilitação precoce em unidades neurointensivas podem ser superados, pois existem evidências suficientes para afirmar que não há fundamentos científicos em não realizar intervenções precoces direcionadas à reabilitação visando evitar prejuízos ao paciente.[7]

No entanto, diante da complexidade deste perfil de pacientes, é importante estabelecer uma abordagem personalizada e adaptada, com ajustes em tempo real de acordo com o perfil da doença apresentada, com avaliação neurológica e monitorização fisiológica, além do uso de tecnologias de suporte para a mobilização segura, mas com progressivo nível de atividade.

Reabilitação físico-funcional

As alterações neuromusculares são frequentes na UTI e podem resultar de manifestações de doenças primariamente neurológicas, de alterações relacionadas a doenças sistêmicas ou a efeitos tóxicos. Estudos apontam uma incidência de aproximadamente 25% de alteração neuromuscular decorrente do comprometimento do neurônio motor, dos nervos periféricos e raízes e da junção neuromuscular ou dos músculos esqueléticos.[9]

O efeito dessas alterações, quando ligadas à imobilização, pode deflagrar síndromes que impactam de forma significativa a vida dos sobreviventes de doenças críticos como a síndrome pós-cuidados intensivos (PICS), com a apresentação de alterações cognitivas, neuromusculares, psicológicas e deterioração funcional após a alta. Sendo a imobilidade uma das primeiras causas identificadas de PICS, a mobilização precoce mostra-se uma estratégia efetiva em reduzir sua ocorrência.[8]

Entre essas alterações, a polineuropatia e a miopatia do doente crítico (PMDC), caracterizada por polineuropatia sensitivo-motora axonal e miopatia primária, são as mais prevalentes, ocorrem com uma frequência de 45% a 80% em pacientes nas UTI.[9]

As causas desse acometimento são multifatoriais e incluem ventilação mecânica, repouso prolongado no leito, uso de bloqueador neuromuscular, choque, sepse, insuficiência renal e hiperglicemia.[10]

Destes, 55% a 70% apresentam recuperação total após a alta, cuja maioria ocorre em longo prazo. Todavia, informações sobre a PMDC e sobre os desfechos associados em indivíduos neurocríticos são pouco conhecidas.[8]

Entre as afecções neurológicas mais frequentes, que requerem internação em UTI, estão as doenças cerebrovasculares, em geral associadas à polineuropatia do paciente crítico.

Então, por que a relutância em implementar programas de mobilização precoce no cenário do neurointensivismo?

As barreiras culturais são o principal fator identificado na implantação da mobilização precoce nos pacientes neurocríticos, como supracitado. No entanto, a ausência de protocolos direcionados e de práticas interdisciplinares contribui para a não implantação dos programas, associada à dificuldade de recursos físicos e humanos, ao despreparo das equipes, à resistência dos fisioterapeutas

Acidente vascular encefálico ou cerebral

O acidente vascular cerebral (AVC) é uma doença comum, grave e de alto impacto socioeconômico. Apresenta-se como uma deficiência neurológica súbita causada por isquemia aproximadamente (87%), denominado acidente vascular cerebral isquêmico (AVCi) ou (13%) acidente vascular cerebral hemorrágico (AVCH), este último se subdivide em hemorragia subaracnóidea (HSA) e hemorragia intraparenquimatosa cerebral.[9]

Ambos AVCh e AVCi decorrem da interrupção localizada do aporte sanguíneo com impacto no fornecimento de oxigênio e de glicose ao tecido cerebral, afetando subsequentemente os processos metabólicos do território envolvido. Os comprometimentos agudos ou tardios dependerão do local e da extensão dessa lesão, podendo ser sensitivos, motores e/ou cognitivos, gerando déficits na capacidade funcional, na independência e na qualidade de vida dos indivíduos.[8]

O padrão patológico comumente encontrado é a hemiplegia/hemiparesia, que se caracteriza por um padrão flexor do membro superior com retração, adução e rotação interna do ombro, flexão de cotovelo, pronação de antebraço, flexão de punho e dedos e adução de polegar. Há também padrão extensor de membros inferiores com extensão e adução de quadril, extensão de joelho, inversão de tornozelo e flexão plantar e de dedos. Acomete mais frequentemente musculaturas antigravitacionais, mas existem vários outros padrões patológicos.[8]

A reabilitação, com a atuação da equipe interdisciplinar, deve ser iniciada o quanto antes. Um protocolo com metas diárias compartilhadas com o paciente e familiares melhora significativamente o prognóstico dos pacientes. As recomendações no manejo desse paciente devem ser fundamentadas em protocolos e *guidelines,* como o *Guidelines for the early management of patients with ischemic stroke* (2018) e o *Guidelines for adult stroke rehabilitation and recovery* (2018), que recomendam mobilização precoce (> 24 horas) para indivíduos menos severamente afetados como estratégia para reduzir complicações.[9,10] Condutas como posicionamento elevado da cabeceira (até 30º) e mobilização passiva para adaptação fisiológica e hemodinâmica pré-mobilização fora do leito, em postural elevadas, são indicadas.[4]

Intervenções de maior intensidade, entretanto, devem ser consideradas com cautela nas primeiras 24 horas após o *íctus*, uma vez que a adoção de posturas como cabeceira elevada (> 30°), incluindo sentar-se e deambular, poderiam relacionar-se à redução da perfusão cerebral em um tecido inicialmente vulnerável.[7] Todavia, para assumir essa recomendação como definitiva, os resultados de outros *trials* em investigação são aguardados.

Observado esse aspecto, a mobilização precoce de pacientes neurocríticos após AVC deve ser iniciada nas unidades neurointensivas, uma vez que há monitorização constante e possibilidade de intervenções adequadas, quando necessárias, como o uso de medicações vasopressoras para garantir a estabilidade pressórica (e da perfusão cerebral) durante mobilização precoce. Portanto, em um cenário ideal, é interessante manter estes pacientes em internação neste setor nas primeiras 48 horas após o evento cerebrovascular isquêmico, quando o tecido cerebral está mais vulnerável, e é o tempo recomendado para início da mobilização.[4]

Hemorragia subaracnóidea (HSA)

Em virtude da maior gravidade de pacientes com estas condições, em geral, recomenda-se o repouso na fase aguda. Além disso, apesar de melhores desfechos observados após o manejo destes pacientes em unidades neurointensivas, os *guidelines* não determinam quando iniciar e como mobilizar seguramente estes pacientes, tão pouco como avaliar os resultados.[4]

Pequenos estudos mostram que a mobilização precoce neste grupo é segura e com mínimos efeitos adversos, além de poder reduzir o tempo de internação hospitalar e de restrição ao leito, reduzindo incapacidades em pacientes que, geralmente, têm pior prognóstico. Além disso, observou-se redução em 30% a 40% na ocorrência de lesão cerebral secundária (vasoespasmo sintomático) em indivíduos que deambularam precocemente, cuja explicação seria de que a mobilização reduz a estase sanguínea e a formação de coágulos que poderiam desencadear o fenômeno de vasoespasmo.[11] Todavia, a ausência de *trials* randomizados e controlados impossibilita generalizar recomendações específicas.

Hemorragia intraparenquimatosa

Os *guidelines* recomendam que a mobilização seja iniciada o mais precocemente possível, apesar de não definirem "precoce". Entretanto, como para outras condições cerebrovasculares, pacientes mobilizados nas primeiras 48 horas apresentaram menor tempo de internação, maior sobrevida em 6 meses, melhor qualidade de vida e maior independência em atividades de vida diária comparados àqueles que iniciaram programas de mobilização após 7 dias da admissão hospitalar.[4]

Ainda assim, mobilização precoce não deve ser iniciada se o volume de sangramento não se mantiver estável por 24 horas, e é fundamental controlar a pressão arterial antes das mobilizações, uma vez que o objetivo da mobilização precoce à beira do leito ou fora deste, após hemorragia intracerebral espontânea, é reduzir a PIC.[4]

Programa de mobilização precoce na unidade de terapia intensiva

Visando a redução das complicações relacionadas ao imobilismo no leito e o impacto no prognóstico clínico, a mobilização precoce nos pacientes neurocríticos cresceu nas últimas décadas, bem como a variedade de protocolos e recursos inseridos.

Na literatura, há descrição de diversos protocolos e programas para aplicação da mobilização precoce, sendo comum a todos a proposta de atividades de maneira evolutiva, por meio da aplicação de exercícios progressivos, de acordo com a tolerância dos pacientes, garantindo a continuidade do processo terapêuticos,[12,13] assim como vários instrumentos têm sido sugeridos com o objetivo de se avaliar a função motora dos pacientes após lesão. No entanto, devemos considerar as limitações na aplicação prática dessas ferramentas especialmente relacionadas com déficits cognitivos, nível de consciência e diferentes perfis epidemiológicos, sendo sua melhor utilização complementar para a determinação do diagnóstico funcional.

A literatura ainda descreve algumas avaliações para a segurança da mobilização do doente crítico.[11] Somados a elas, diretrizes de 2022 para o manejo de pacientes com hemorragia intracerebral espontânea[12] e o *Guidelines for adult stroke rehabilitation and recovery*, conforme sintetiza a Figura 23.1.[9-12]

Em referência à prática do nosso serviço, há um trabalho multiprofissional, visando a mobilização precoce e a melhor independência funcional. O programa proposto inclui atividades funcionais progressivas, aplicadas de forma precoce, independentemente da utilização de dispositivos, considerando condições clínicas e definição do plano terapêutico. Todos os pacientes são avaliados periodicamente, considerando-se grau de força muscular, avaliada pelo MRC (Medical

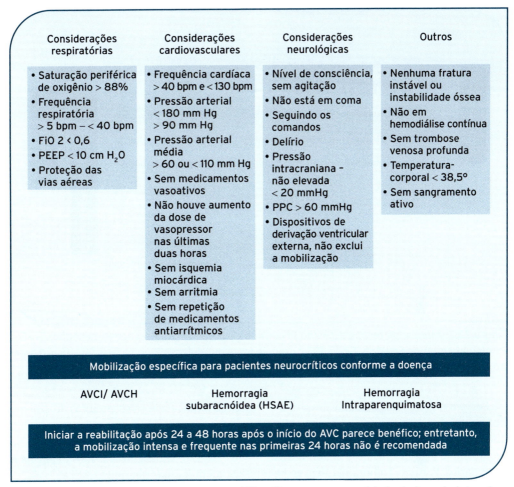

Figura 23.1. Medidas de segurança para mobilização precoce na unidade de terapia intensiva. (Fonte: Desenvolvida pela autoria.)

Research Council) que determina as atividades e os recursos a serem aplicados de acordo com a classificação supracitada (Figura 23.2).

A principal característica do programa permeia a progressão de atividades, com utilização de recursos facilitadores que permitem a evolução funcional.

Alterações ventilatórias e complicações respiratórias

No estágio agudo, a função respiratória e a capacidade de tossir e de deglutir podem estar comprometidas e requerem assistência para manter a função respiratória normal e a remoção das secreções das vias aéreas superiores. Complicações pulmonares como insuficiência respiratória, pneumonia, efusão pleural, síndrome do desconforto respiratório agudo, edema pulmonar, embolia pulmonar são prevalentes na população de pacientes neurocríticos, cujas principais causas, entre outras, estão relacionadas com injúria primária, depressão do nível de consciência, inabilidade de proteger vias aéreas e redução do nível de mobilidade.[14]

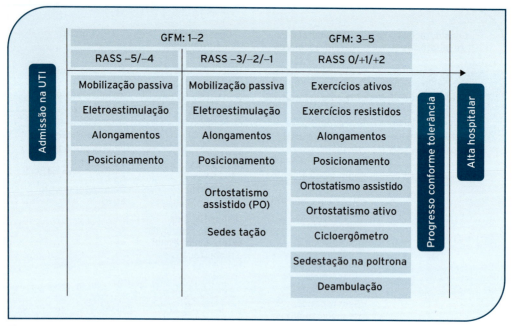

Figura 23.2. Atividades terapêuticas do Programa de Mobilização Precoce (redesenho). RASS: Richmond Agitation Sedation Scale; GFM: grau de força muscular; PO: prancha ortostática. (Fonte: Atualizada pela autoria.)

Logo, o objetivo dos cuidados respiratórios neurointensivos são prevenir e manejar disfunções respiratórias a fim de limitar sua progressão e prevenir insultos neurológicos secundários. Por isso, embora não seja escopo deste capítulo uma abordagem ampla e detalhada acerca do tema, faz-se necessária uma breve consideração sobre cuidados respiratórios no contexto da reabilitação de doenças cerebrovasculares.

Brain-Lung Crosstalk

Há evidências que, após um insulto neurológico, fatores como o aumento súbito da pressão intracraniana (PIC), o envolvimento hipotalâmico, a hiperativação simpática e a consequente elevação da resistência vascular sistêmica estejam implicados na fisiopatologia do edema pulmonar neurogênico que se desenvolve poucas horas após a injúria cerebral aguda, na ausência de injúria pulmonar e/ou alteração prévia do radiograma de tórax.[15]

Desse modo, embora os circuitos do sistema nervoso central (SNC) envolvidos não estejam claramente identificados e o diagnóstico seja de exclusão, alguns mecanismos explicam o edema pulmonar neurogênico.[14]

O insulto cerebrovascular desencadeia uma resposta adrenérgica que estimula a produção de mediadores inflamatórios locais (e sistêmicos) que, associado a dano endotelial (fratura capilar), infiltra o interstício e alvéolos pulmonares, favorecendo, inclusive, translocação de agentes infecciosos (biotrauma). Além disso, ocorre elevação do tônus venoso sistêmico, incrementando o retorno venoso e a pressão hidrostática capilar pulmonar, o que, finalmente, amplifica o edema intersticial local.[4] Adicionalmente, o incremento da resistência vascular sistêmica resulta em elevação da pós-carga ventricular esquerda que, por sua vez, resulta em um quadro de fisiopatologia similar ao edema pulmonar cardiogênico.[14]

Ventilação mecânica

Está bem estabelecido que eventos fisiológicos que ocorrem na cavidade torácica podem gerar repercussões sobre hemodinâmica cerebral. Historicamente, a estratégia ventilatória direcionada ao cérebro baseava-se em maior volume corrente (VT) e volume minuto (VE), alta fração inspirada de oxigênio, baixa pressão expiratória final (PEEP), infusão de volume intravascular e administração de vasopressores a fim de se manter adequada pressão de perfusão cerebral (PPC) – a terapia do "triplo H" (hipertensão, hemodiluição e hipervolemia).[15]

Assim, uma vez que há evidência de que a injúria cerebral poderia imprimir sinais celulares em órgãos extracranianos predispondo à disfunção e à falência, em um modelo de "múltiplo danos" e por serem conhecidos os danos iatrogênicos causados pela instituição de parâmetros ventilatórios inadvertidos, isto é, lesão induzida pela ventilação (VILI), advoga-se a favor da prática de ventilação mecânica (VM) protetora, inclusive em neurointensivismo.[16-19]

A ventilação com VT 6 a 8 mL/kg mostrou-se segura e associada a melhores desfechos em pacientes neurocríticos, devendo, portanto, ser conduta estabelecida, associando-a à monitoração da tensão de CO_2, indicando-se, quando necessário, ajuste da frequência respiratória prévio à alteração do VT para alcançar CO_2-alvo, de acordo com *guidelines* internacionais.[20-22]

No que se refere à titulação de PEEP, não existe até o momento consenso sobre valores-limite de segurança para instituição no cenário de neurointensivismo. Todavia, o impacto da PEEP sobre a hemodinâmica cerebral é maior entre indivíduos neurocríticos com pressão arterial média (PAM) instável (hipovolêmicos), com complacência pulmonar normal e naqueles com disfunção da autorregulação cerebral, justificando a PIC e a complacência cerebral alteradas neste contexto.[23-26]

Finalmente, embora a questão "qual PEEP devo usar em meu paciente" deva ser respondida com base em estudos clínicos multicêntricos, deve-se considerar o racional a partir de uma perspectiva fisiológica, além da situação clínica e a mecânica respiratória caso a caso e, se disponível, por meio de técnicas de avaliação pulmonar como ultrassonografia ou tomografia por impedância elétrica.[27,28]

No que tange ao controle dos gases sanguíneos (CO_2 e O_2), algumas considerações merecem destaque:

- A tensão de CO_2 tem maior impacto sobre o calibre vascular cerebral com pressões entre 20 e 60 mmHg, zona na qual 1 mmHg de variação da pressão arterial de CO_2 pode resultar em aumento de, aproximadamente, 3% do FSC.[29] Além disso, deve-se ressaltar que os efeitos vasoconstritores induzidos pela hipocapnia são agudos e transitórios porque o pH extracelular cerebral tende a se normalizar após algumas horas, e vasodilatação rebote pode ser observada após a descontinuação da hiperventilação.[30,31]

- Todavia, dados experimentais indicam que os vasos sanguíneos cerebrais são sensíveis a modificações do pH extracelular por meio de sistemas de segundo mensageiro incluindo óxido nítrico, prostanoides, nucleotídeos cíclicos, potássio e cálcio mais do que qualquer efeito direto do CO_2, achado que corrobora o desfecho observado em estudo recente, no qual maior mortalidade intra-hospitalar foi observada no grupo com acidemia hipercápnica em comparação à normocapnia ou hipercapnia com pH compensado.[32]

- Ante o exposto, percebe-se que a relação risco/benefício da hiperventilação varia dependendo de fatores como o *status* de PPC basal, a presença ou a ausência de hipertensão intracraniana e o tempo de início da injúria cerebral.[16] Por isso, no cenário de lesão cerebral aguda, recomenda-se monitorização da tensão de CO_2 mediante capnografia (e, na ausência desta, por gasometria arterial), utilizar preferencialmente modo ventilatório volume-controlado, visando menor oscilação da pressão de CO_2.[16,20,31]

- Além disso, está bem estabelecido que hiperventilação profilática ou prolongada não deve ser instituída em todos os casos, mantendo-se ventilação normocápnica e reservando-se esta estratégia para resgate em casos selecionados de deterioração neurológica aguda relacionada ante sinais de herniação e/ou súbita elevação da PIC, refratários a outras medidas e preferencialmente associada à mensuração da oxigenação cerebral, objetivando pressões entre 35 e 40 mmHg.[16,28,33,40-44]

Liberação da ventilação mecânica e traqueostomia

Em decorrência da gravidade das injúrias neurológicas e da complexidade da avaliação clínica de pacientes neurocríticos, a identificação do momento adequado para liberação da VM é um desafio mesmo para equipes com experiência.

Todavia, é sabido que o nível de consciência e os critérios clássicos não devem ser os únicos fatores a serem considerados na avaliação para extubação de indivíduos neurocríticos. McCredie *et al.* (2017) e Steidl *et al.* (2017) ressaltam que a avaliação de funções neurológicas reflexas como tosse e deglutição, a qualidade e quantidade de secreções endotraqueais e o balanço hídrico negativo foram fatores determinantes no sucesso ou na falha de extubação nesta população.[34,35]

De outro aspecto, no que se refere à indicação de traqueostomia em pacientes neurocríticos, potenciais vantagens relacionadas à indicação precoce são: redução do risco de auto extubação ou extubação acidental; menor resistência de vias aéreas e de espaço morto; menor trabalho respiratório; melhor sincronia paciente-ventilador; menor necessidade de sedação; melhor acesso à cavidade oral para higienização, além da possibilidade de se alimentar e comunicar-se através de válvula fonatória adaptada à prótese ventilatória, bem como melhora da mobilidade.[36,37]

Por isso, a fim de se reduzirem indicações baseadas em critérios empíricos e estabelecer-se maior segurança para indicação da traqueostomia precoce em indivíduos neurocríticos, algumas unidades neurointensivas utilizam o *Set score* que estima a necessidade de ventilação mecânica prolongada e serve como triagem para a indicação de traqueostomia precoce.[38]

Finalmente, continua em debate o impacto da traqueostomia precoce sobre desfechos como mortalidade, tempo de internação em UTI, tempo de VM, desempenho funcional e incidência de infecções de vias respiratórias superiores (sinusites) e inferiores (principalmente, PAV).[19,46-53] Por isso, *bundles* de PAV, incluindo higiene oral, profilaxia de úlcera de estresse, posicionamento adequado da cabeceira do leito, manejo de secreções de vias aéreas superiores com sistemas fechados de aspiração, redução do nível de sedação para despertar diário e avaliação da prontidão para extubação e estrito controle da pressão de *cuff* do tubo endotraqueal devem ser rotineiramente instituídos a fim de se reduzirem a incidência e a gravidade dessas complicações em uma população sabidamente predisposta para este evento.[14,36,37,39,52]

Terapia ocupacional

A intervenção da terapia ocupacional em pacientes neurocríticos baseia-se na promoção de saúde e na qualidade de vida ocupacional durante a internação e está relacionada com redução do *delirium*, melhora funcional e menor tempo de permanência na UTI, além de maior independência funcional na alta hospitalar e prevenção de complicações tardias, ou seja, a síndrome pós-UTI, que inclui deficiências físicas, cognitivas e psicológicas desencadeadas em muitos pacientes.[45]

Alterações miccionais e reabilitação uroginecológica

A fisioterapia uroginecológica em pacientes críticos visa prevenir e reduzir os fatores de risco de infecção do trato urinário (ITU) e complicações e disfunções vesicais relacionadas à sondagem vesical de demora (SVD), comumente utilizada na UTI, por meio de manobras e recursos para estímulos vesicais.

Em lesões suprapontinas, como o AVE, em decorrência da inibição do centro miccional, ocorre hiperatividade ou hipocontralidade detrusora, caracterizando, assim, uma bexiga neurogênica. Inicialmente, os pacientes apresentam retenção urinária aguda e, depois, cursam com aumento da frequência urinária, secundária às contrações não inibidas do detrusor.

A fisioterapia uroginecológica atua por manobras de estímulo vesical (manobras de crede, percussão e valsava) nos intervalos miccionais estimados, fazendo-se uso, em alguns casos, de compressa fria, eletroestimulação suprapúbica e exercícios para a musculatura adjacente à bexiga. Além da terapia comportamental, com orientações sobre ingesta hídrica, intervalos miccionais e quanto ao ato miccional durante a internação, com o objetivo de estimular a micção espontânea precoce e manter a função vesical.

Recomendações

Por isso, devem ser considerados os seguintes fatores ao se implementarem programas de mobilização precoce em unidades neurointensivas:

As abordagens utilizadas estão direcionadas para treino, adaptação, estimulação funcional e cognitiva precoces, atividades com tecnologia assistiva, orientações a pacientes e cuidadores, engajamento e simulação realística das atividades de vida diária (AVD) e atividades básicas de vida diária (ABVD), contribuindo com o planejamento da alta segura.

- Efeitos fisiológicos das mudanças posturais e exercícios sobre a hemodinâmica (principalmente cerebral);
- Tempo entre a apresentação clínica da condição neurológica e o da mobilização precoce;
- Tipo e a intensidade do exercício;
- Impacto das intervenções cirúrgicas e clínicas sobre a mobilização precoce;
- Realizar monitorização neurológica e hemodinâmica durante mudanças posturais e exercício.

Acidente vascular cerebral

- Não padronizar o emprego de intervenções com posturas elevadas nas primeiras 24 horas após AVC. Posturas elevadas podem ser consideradas para pacientes com pressão arterial estável (sistólica entre 140 e 160 mmHg);
- Após as primeiras 24 horas a 48 horas, progredir o programa de mobilização, desde que cuidadosa avaliação clínica seja instituída.

Hemorragia subaracnóidea

- Elevação da cabeceira pode ser realizada nas primeiras 24 horas, e a mobilização fora do leito, entre 24 horas e 48 horas, exceto em pacientes graves;
- Restringir mobilização se pressão intracraniana > 15 a 20 mmHg (exceto em situação de elevação de PIC isolada e por razão justificável); pressão arterial média < 80 mmHg; e se houver evidência de vasoespasmo sintomático e/ou severo em exames de imagem;
- A presença de derivação ventricular externa não é proibitiva para se iniciar a mobilização, no leito ou fora deste, incluindo caminhadas; contudo não há recomendação padronizada acerca disso, devendo-se considerar a experiência de cada serviço.

Hiperventilação profilática

- Iniciar se o volume sanguíneo cerebral se mantiver estável por 24 horas;
- A pressão arterial sistólica (PAS) deve manter-se inferior a 140 mmHg e a PIC < 20 mmHg; interromper intervenção se PAS > 140 mmHg e/ou PIC > 20 mmHg (exceto em situação de elevação de PIC isolada e por razão justificável);
- Implementação de atividades de reabilitação como alongamento ou treinamento de atividades funcionais deve ser considerada 24 a 48 horas após a hemorragia intracerebral moderada; no entanto, mobilização agressiva precoce dentro das primeiras 24 horas após a hemorragia intracerebral está associada à piora da mortalidade em 14 dias.[51]

Conclusão

Os serviços devem ser compostos por um time multiprofissional com treinamento em reabilitação neurofuncional, sendo o foco desses serviços, durante a fase aguda da internação hospitalar, a estabilização do paciente e a instituição de tratamentos especializados, profiláticos e preventivos, o que inclui a reabilitação físico-funcional tão precoce quanto seja possível e tolerada pelo paciente.

Referências

1. Fontela P, Lisboa T, Forgiarini Jr. L, Friedman G. Early mobilization in mechanically ventilated patients: a one-day prevalence point study in intensive care units in Brazil. Crit Care. 2017;21(1):289.
2. Aquim EE, et al. Diretrizes Brasileiras de Mobilização Precoce em Unidade de Terapia Intensiva. Revista Brasileira de Terapia Intensiva [online]. 2019;31(4):434-443. [2022 Jul. 27].
3. Bartolo M, Bargellesi S, Castioni CA, et al. Mobilization in early rehabilitation in intensive care unit patients with severe acquired brain injury: an observational study. J Rehabil Med. 2017;49(9):715-22. doi:10.2340/16501977-2269.
4. Kumar MA, et al. Early mobilization in neurocritical care patients. Current opinion in critical care vol. 2020;26(2):147-54.
5. Naito Y, et al. Association between out-of-bed mobilization and complications of immobility in acute phase of severe stroke: a retrospective observational study. Journal of Stroke and Cerebrovascular Diseases: the Official Journal of National Stroke Association. 2020;29(10):105112. doi:10.1016/j.jstrokecerebrovasdis.2020.105112.
6. Kumar MA, et al. Early mobilization in neurocritical care patients. Current opinion in critical care vol. 2020;26(2):147-54.
7. Paton M, et al. Early Mobilization in the Intensive Care Unit to Improve Long-Term Recovery. Critical care clinics vol. 2018;34(4):557-71. doi:10.1016/j.ccc.2018.06.005.
8. Alaparthi GK, et al. Effectiveness, safety, and barriers to early mobilization in the intensive care unit. Critical care research and practice vol. 2020:7840743. 26 Nov. 2020, doi:10.1155/2020/7840743.
9. Greenberg SM, et al. 2022 Guideline for the management of patients with spontaneous intracerebral hemorrhage: a guideline from the American Heart Association/American Stroke Association. Stroke. 2022;53(7):e282-361.
10. Bernhardt J, Borschmann K, Collier JM, et al. Fatal and non-fatal events within 14 days after early, intensive mobilization post stroke [2020 Nov 3]. Neurology. 2020;96(8):e1156-e1166.
11. LaBuzetta JN, et al. Review: post-intensive care syndrome: unique challenges in the neurointensive care unit. Neurocritical Care vol. 2019;31(3):534-45. doi:10.1007/s12028-019-00826-0.
12. Kumble S, Zink EK, Burch M, Deluzio S, et al. Physiological effectsof early incremental mobilization of a patient with acute intracerebral and intraventricular hemorrhage requiring dual external ventricular drainage. Neurocrit Care. 2017;27(1):115-9.
13. Roth C, Stitz H, Kleffmann J, Kaestner S, et al. Early physiotherapy by passive range of motion does not affect partial brain tissue oxygenation in neurocritical care patients. J NeurolSurg A Cent Eur Neurosurg. 2017;78(1):42-5.
14. Intiso D, DI Rienzo F, Fontana A, Tolfa M, et al. Functional outcome of critical illness polyneuropathy in patient saffected by severe brain injury. Eur J Phys Rehabil Med. 2017;53(6):910-9.
15. Olkowski BF, Shah SO. Early mobilization in the neuro-ICU: how far can we go? Neurocrit Care. 2017;27(1):141-50.

16. Stevens RD, Lazaridis C, Chalela JÁ. The role of mechanical ventilation in acute brain injury. Neurol Clin. 2008;26:543-63.

17. Lee CM, Fan E. ICU-acquired weakness: what is preventing its rehabilitation in critically ill patients? BMC Med 2012;10:115.

18. Nydahl P, Ruhl AP, Bartoszek G, Dubb R, Filipovic S, Flohr HJ, et al. Early mobilization of mechanically ventilated patients: a 1-day pointprevalence study in Germany. Crit Care Med 2013;42(5):1178-86.

19. Ferla FL, Eduardo PMG. Physical therapy in the treatment of trunk control and balance of patients after stroke. Rev Neurocienc 2015;23(2):211-7.

20. Powers WJ, Rabinstein AA, Ackerson T, Adeoye OM, et al. 2018 Guidelines for the early management of patients with acute ischemic stroke: a guideline for health care professionals from the American Heart Association/American Stroke Association. Stroke. 2018;49(3):e46-e110.

21. Gittler M, Davis AM. Guidelines for adult stroke rehabilitation and recovery. JAMA. 2018;319(8):820-1.

22. Karic T, Roe C, Nordenmark TH, Becker F, et al. Effect of early mobilization and rehabilitation on complications in aneurismal subarachnoid hemorrhage. J Neurosurg. 2017;126(2):518-26.

23. Gosselink R, Bott J, Johnson M, Dean E, Nava S, Norrenberg M, et al. Physiotherapy for adult patients with critical illness: recommendations of the European Respiratory Society and European Society of Intensive Care Medicine Task Force on Physiotherapy for Critically Ill Patients. Intensive Care Med. 2008;34(7):1188-99.

24. Morris PE, Goad A, Thompson C, Taylor K, Harry B, Passmore L, et al. Early intensive care unit mobility therapy in treatment of acute respiratory failure. Crit Care Med. 2008;36(8):2238-43.

25. Lee K, Rincon F. Pulmonary complication in patients with severe brain injury. Critical Care Research And Practice. 2012;1-8.

26. Brambrink AM, Dick WF. Neurogenic pulmonary edema. Pathogenesis, clinical picture and therapy. Anaesthesist. 1991;46(11):953-63.

27. Stevens RD, Nyquist PA. The systemic implications of aneurymal subarachnoid hemorrhage. J NeuroSci. 2007;261(1-2)143-56.

28. Tobin MJ. Advances in Mechanical Ventilation. N Engl J Med. 2001;344(26)1986-96.

29. Mascia L. Acute lung injury in patients with severe brain injury: a double hit model. Neurocritical Care. 2009;11(3)417-26.

30. Gajic O, Manno EM. Neurogenic pulmonary edema: another multiplie-hit model of acute lung injury. Crit Care Med 2007;35(8)1979-80.

31. Asehnoune K, Roquilly A, Cinotti R. Respiratory management in patients with severe brain injury. Crit Care. 2018;22:76.

32. Roquilly A, Cinotti R, Jaber S, et al. Implementation of an evidence-based extubation readiness bundle in 499 brain-injured patients. a before-after evaluation of a quality improvement project. Am J Respir Crit Care Med. 2013;188:958-66.

33. The BI-VILI study group. Asehnoune K, Mrozek S, et al. A multi-faceted strategy to reduce ventilation-associated mortality in brain-injured patients. The BI-VILI project: a nation wide quality improvement project. Intensive Care Med. 2017;43(7):957-970.

34. Muench E, Bauhuf C, Roth H, et al. Effects of positive end-expiratory pressure on regional cerebral blood flow, intracranial pressure, and brain tissue oxygenation. Crit Care Med. 2005;33(10):2367-72.

35. Zhang XY, Yang ZJ, Wang QX, et al. Impact of positive end-expiratory pressure on cerebral injury patients with hypoxemia. Am J Emerg Med. 2011;29(7):699-703.

36. Caricato A, Conti G, Della Corte F, et al. Effectsof PEEP on the intracranial system of patients with head injury and subarachnoid hemorrhage: the role of respiratory system compliance. J Trauma Injury, Infect Crit Care. 2005;58(3):571-6.

37. Georgiadis D, Scharz S, Baumgartner RW, Veltkamp R, Schwab S. Influence of positive end-expiratory pressure on intracranial pressure and cerebral perfusion pressure in patients with acute stroke. Stroke. 2001;32:2088-92.

38. Gordo F, Conejo I. What PEEP levelshould I use in mypatient? Med Intensiva. 2017;41(5):267-9.

39. Barbas CSV, Ísola AM, Farias AMC, Cavalcanti AB, Gama AM, Duarte Ac, et al. Recomendação Brasileiras de Ventilação Mecânica 2013. RevBras Ter Intensiva 2014;26(2):89-121.

40. Fortune JB, Feustel PJ, Graca L, et al. Effect of hyperventilation, mannitol and ventriculostomy drainageon cerebral blood flow after head injury. J Trauma. 1995;39(6):1091-7.

41. Muizelaar JP, van der Poel HG, Li ZC, et al. Pial arteriolar vessel diameterand CO2 reactivity during prolonged hyperventilation in the rabbit. J Neurosurg. 1988;69(6)923-7.

42. Carrera E, Steiner LA, Castellani G, et al. Changes in cerebral compartmental compliances during mild hypocapnia in patients with traumatic brain injury. J Neurotrauma. 2011;28(6):889-96.

43. Tiruvoipati R, Pilcher D, Botha J, Buscher H, et al. Association of hypercapnia and hypercapnic

acidosis with clinical outcomes in mechanically ventilated patients with cerebral injury. JAMA Neurol 2018;75(7):818-26.

44. Coles JP, Fryer TD, Coleman MR, et al. Hyperventilation following head injury: effect on ischemic burden and cerebral oxidative metabolism. Crit Care Med. 2007;35(2):568-78.

45. Steidl C, Boesel J, Suntrup-Krueger S, Schoenenberger S, et al. Tracheostomy, extubation, re-intubation: airway management decisions in intubated stroke patients. Cerebrovasc Dis. 2017;44(1-2):1-9.

46. McCredie VA, Ferguson ND, Pinto RL, Adhikari NK, et al. Airway management strategies for brain-injured patients meeting standard criteriato consider extubation. A prospective cohort study. Ann Am Thorac Soc. 2017;14(1):85-93.

47. Griffiths J, Barber VS, Morgan L, et al. Systematic review and meta-analysis of studies of the timing of tracheostomy in adult patients undergoing artifical ventilation. BMJ 2005;330(7502)124308.

48. Bösel J, Schiller P, Hook Y, Andes M, et al. Stroke-related early tracheostomy versus prolonged orotracheal intubation in neurocritical care trial (SETPOINT): a randomized pilot trial. Stroke. 2013;44(1):21-8.

49. Bösel J. Use and timing of tracheostomy after severe stroke. Stroke. 2017;48:2638-2643.

50. MacIntyre NR, Cook DJ, Ely EW Jr., et al. Evidence-based guidelines for weaning and discontinuing ventiolatory support: a collective task force facilitated by the American College of Chest Physician; The American Association for Respiratory Care; and the American College of Critical Care Medicine. Chest 2001;120(6):375S-95S.

51. Greenberg SM, Ziai WC, Cordonnier C, et al. 2022 Guideline for the management of patients with spontaneous intracerebral hemorrhage: a guideline from the American Heart Association / American Stroke Association. Stroke. 2022; 53(7): e282-e361. doi:10.1161/STR.0000 000000000407.

52. Bösel J, Niesen W, Salih F, et al. Effect of early vs standard approach to tracheostomy on functional outcome at 6 months among patients with severe stroke receiving mechanical ventilation: the SETPOINT2 randomized clinical trial. JAMA. 2022;327(19):1899-909. doi:10.1001/jama.2022.4798.

53. Schweickert WD, Pohlman MC, Pohlman AS, Nigos C, Pawlik AJ, Esbrook CL, et al. Early physical and occupational therapy in mechanically ventilated, critically ill patients: a randomised controlled trial. Lancet 2009;373(9678):1874-82.

24

Doenças Cerebrovasculares em Pediatria

Cristiane Franco Ribeiro | Werther Brunow de Carvalho
José Roberto Fioretto

Introdução

As doenças cerebrovasculares (DCV), comumente denominadas "acidentes vasculares cerebrais" (AVC), são anormalidades que comprometem determinada área cerebral, transitória ou permanentemente, seja por isquemia, seja por sangramento, em que um ou mais vasos cerebrais sofreram lesão pelo processo patológico.[1] As DCV estão entre as 10 principais causas de mortalidade infantil e morbidade crônica. A mortalidade descrita para acidente vascular cerebral isquêmico (AVCi) varia de 7% a 28% e 6% a 54% para acidente vascular cerebral hemorrágico (AVCh).[2] Das várias crianças que sofrem AVC a cada ano, mais da metade terá incapacidade motora ou cognitiva permanentemente.[3,4] Na faixa etária pediátrica, as DCV apresentam particularidades em relação às observadas em adultos, principalmente no que se refere aos fatores etiológicos envolvidos, bem como em relação ao desafio do diagnóstico e do tratamento no momento do AVC.[5,6] O aumento de sua incidência nos últimos anos pode ser explicado pelo uso rotineiro de métodos diagnósticos não invasivos de imagem como a ressonância nuclear magnética (RNM), a tomografia computadorizada

(TC) e o Doppler transcraniano (DTC).[7] O AVC é uma das causas mais comuns de morbidade e mortalidade em países desenvolvidos e em desenvolvimento.[8] Estudos demonstraram incidência de 2 a 13 casos por 100 mil crianças/ano até 14 anos em países desenvolvidos. Foi observado maior risco em meninos e afrodescendentes.[9,10] Compreende um espectro grande de doenças, podendo ser classificado em três grupos: AVCi; AVCh; e trombose de seio venoso cerebral.[7]

Acidente vascular cerebral isquêmico

Fisiopatologia

O cérebro adulto representa cerca de 2% do peso corporal total e demanda 15% a 20% do débito cardíaco, em repouso, 20% do consumo de oxigênio (O_2) e 25% do consumo de glicose corporal total. O fluxo sanguíneo encefálico (FSE) normal em recém-nascidos (RN) pré-termo é de 10 mL/100 mg tecido cerebral/minuto; em RN termo, de 20 mL/100 mg tecido cerebral/minuto; em lactentes 60 a 80, de mL/100 mg tecido cerebral/minuto; em crianças de 3 a 10 anos, de 100 mL/100 mg tecido cerebral/minuto; e em adultos 50 mL/100 mg tecido cerebral/minuto. Há variações do FSE associadas à intensidade e à velocidade de mielinização e ao aumento do metabolismo regional cerebral (principalmente em manifestações epilépticas) e correlacionadas com aumento da demanda de O_2.[11] O suprimento sanguíneo cerebral deriva das circulações anteriores (artérias carótidas internas) e posteriores (artérias vertebrobasilares), convergindo para o círculo de Willis. Os AVC ocorrem com maior frequência no território da artéria cerebral média (ACM) do que no território das artérias cerebrais anterior ou posterior. O sangue venoso cerebral flui das veias cerebrais profundas e superficiais para os seios venosos da dura-máter e, a partir daí, para as veias jugulares internas bilateralmente.[12]

Em condições anormais de oferta de O_2, em que há diminuição súbita do FSE, com limiar crítico de 20 mL/100 mg tecido cerebral/minuto, ocorre uma série de alterações metabólicas, ou seja, aumento do ácido lático, edema citotóxico, alterações de neurotransmissores com predomínio dos excitatórios (glutamaérgicos) sobre os inibitórios (gabaérgicos), estresse oxidativo, alteração da homeostase do cálcio e produção de radicais livres. Desta forma, a oclusão arterial aguda compromete uma determinada região, na dependência do tempo de isquemia, havendo sofrimento neuronal com dano tecidual irreversível (necrose).[9]

Etiologia

a) Doença falciforme (DF)

A incidência de AVCi em pacientes portadores de DF é cem vezes mais frequente comparada à população pediátrica geral.[13] Os fatores de risco incluem eventos isquêmicos transitórios prévios, alta velocidade do fluxo sanguíneo ao DTC, hipertensão arterial sistêmica (HAS), história de síndrome torácica aguda, níveis de hemoglobina baixa e níveis elevados de leucócitos.[14] Os AVCi podem ser "clinicamente silenciosos", quando nenhum

déficit neurológico acompanha um infarto cerebral. Esses "infartos silenciosos" são geralmente localizados na substância branca profunda e podem resultar de oclusão de pequenas artérias. Embora não seja evidente quando ocorrem, o efeito cumulativo destes AVCi resulta em disfunção neurocognitiva.[15] Infartos clinicamente evidentes frequentemente apresentam déficits motores (hemiparesias). Nesses casos, os pacientes apresentam arteriopatia em grandes vasos que afetam o sistema da artéria carótida interna distal, as porções proximais das artérias cerebrais médias e anteriores, podendo progredir para doença arterial oclusiva, formação de colaterais e padrão consistente com síndrome de Moyamoya.[16] A estenose das artérias pode ser um local de formação de trombos e embolias arteriais ou diminuição da perfusão, ocasionando infartos. A fisiopatologia da arteriopatia secundária à DF não é completamente entendida. Porém, estudos recentes sugerem uma complexa via envolvendo hemólise intravascular crônica, que resulta na liberação de mediadores pró-inflamatórios, na ativação do fator de superfície endotelial e na aderência de hemácias e plaquetas, culminando em disfunção endotelial e proliferação de células da musculatura lisa vascular.[17]

b) Síndrome e doença de moyamoya

A doença de moyamoya (DMM) é uma enfermidade vascular caracterizada por oclusão progressiva da porção intracraniana da artéria carótida interna e de outros vasos do polígono de Willis. Em decorrência do desenvolvimento de circulação colateral basal, assume um aspecto de "nuvem de fumaça" (*moyamoya* é um termo japonês que significa "algo nebuloso" ou "fumaça"), representando o achado na arteriografia cerebral. O termo "síndrome de moyamoya" é utilizado quando a arteriopatia é secundária a outras comorbidades como anemia falciforme, neurofibromatose tipo I, síndrome de Down. Clinicamente, esses pacientes podem

Capítulo 24

apresentar AVCi, AVCh e ataque isquêmico transitório, com epilepsia, cefaleia e distúrbios cognitivos.[18-20]

c) Dissecção arterial

A dissecção de parede arterial pode ser espontânea ou traumática, e provoca a oclusão arterial. É uma causa significante de AVC pediátrico e representa de 7,9% a 20% dos AVCi. A partir do acidente agudo, com lesão da íntima do vaso, inicia-se a dissecção da parede arterial que progressivamente estreita sua luz, comprometendo o fluxo dos ramos arteriais distais, clinicamente se manifesta de acordo com o vaso lesado (carótida, vertebral, oftálmica) e pode resultar na hemiparesia e na alteração do nível de consciência. A dissecção traumática da artéria vertebral em crianças geralmente resulta de lesões relacionadas a esportes. A angiografia revela a extensão do vaso dissecado e a RNM comprova as características do hematoma intramural.[21]

d) Cardiopatias congênitas e adquiridas

As cardiopatias congênitas e adquiridas constituem causas frequentes de AVCi em crianças. No trabalho epidemiológico *International Pediatric Strock Study* (IPSS), 31% das crianças acometidas apresentavam alguma cardiopatia. Alterações anatômicas no coração podem aumentar o risco de AVCi por diversos mecanismos, entre eles o *shunt* de embolia paradoxal, o estado protrombótico secundário à inflamação, anemia ferropriva e depressão da função cardíaca. O *bypass* cardiopulmonar, o tempo de parada cardiocirculatória e outros fatores relacionados ao reparo cirúrgico cardíaco constituem em mediadores de risco para AVCi.[22] Nas cardiopatias com comunicação direita-esquerda ou portadoras de próteses valvares, existe a possibilidade de formação de aneurismas micóticos secundários a êmbolos sépticos por *Staphilococcus aureus* e estreptococos beta-hemolítico, que se alojam na parede das artérias cerebrais. As cardiopatias adquiridas, como endocardite, doença reumática cardiomiopatias e mixoma

atrial, constituem fatores de risco para DCV na infância. De forma geral, a maioria dos pacientes apresentam manifestação da doença cardíaca previamente ao episódio de AVCi, existindo a possibilidade da constatação da lesão cardíaca após ao evento isquêmico. A correção cirúrgica das alterações cardíacas reduz o risco de recorrência do AVC, permanecendo a possibilidade de embolias.[23]

e) Vasculites

As vasculites do sistema nervoso central (SNC) são primárias quando nenhuma condição causa a inflamação dos vasos sanguíneos e secundárias quando a vasculite resulta de infecção do SNC, dvasculites sistêmicas, doença do colágeno vascular, malignidade e exposição às drogas ou medicações. Podem ser classificadas como vasculites de pequenos, médios ou grandes vasos, podendo causar os AVCi ou AVCh.[24] As vasculites no SNC devem ser consideradas nas crianças que apresentam um ou mais dos fatores: evolução clínica prolongada; fator de risco conhecido para vasculite (p. ex., lúpus eritematoso sistêmico); déficits neurológicos difusos; sintomas de febre; e perda de peso. Nas vasculites de médios e grandes vasos, os exames de neuroimagem mostram múltiplas estenoses, mas, em uma parte das crianças com comprometimento de pequenos vasos, a imagem vascular pode ser normal. Nesses casos, biópsia da leptomeninge e cerebral, preferencialmente do local lesionado, pode confirmar o diagnóstico de vasculite primária. Evidência laboratorial inclui elevada taxa de velocidade de hemossedimentação (VHS) ou proteína C-reativa, anormalidades hematológicas, IgG anticardiolipina elevada e líquido cefalorraquidiano (LCR) com proteinúria ou pleocitose. No entanto, nenhum desses exames laboratoriais é diagnóstico e todos podem ser normais. O curso clínico da vasculite do SNC, bem como seu tratamento, depende em grande parte do processo subjacente.[25] O Quadro 24.1 lista as principais causas de vasculites.

251

QUADRO 24.1 — CAUSAS DE VASCULITES CEREBRAIS

Vasculites cerebrais primárias
- Artrite de Takayasu
- Vasculite cerebral primária
- Poliaterite nodosa

Vasculites cerebrais secundárias
Doenças imunológicas:
- Lúpus eritematoso sistêmico
- Granulomatose de Wegner
- Doença de Kawasaki
- Sarcoidose
- Púrpura de Henoch-Shoenlain
Infecções intracranianas primárias
- Meningites bacterianas
- Meningite tuberculosa
- Infecções por fungos
- Doença da arranhadura do gato
- Síndrome da imunodeficiência adquirida (aids)
- Malária
- Doença de Lyme
- Infecções por riquétsia
- Brucelose

Fonte: Desenvolvido pela autoria.

f) Distúrbios hematológicos

Os estados pró-trombóticos são comuns em crianças com AVC e frequentemente estão associados a outros fatores de risco, como cardiopatias congênitas. A elevação de lipoproteína e a deficiência de antitrombina III, proteínas C e S, também foram identificadas em crianças com AVC. O espectro de anemias hemolíticas microangiopáticas, incluindo síndrome hemolítico-urêmica e púrpura trombocitopênica trombótica, podem apresentar manifestações neurológicas, incluindo AVCi. Gravidez em meninas adolescentes grávidas ou o uso de contraceptivos orais nessa população são considerados fatores de risco para AVCi.[26]

Manifestações clínicas

As manifestações clínicas dependem da idade, presença de fatores de risco e da localização da lesão.

- Lactentes: podem apresentar letargia agudamente, apneia, choro excessivo ou sonolência, hipotonia, irritabilidade, dificuldade de alimentação, vômitos e perfusão periférica lentificada.

- Pré-escolar e escolar: sinais neurológicos mais específicos como hemiparesia, afasia, déficits visuais e cefaleia. Quando os sintomas permanecem por menos de 24 horas, sem alterações na RNM de encéfalo, o episódio é denominado "ataque isquêmico transitório" (AIT).

Capítulo 24

Fatores de risco específicos podem nortear se o AVC ocorreu por trombose o ou por embolismo. Cardiopatias congênitas ou adquiridas resultam mais frequentemente em AVC secundário a embolismo; por sua vez, arterites cerebrais falam a favor de trombose.

Localização da lesão e sintomas relacionados:

- Artéria carótida interna: hemiparesia, afasia e hemianopsia.
- Artéria cerebral anterior: hemiparesia (principalmente em membros inferiores)
- Artéria cerebral média: hemiparesia (principalmente em membros superiores), hemianopsia e afasia.
- Artéria cerebral posterior: hemianopsia, ataxia, hemiparesia e vertigens.
- Artéria basilar: distúrbios respiratórios, sensoriais e hidroeletrolíticos, ataxia, nistagmo, opistótono, tremor e vômitos.[22]

Acidente vascular cerebral hemorrágico (AVCh)

A hemorragia intracerebral em crianças é rara, porém é uma doença frequentemente incapacitante, que ocasiona altas taxas de morbidade e de mortalidade nesta população. Pode ser secundária a traumatismo cranioencefálico ou pode ser espontânea. As causas mais frequentes de hemorragia intracerebral espontânea são as malformações arteriovenosas, aneurismas e angiomas cavernomatosos, responsáveis por 40% a 57% de todos os casos. Outras causas incluem alterações hematológicas adquiridas ou congênitas.[27,28] Aqui, abordaremos a hemorragia intracerebral espontânea.

Etiologia

a) Malformações arteriovenosas: responsáveis por metade dos AVC pediátricos. É uma doença potencialmente fatal, com taxa de mortalidade de 30% e déficits permanentes em até 40% dos pacientes.[29] Podem comprometer artérias, veias, capilares ou todos conjuntamente. São consideradas congênitas, mesmo quando diagnosticadas na vida adulta. Resultam de alteração embriológica no desenvolvimento capilar entre artéria e veia. Essa malformação desenvolve alargamento das veias e desvio anormal do sangue, podendo estender-se da superfície meníngea até a cavidade ventricular. São comuns calcificações dentro da parede do vaso e ao redor do parênquima.[30] Os pacientes podem ser assintomáticos e a clínica varia com a idade. A hemorragia intracraniana é a apresentação mais frequente, e esses eventos estão associados com alta mortalidade (25% dos casos). Alguns pacientes podem apresentar cefaleia crônica semelhante à enxaqueca e, subitamente, apresentar cefaleia de forte intensidade, vômitos, rigidez de nuca e crises epilépticas, podendo apresentar clínica de hipertensão intracraniana.[31]

b) Aneurismas: aneurismas cerebrais pediátricos (ACP) representam aproximadamente 1% de todos os aneurismas cerebrais, com uma predominância no gênero masculino. Comprometem mais comumente a circulação anterior (72%). Com relação aos adultos, ACP apresentam taxa mais elevada de trombose, tornando o tratamento conservador e acompanhamento de rotina uma opção viável em certos casos. São comumente dissecantes, fusiformes, traumáticos, infecciosos e/ou gigantes.[32]

- Aneurismas dissecantes e fusiformes são mais frequentes na população pediátrica em comparação aos adultos. Representam aproximadamente 50% de todos os aneurismas na população pediátrica, particularmente em lactentes e crianças mais jovens. A apresentação clínica pode ser extremamente variada e os sintomas podem estar relacionados com isquemia, hemorragia subaracnóidea ou efeito de massa e, em certas circunstâncias, combinação de sintomas diferentes.

- Os aneurismas traumáticos representam 5% a 39% dos ACP e, destes, 40% envolvem a artéria cerebral anterior distal. Geralmente, manifestam-se com episódio hemorrágico em 3 a 4 semanas pós-trauma. Embora a evolução possa ser favorável com cura espontânea, a taxa de mortalidade pode chegar a 31%.

- Os ACP secundários à infecção representam 15%, sendo a bactéria mais comum o *Staphylococcus aureus* seguido por *Streptococcus viridans* e outras bactérias gram-negativas. Porém, em até um terço dos casos, o organismo causador não é encontrado no exame do sangue e do LCR.

- Aneurismas gigantes (> 25 mm) são mais frequentes em crianças em comparação aos adultos. Esses aneurismas podem ser parcialmente trombosados e tendem a apresentar efeito de massa nas estruturas próximas e, portanto, o tratamento desses aneurismas também deve ter como alvo o efeito de massa.[33,34]

c) Angiomas cavernomatosos: malformação vascular congênita, composta por espaços vasculares sinusoidais largos, sem interposição do parênquima cerebral. Aparece como uma lesão circunscrita, compacta, situada profundamente no córtex, núcleos da base ou tronco cerebral. A incidência de hemorragia sintomática é elevada (78%) quando comparada aos adultos (27%). Os pacientes pediátricos apresentam clinicamente crise epiléptica, déficits neurológicos motores e sensitivos e cefaleia de padrão não enxaquecoso.[35]

Trombose de seio venoso cerebral (TVC)

A TVC é uma doença cerebrovascular que apresenta como clínica mais característica o edema cerebral focal, infarto cerebral venoso, crises epilépticas e hipertensão intracraniana. Representa uma causa cada vez mais reconhecida de AVC na infância e no período neonatal, com incidência de 0,4 a 0,7 por 100 mil crianças/ano, porém com elevado risco de vida, nesta faixa etária. Pode ser consequência de vários processos: estase venosa; estados de hipercoagubilidade; desidratação; hiperosmolaridade; alterações na parede dos vasos por patologias regionais. Ocorre por obstrução ao fluxo sanguíneo, com congestão venosa e aumento da pressão capilar hidrostática, conduz o fluído para o interstício, resultando em edema.[36]

Exames complementares

Os objetivos iniciais da investigação são verificar a ocorrência de AVC e sua localização, para assim determinar a possível causa e planejar o tratamento. A TC é o exame preliminar, por estar amplamente disponível e, embora demonstre rapidamente AVCh, o AVCi pode ser visível apenas após 6 horas do início dos sintomas.[33] Além disso, a TC possibilita caracterizar a região com edema perilesional. Atualmente, é possível avaliar o FSE utilizando-se tomógrafo preparado para medida de fluxo, com xenônio. Por sua vez, a RNM e a espectroscopia têm possibilitado a obtenção de informações bioquímicas regionais associadas às perdas neuronais (acúmulo de lactato, redução de N-acetil aspartato). A melhora nas técnicas de angiorressonância possibilitaram o diagnóstico de estenoses, oclusões de vasos e a constatação da doença de moyamoya.[37] Além disso, a obtenção de imagens vasculares pode ser feita de imediato com a RNM de crânio e de região cervical em todas as crianças suspeitas de terem o primeiro episódio de AVCi. A angiografia é padrão-ouro e sensível nas doenças de pequenos vasos, como vasculites; porém, envolve os riscos de um procedimento invasivo e menos viável para acompanhamento longitudinal da patologia.[38]

Exames laboratoriais:

- **À admissão:** hemograma completo, coagulograma, eletrólitos, gasometria arterial, glicemia, colesterol total e frações, triglicérides, função renal e hepática.

- **Após confirmação do AVC:** proteínas C e S, antitrombina III, mutação do fator V de Leiden, mutação do gene da protrombina, anticorpo anticardiolipina, anticorpo beta2-glicoproteína, homocisteína, lipoproteína, fatores VII e VIII, fator antinuclear e anticorpo anticoagulante lúpico.

- **Estudo complementar:** aminoácidos plasmáticos e ácidos orgânicos urinários, sorologia para HIV, sorologia para varicela-zóster (soro e LCR), pesquisa de bactérias, vírus, fungos e parasitas (soro e LCR).

Observação: a coleta de LCR deverá ser realizada após se descartar a hipótese de hipertensão intracraniana.[22]

Tratamento

a) Medidas de suporte:[39]

- O objetivo principal é otimizar a perfusão e a oxigenação associadas à neuroproteção para minimizar a expansão de áreas isquêmicas e de lesão secundária, bem como o edema cerebral. Dessa forma, medidas simples como evitar hipertermia, hipotensão/hipertensão, hipovolemia/hipervolemia e hipoglicemia/hiperglicemia são fundamentais. Detectar e tratar de imediato as crises epilépticas (particularmente estado de mal epiléptico), pois aumentam o metabolismo cerebral comprometendo a demanda de O_2 da área em sofrimento vascular, deve-se considerar a utilização de monitoração com eletroencefalografia contínua para avaliar as crianças com convulsão subclínica.

Observação: as diretrizes em adultos recomendam hipertensão sistêmica permissiva; porém, em crianças, a recomendação sugere controle sistemático da pressão arterial, mas não está claro o quanto se deve reduzir a pressão arterial e qual a velocidade de redução. A pressão arterial sistólica deve ser mantida entre o percentil 50 para a idade e, quando acima de 15%, acima de 95% para a idade, sexo e estatura. Tratar as pressões arteriais menores se > 15% acima do percentil 95 para a idade, sexo e estatura, por mais do que 1 hora ou se > 20% acima de 95% para a idade a qualquer momento (Tabela 24.1).

- Abordagem inicial se baseia nos princípios aplicados aos pacientes gravemente enfermos (vias aéreas, respiração, circulação, déficits).

- A manutenção da oxigenação adequada e a intubação orotraqueal deverão ser realizadas, após pré-oxigenção adequada, em crianças com piora do nível de consciência (escala de coma de Glasgow ≤ 8).

- Pacientes com clínica de hipertensão intracraniana deverão receber tratamento específico. Nos pacientes com edema cerebral grave, pode ser necessária a hemicraniectomia descompressiva.

b) **Terapêuticas hiperagudas:** estudos demonstram a eficácia da trombólise intravenosa (IV) ou intra-arterial (IA) em pacientes adultos com AVC, bem como restauração da perfusão cerebral, incluindo administração IV ou IA do ativador de plasminogênio tecidual (tPA).[40] Evidências desse procedimento em crianças são escassas, havendo uma lacuna no consenso sobre o papel desta terapêutica. Estudos sobre tPA em crianças são limitados a poucos relatos de caso. Porém, Coob *et al.* (2017) realizaram revisão de literatura abrangendo o período de janeiro de 1990 a outubro 2016 em pacientes pediátricos com AVCi, que receberam fibrinólise intra-arterial ou trombectomia mecânica IA, com ou sem fibrinólise. De 68 casos de AVCi pediátrico, 35,3% foram tratados com fibrinólise IA e 64,7% com trombectomia mecânica IA (com ou sem fibrinólise). No geral, houve bons resultados clínicos (65,7%) e radiológicos (67,2%) durante um seguimento médio de 5,3 meses. O grupo de trombectomia mecânica IA mostrou melhor evolução clínica (79,5% *versus* 20,5%; P = 0,001) e

QUADRO 24.2	PRESSÃO ARTERIAL SISTÓLICA NAS MULHERES E HOMENS, DE ACORDO COM A FAIXA ETÁRIA			
Parâmetros da pressão arterial sistólica – Mulheres				
idade	50%	95%	> 15% acima de 95%	> 20% acima de 95%
1 a 4 anos	90	111	128	133
5 anos	94	113	130	136
6 a 10 anos	96	121	139	145
11 a 18 anos	105	131	151	157
> 18 anos	110	140	161	168
Parâmetros da pressão arterial sistólica – Homens				
idade	50%	95%	> 15% acima de 95%	> 20% acima de 95%
1 a 4 anos	90	112	129	134
5 anos	95	113	130	136
6 a 10 anos	96	121	139	145
11 a 18 anos	105	140	161	168
> 18 anos	110	140	161	168

Fonte: Desenvolvido pela autoria.

desfechos radiográficos (recanalização completa, 79,1% *versus* 38,9%; P = 0,002) com menos complicações (13,6% *versus* 37,5%; P = 0,006) que o grupo fibrinolítico IA. Até o momento, não há dados prospectivos sobre o uso de trombólise IA no tratamento do AVC pediátrico em razão da dificuldade de se realizarem ensaios clínicos randomizados em uma pequena população de pacientes.[41] Em 2010, o National Institute of Neurological Disorders and Stroke financiou o primeiro estudo multicêntrico e prospectivo a fim de determinar a segurança, a melhor dose e a viabilidade do tratamento com tPA em crianças com AVCi; no entanto, em virtude de baixas taxas de recrutamento, o estudo foi encerrado em 2013.[42,43] Com a falta de dados que impulsionam o desenvolvimento de diretrizes práticas, não há recomendações de nível I da American Heart Association para tratamento pediátrico de AVC agudo. No entanto, permanece a recomendação para a conduta conservadora (p. ex., controlar a febre, manter boa oxigenação, pressão arterial e glicemia) e de terapêuticas sobre antiagregação plaquetária ou anticoagulação, deixando a critério de cada serviço se essas condutas devem ser implementadas. Recomendações de nível II para tPA IV, existem para crianças selecionadas com AVC secundário à trombose do seio venoso.[44]

Em pacientes adultos, o benefício do tratamento por uma equipe médica organizada e treinada no cuidado de pacientes com AVC agudo vai além do uso de tPA IV ou da terapêutica endovascular. Os pacientes tratados em centros de AVC têm um curso clínico muito melhor, comparativamente com aqueles tratados por clínicos não organizados em uma equipe de AVC. Menor taxa de mortalidade, readmissão, complicações e um tempo de permanência mais curto têm sido observados em pacientes tratados em centros de AVC de adultos.[45-47] Esses achados reforçam de maneira importante para que se tenha um manejo similar nas crianças com AVC agudo. A seguir, sugere-se um fluxograma com protocolo para tratamento com tPA IV.

c) Terapêutica antitrombótica: geralmente recomendada para prevenção secundária do AVC, permanecendo controverso seu uso em pacientes pediátricos. Inclui a terapêutica antiplaquetária (tipicamente aspirina) e anticoagulação (heparina não fracionada, heparina de baixo peso molecular seguida de varfarina). Está bem estabelecido nos casos de trombose de seio venoso cerebral o uso de heparina de baixo peso molecular seguido do de varfarina por 3 a 6 meses, ou até a recanalização completa, ou nos casos de dissecção artéria extracraniana associada a AVCi. A aspirina deve ser considerada na fase aguda do AVCi, exceto se houver hemorragias, na dose de 5 mg/kg/dia.[48]

d) Terapêuticas cirúrgicas:
- Craniectomia: a craniectomia descompressiva oportuna pode ser ao mesmo tempo salvadora e funcional em crianças com AVCi arterial grande ou com hemorragia intracerebral que exibem rápida deterioração no nível de consciência ou progressão para sinais e sintomas de herniação iminente.[49,50]
- Drenagem de hemorragia parenquimatosa: estudos em adultos com hemorragia parenquimatosa demonstraram que não houve melhora nos desfechos clínicos. Outro estudo retrospectivo em pacientes jovens com hemorragia lobar e deterioração clínica decorrente do efeito de massa mostrou benefício da cirurgia precoce. As crianças podem necessitar de intervenção mais urgente para reduzir a pressão intracraniana e, assim, prevenir a herniação cerebral, pois não apresentam atrofia cerebral que permite expansão do hematoma.[51,52]

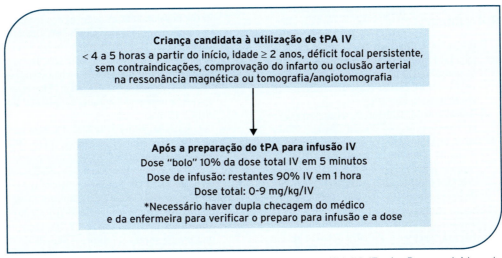

Figura 24.1. fluxograma com protocolo para tratamento com tPA IV. (Fonte: Desenvolvida pela autoria.)

- Tratamento de malformações vasculares: incluem cirurgias, procedimentos endovasculares, radiocirurgia e terapia com feixe de prótons. O tratamento adequado para cada paciente é determinado pelas localização e anatomia vascular da lesão. Uma equipe de especialistas neurovasculares, incluindo neurologia, neurocirurgia, neurorradiologia, radiologia intervencionista e oncologia da radiação, é frequentemente necessária para fornecer o melhor atendimento.[53]

Conclusão

O AVC na criança frequentemente ocasiona uma morbidade de longo prazo, devendo-se considerar o tratamento com trombolíticos e agentes endovasculares. Todas as crianças devem ser manejadas com medidas neuroprotetoras. O cuidado das crianças com AVC necessita de um planejamento institucional e de organização para o referenciamento destas para centros especializados em cuidados agudos, adaptados para o cuidado pediátrico. É provável que os cuidados destas crianças nestes centros possam ser melhores, comparativamente ao cuidado não estruturado e não organizado.

Referências

1. Whisnant JP, Basford JR, Berstein EF, et al. Special report from the national institute of neurological disorders and stroke. Classification of cerebrovascular disease III. Stroke.1990;21:637-76.
2. Greenham M, Gordon A, Anderson V, et al. Outcome in Childhood Stroke. Stroke. 2016;47:1159-64.
3. Braun KP, Kappelle LJ, Kirkham FJ, et al. Diagnostic pitfalls in paediatric ischaemic strock. Dev Med Child Neurol. 2006;48(12):985-90.
4. Hawks C, Jordan LC, Gindville M, et al. Educacional placement after pediatric intracerebral hemorrhage. Pediatr Neurol. 2016;61:46-50.
5. Tsze DS, Valente JH. Pediatric stroke: a review. Emerg Med Int. 2011. doi:10.1155/2011/734506.
6. Beslow L, Licht DJ, Smith SE, et al. Predictors of outcome in childhood intracerebral hemor-

rhage: a prospective consecutive cohort study. Stroke. 2010;41(2):313-20.
7. Chaudhary N, Pandey AS, Gemmete JJ, et al. Diffusion tensor imaging in hemorrhagic stroke. Exp Neurol. 2015;272:88-96.
8. Beslow L, Jordan LC. Pediatric Stroke: the importance of cerebral arteriopathy and vascular malformations. Childs Nerv Syst. 2010;26(10):1263-73.
9. Golomb MR, Fullerton HJ, Nowak-Gottl U, et al. Male predominance in childhood arterial ischemic stroke: findings from the international pediatric stroke study. Stroke. 2009;40(1):52-57.
10. Lo W, Stephens J, Fernandez S. Pediatric Stroke in the United States and the Impact of Risk Factors. J Child Neurol. 2009;24(2):194-203.
11. Guyton AC, Hall JE. Tratado de fisiologia médica. Editora Elsielvier.13. ed. 2017.62:761-8.
12. Putz R, Pabst R. Atlas de Anatomia Humana Sobotta. 21. ed. 2000;1(1):258-355.
13. Earley CJ, Kittner SJ, Feeser BR, et al. Stroke in children and sockle-cell disease: Baltimore-Washington Cooperative Young Stroke Study. Nuroly.1998;51:169-76.
14. Mekitarian Filho E, Carvalho WB. Stroke in children. J Pediatr. 2009;85(6):469-79.
15. Switzer JA, Hess DC, Nichols FT, et al. Pathophysiology and treatment of stroke in sickle-cell disease. Present and future. Lancet Neurol. 2006;5:501-12.
16. Lynch JK. Cerebrovascular disorders in children. Pediatr Neurol. Cur Neurol and Neurosc Report. 2004;4:129-38.
17. Belisário AR, Silvac CM, Velloso-Rodrigues C, et al. Genetic, laboratory and clinical risk factors in the development of overt ischemic stroke in children with sickle cell disease. Hematol Transfus Cell Ther. 2018;40(2):166-81.
18. Ryan RWJ, Chowdhary A, Britz GW. Hemorrhge and risk of further hemorrhagic strokes following cerebral revascularization I Moyamoya disease: a review of literature. Surg Neurol Int. 2012;3:72-83.
19. Fujimura M, Bang OY, Kim JS. Moyamoya Disease. Neurol Neurosci. 2016. doi: 10.1159/000448314.
20. Kim SJ. Moyamoya D. Epidemiology, clinical features, and diagnosis. J of Stroke 2016;18(1):2-11.
21. Diement A, Saul C, Reed UC. Neurologia infantil. Editora Atheneu. 5. ed. 2010;2(83):1577-86.
22. Rodrigues MM, Vilanova CP. Tratado de neurologia infantil. Editora Atheneu.1. ed. 2017;25:943-68.
23. Abbas Q, Merchant QA, Bushra N, et al. Spectrum of intracerebral hemorrhage in children:

a report from PICU of resource limited country. Crit Care Research Pratc. 2016. doi: 10.1155/2016/9124245.

24. Zidan I, Ghanem A. Intracerebral hemorrhage in children. Alexandria J Med. 2012;48:139-45.

25. Ma L, Chen LX, Chen Y, et al. Subsequent haemorrhage in children with untreated brain arteriovenous malformation: higher risk with unbalanced inflow and outflow angioarchitecture. Eur Radiol. 2017;27:2868-76.

26. Ding D. Endovascular mechanical thrombectomy for acute ischemic stroke: a new standard of care. J of Stroke 2015;17(2):123-6.

27. Ghali MGZ, Srinivasan VM, Cherian J, et al. Multimodal treatment of intracranial aneurysms in children: clinical case series and review of the literature. World Neurosug. doi: 10.1016/j.wneu.2017.12.057.

28. Bhogal P, Aguilar PM, Wendl C, et al. Paediatric aneurysms – review of endovascular treatment strategies. Journal of Clinical Neuroscience. 2017;45:54-9.

29. Ghali MGZ, Srinivasan VM, Cherian J, et al. Pediatric intracranial aneurysms: considerations and recommendations for follow-up imaging. World Neurosurgery. 2017. doi: 10.1016/j.wneu.2017.09.150.

30. Wang C, Zhao M, Wang J, et al. Frontal Lobe Cavernous Malformations in Pediatric Patients: Clinical Features and Surgical Outcomes. J Child Neurology. 2018. doi: 10.1177/0883073818768156.

31. Rutledge WC, Ko NU, Lawton MT, et al. Hemorrhage rates and risk factors in the natural history course of brain arteriovenous malformations. Transl Stroke Res. 2014;5(5):538-42.

32. Niazi TN, Klimo P Jr, Andreson RC, et al. Diagnosis and management of arteriovenous malformations in children. Neurosurg Clin N Am. 2010;21(3):443-56.

33. Fuhrman BP, Zimmerman J. Pediatric Critical Care. Elsevier. 4. ed. 2011;63:895-906.

34. Moharir M, deVeber G. Pediatric Arterial Ischemic Stroke. Continuum (Minneap Minn) 2014;20(2):370-86.

35. Roach ESC, Golomb MR, Adams R, et al. Management of stroke in infants and children a scientific statement from a special writing group of the American Heart Association Stroke Council and the Council on Cardiovascular Disease in the Young. Stroke. 2008;39:2644-91.

36. Luo Y, Yian X, Wang X. Diagnosis and treatment of cerebral venous thrombosis: a review. Front Anging Neurosc. 2018. doi:10.3389/fnagi.2018.00002.

37. Rasalkar DD, Chu WCW. Imaging in children presenting with acute neurological deficit: paediatric stroke mimics. Postgrad Med J. 2012;88:639-48.

38. Lo WD, Kumar R. Arterial ischemic stroke in children and young adults. Continuum (Minneap Minn) 2017;23(1):158-80.

39. Jordan LC, Hillis AE. Chalenges in the diagnosis and treatment of pediatric stroke. Nat Rev Neuro. 2011;7(4):199-208.

40. Meschia JF, Bushnell C, Boden-Albala B, et al. Guidelines for the primary prevention of stroke: a statement for healthcare professionals from the American Heart Association/American Stroke Association. Stroke. 2014;45(12):3754-832.

41. Cobb MPH, Laarakker AS, Gonzalez F, et al. Endovascular Therapies for Acute Ischemic Stroke in Children. Stroke. 2017;48:00-00. doi: 10.1161/STROKEAHA.117.016887.

42. Amlie-Lefond C, Bernard TJ, Sébire G, et al. Predictors of cerebral arteriopathy in children with arterial ischemic stroke: results of the international pediatric stroke study. Circulation. 2009;119(10):1417-23.

43. Amlie-Lefond C, Chan AKC, Kirton A, et al. Thrombolysis in acute childhood stroke: design and challenges of the thrombolysis in pediatric stroke clinical trial. Neuroepidemiology. 2009;32:279-86.

44. Bernard TJ, Friedman NR, Stence NV, et al. Preparing for a pediatric stroke stroke alert. Pediatr Neurol. 2016. doi:10.1016/ jpediatrneurol. 2015.10.012.

45. Lichtman JH, Allen NB, Wang Y, et al. Stroke patient outcomes in US hospitals before the start of the Joint Commission Primary Stroke Center certification program. Stroke. 2009;40(11):3574-9.

46. Ayis SA, Coker B, Bhalla A, et al. Variations in acute stroke care and the impact of organised care on survival from a European perspective: the European Registers of Stroke (EROS) investigators. J Neurol Neurosurg Psychiatry. 2013;84(6):604-12.

47. Langhonre O. Organized inpatient (stroke unit) care for stroke. Stroke 2014;45:e14-e5.

48. Monagle P, Chalmers E, Chan A, et al. Antithrombotic therapy in neonates and children. American College of Chest Physicians Evidence-Based Clinical Practice Guidelines. 8. ed. Chest. 2008;133(6);877S-968S.

49. Robertson SC, Lennarson P, Hasan DM, et al. Clinical course an surgical management on massive cerebral infarction. Neurosurg. 2004;55:55-61.

50. Ruf B, Heckmann M, Schroth I, et al. Early descompressive craniectomy and duraplasty for refractory intracranial hypertension in children. Crit Care. 2003;7:R133-E138.

51. Beslow LA, Licht D, Smith SE, et al. Predictors of outcome in childhood intracerebral hemorrhage: a prospective consecutive cohort study. Stroke. 2010;41(2):313. doi:10.1161/STROKEAHA.109.568071.

52. Lo W. Childhood Hemorrhagic Stroke. An important but understudied problem. J Child Neurol. 2011;26(9):1174-85.

53. Srinivasan VM, Gressot LV, Daniels BS, et al. Management of intracerebral hemorrhage in pediatric neurosurgery. Surgic Neurol Int. 2016;7(44):S1121-S1126.

Índice Remissivo

A

Acidente

vascular cerebral, 1, 239, 245

  fisiopatologia do, 7

  hemorrágico, 2, 9

    abordagem inicial do, 105

    cuidados de enfermagem no paciente, 231

    em pediatria, 253

    tratamento clínico do, 113

  isquêmico, 2, 7

    cardioembólico, 37

    com trombectomia mecânica, cuidados de enfermagem no tratamento do, 226

    craniectomia descompressiva no, 91

    cuidados de enfermagem no paciente com, 221

    em pediatria, 249

    grave, 36

    hemisférico, 204

    monitorização no, 201, 202

    pós-operatório, 230

    profilaxia secundária no, 65

    trombectomia mecânica no, 41

  telemedicina no, 215

vascular encefálico, 190, 239

  complicações

    cardíacas no, 58

    pulmonares no, 59

  isquêmico, 22

    manejo do, na unidade de terapia intensiva, 49

    trombólise no, 33

Alteração(ões)

  da consciência, 76

  do hábito intestinal, 192

  eletrolíticas, 197

  miccionais, 245

  ventilatórias, 241

Anemia, 193

Aneurismas cerebrais, 147, 125

  pediátricos, 253

  dissecantes e fusiformes, 253

  gigantes, 254

  pós-hemorragia subaracnóidea, 147

  traumáticos, 254

Angiografia

  digital, 83

  por subtração digital, 14

Angiomas cavernomatosos em pediatria, 254

Angioplastia

  com balão, 156

  de carótida, cuidados de enfermagem no tratamento no pós-operatório de, 228

CMIB

DOENÇAS CEREBROVASCULARES

AngioRM cerebral com fase venosa, 81

AngioTC, 79

Antiplaquetários, 117

Antiagregação plaquetária, 63

Anticoagulação, 86, 117
reversão da, 109, 118

Anticonvulsivante, 116

Apixabana, 56

Arritmias cardíacas, 190

Assistência pós-trombectomia, 44

Ataque isquêmico transitório, 37
profilaxia secundária no, 65

Atendimento médico com equipe
multidisciplinar, 217

Aterosclerose do arco da aorta, 61

Autorregulação do fluxo sanguíneo cerebral e
hipertensão intracraniana, 9

Avaliação neuropsicológica de pacientes com
MAV cerebral, 163

B

Bradicardia, 229

Brain-Lung Crosstalk, 242

C

Cardiomiopatia, 68

Cardiopatias congênitas e adquiridas, 251

Cefaleia, 74
em salvas, 74
pós-punção de líquido cefalorraquiadiano, 75
tipo migrânea, 74
tipo trovoada, 74

Cerebrite, 26

Circulação posterior, 44

Cluster headache, 74

Complexo protrombínico concentrado, 109

Complicações
cardíacas, 190, 194
no acidente vascular encefálico, 58
da hemorragia subaracnóidea, 154
gastrointestinais, 191

no pós-operatório de endarterectomia, 229

pulmonares, 191, 195
no acidente vascular encefálico, 59

respiratórias, 241

sistêmicas em doenças cerebrovasculares, 189

urinárias, 192

Controle
de temperatura, 45
glicêmico, 44, 53, 115
pressórico, 115

Convulsões, 75

Corticosteroides, 120

Craniectomia, 257
descompressiva, 57, 97
cuidados de enfermagem no
pós-operatório de, 227
no acidente vascular cerebral
isquêmico, 91

Crise(s)
convulsivas, 58, 88
profilaxia de, 142
epiléptica, 111

Cuidados de enfermagem
nas doenças cerebrovasculares, 221
no paciente com
acidente vascular cerebral hemorrágico,
231
acidente vascular cerebral isquêmico, 221
hemorragia subaracnóidea, 232
no pós-operatório de craniectomia
descompressiva, 227
no tratamento
do acidente vascular cerebral isquêmico
com trombectomia mecânica, 226
no pós-operatório de endarterectomia e
angioplastia de carótida, 228

Cuidados pós-trombolítico e pós-trombectomia, 49

Custos do Tele-AVC, 219

D

Dabigatrana, 56

Déficits neurológicos focais, 75

Índice Remissivo

Depressão, 193

Dessaturação e apneia, 191

Diabetes *mellitus*, 62, 66

Disfagia, 191

Dislipidemia, 62, 66

Dissecção arterial, 251

Distúrbios hematológicos, 252

Doença(s)

    aterosclerótica intracraniana, 67

    carotídea extracraniana, 66

    cerebrovasculares

        complicações sistêmicas em, 189

        cuidados de enfermagem nas, 221

        em pediatria, 249

        epidemiologia das, 1

        profilaxias nas, 181

        reabilitação em, 237

    de grandes vasos, 60

    de Moyamoya, 250

    de pequenos vasos, 60

    falciforme, 250

    vertebrobasilar extracraniana, 67

Doppler

    de carótidas e vertebrais, 202

    transcraniano (DTC), 84, 202

Dor, 192

Drenagem de hemorragia parenquimatosa, 257

E

Ecocardiograma transesofágico, 202

Edema

    cerebral, 57

    citotóxico, 93

    cortical e/ou subcortical, 81

    encefálico na isquemia focal, 91

    maligno na isquemia focal extensa, 94

Edoxabana, 56

Embolismo, 8

Empiema, 27

Encefalites virais, 27

Endarterectomia

    complicações no pós-operatório de, 229

    cuidados de enfermagem no tratamento no pós-operatório de, 228

Escore ICH, 107

Espaço subaracnóideo, 147

Estatinas, 120

Estenose

    carotídea sintomática, 62

    vertebral sintomática, 62

Estudo com contraste, 108

Exame neurológico seriado, 86

F

Fibrilação atrial, 62, 67

Formação e a rotura do aneurisma, 125

H

Hematoma

    epidural (extradural), 16

    infratentorial, 110

    intraparenquimatoso, 18

    subdural, 9, 17

    supratentorial, 110

Hemicraniectomia descompressiva, 57

Hemorragia, 81

    cerebral, 16

    intracerebral, 9

    intraparenquimatosa, 240

        cerebral, 105

    subaracnoide, 20

    subaracnóidea, 9, 127, 135, 193, 239, 245

        aneurismática, tratamento agudo da, 135

        complicações da, 154

        cuidados de enfermagem no paciente com, 232

        fisiopatologia da, 125

Heparina, 56

Herniação(ões)

    cerebrais, 14

    subfalcina, 14

    tonsilar, 15

    transtentorial, 14

CMIB

DOENÇAS CEREBROVASCULARES

ascendente, 14
descendente, 14
Hidratação e alimentação, 114
Hidrocefalia, 140, 157
Hiperglicemia, 197
Hipertensão
arterial, 65
sistêmica, 1, 61
intracraniana, 88
na isquemia encefálica focal extensa, 93
Hiperventilação profilática, 246
Hipoperfusão sistêmica, 61
Hipotensão arterial, 230

I

ICH score, 107
Inchaço (*swelling*), 93
cerebral, 15
Infarto
do miocárdio, 190
maligno, 204
venoso, 80
Infecção(ões), 23, 88, 198, 230
do trato urinário, 192
Inflamação sistêmica, 128
Inibidores do fator Xa, 56
Injúria e morte celular, 10
Insuficiência cardíaca e miocardiopatia, 191
Isquemia
cerebelar extensa, 101
encefálica focal extensa, 93
extensa território artéria cerebral média, 97

L

Leptomeningite, 23
Lesão
cerebral
na hemorragia subaracnóidea, 135
precoce, 141
de nervos cranianos, 230
Liberação da ventilação mecânica e
traqueostomia, 244

M

Malformações arteriovenosas cerebrais, 161
em pediatria, 253
manejo pós-operatório de correção das, 173
tratamento cirúrgico das, 161, 166
Manejo
da temperatura, 53
hemodinâmico, 44, 51
Medida(s)
na prevenção do vasoespasmo cerebral, 155
neuroprotetoras, 142
Métodos de imagem, 13
Monitorização, 85
da pressão intracraniana, 110
não invasiva, 204
multimodal com técnicas avançadas, 205
neurológica e intervenções secundárias, 110
no acidente vascular cerebral isquêmico,
201, 202

N

Neurocheck, 86
Neuroimagem, 13, 76
Neuroprotetores, 120
Nimodipina, 142

O

Oclusão arterial proximal na angiotomografia, 43

P

Paquimeningite, 25
Pesquisa de produtos de degradação da fibrina
(D-dímero), 85
Plasma fresco concentrado, 109
Pneumonia, 191
Pós-operatório neurocirúrgico, 30
Pressão
arterial, 108
intracraniana, 86
Prevenção de ressangramento, 139
Profilaxia(s)
de crise convulsiva, 142

Índice Remissivo

de trombose venosa profunda, 111, 183

de úlcera gástrica de estresse, 181

nas doenças cerebrovasculares, 181

secundária no acidente vascular cerebral isquêmico e no ataque isquêmico transitório, 65

Programa de mobilização precoce na unidade de terapia intensiva, 240

R

Radiografia simples, 13

Reabilitação, 63

em doenças cerebrovasculares, 237

físico-funcional, 238

uroginecológica, 245

Redução da perfusão sistêmica, 8

Ressangramento de um aneurisma cerebral roto, 157

Ressonância

magnética, 14

nuclear magnética de encéfalo, 202

com contraste, 79, 81

sem contraste, 79

Reversão da anticoagulação, 109, 118

Rivaroxabana, 56

S

Sangramento gastrointestinal, 192

Segunda opinião médica, 217

Síndrome

de hiperperfusão, 230

de Moyamoya, 250

do desconforto respiratório do adulto, 196

Sintomas neuro-oftalmológicos, 76

Sistema de classificação das MAV, 164

Stroke Unit, 207

T

Tele-AVC

custos do, 219

formação de um serviço de, 216

formação do time de atendimento no, 217

modelos de atendimento no, 217

na UTI e cuidados pós-trombólise, 218

Telemedicina

aspectos éticos e legais, 218

no acidente vascular cerebral, 215

Terapia

de reperfusão

endoarterial, 36

endovenosa, 35

endovascular, 45

intensiva, 110

ocupacional, 244

Thunderclap headache, 74

Tomografia computadorizada de crânio, 13, 202

com contraste, 78

sem contraste, 76

Transformação hemorrágica, 54, 203

Transfusão de plaquetas, 110

Tratamento(s)

endovascular, 87, 154

neuroprotetores, 143

Trombectomia, 87

com ou sem trombólise, 44

ensaios clínicos em, 41

indicação de, 43

mecânica, 36

no acidente vascular cerebral isquêmico, 41

Tromboembolismo

pulmonar, 192

venoso, 192

Trombólise, 33, 87

critérios de exclusão, 33

indicação, 33

intrarterial após trombectomia, 44

mecanismos fisiopatológicos e implicações, 37

no acidente vascular encefálico isquêmico, 33

particularidades, 36

por alteplase, 35

por tecneplase, 35

terapia de reperfusão

endoarterial, 36

endovenosa, 35

Trombose, 7

de seio venoso cerebral em pediatria, 254

de seios venosos, 71

venosa cerebral, 198

venosa profunda, 192

profilaxia de, 111, 183

/tromboembolismo pulmonar (TEP), 117

Tumores, 28

U

Úlcera

de pressão, 193

gástrica de estresse profilaxia de, 181

Unidade

de AVE, 207

de terapia intensiva, 49

V

Varfarina, 56

Vasculites, 251

Vasoespasmo cerebral, 154, 155

tratamento do, 156

Ventilação mecânica, 243

Ventriculite, 24

W

Wake-up stroke, 37